Minerva Shobo Librairie

健康・安全で働き甲斐のある職場をつくる

日本学術会議の提言を実効あるものに

岸-金堂玲子／森岡孝二

[編著]

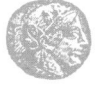

ミネルヴァ書房

本書刊行にあたって

　わが国の働く人をめぐる状況は相変わらず厳しい。2015年4月の総務省労働力調査によれば，非正規雇用労働者数は1,939万人に上る。非正規で働く人が全雇用者に占める比率は37.1％で，女性労働者では非正規の比率は55.6％に達している。民間企業を対象にした厚生労働省の2014年「就業形態の多様化に関する実態調査」では男女計の非正規比率は4割に達している。学校を出て初めて職につくときから非正規雇用で働かざるを得ない若者は4割に達し，ワーキングプアの悲惨さが深刻である。一方，正社員を見れば世界的にみて極めて長い労働時間や，先進国の中で最も低い女性労働者の地位など日本では雇用労働問題で改善すべき課題が山積みである。メンタルヘルス不調による業務上疾病も著増している。日本では過去15年以上の間，年間3万人近い人が自殺を選んでいる。特徴的なのはこの間（1998年以降）男性のみが顕著に増加しており，中でも壮年期男性の自殺の比率が高く，また20～30代の自殺が増加していることである。失業や長時間労働など何らかの雇用労働要因が原因の一つである可能性が示唆される。

　日本は2015年末現在，アベノミクス経済政策のもと，円安基調・株高を反映し，確かに企業の一部は潤っている。一方で，多くの派遣労働者らの反対にもかかわらず，派遣労働を固定化する派遣労働法改正がなされ2015年9月30日施行された。そのほか，労働時間規制を取りはずす高度プロフェッショナル制度法案，解雇の金銭解決などいずれも慎重な審議なしでは働く人たちに将来不安を引き起こしかねない法案が準備されている。

　本書を手にされる方は，2008年，リーマン・ショック後の深刻な経済危機の中，大変な数の非正規労働者が職を失うとともに，住む場所もなく日比谷公園の「派遣村」炊き出しに並んだ状況を記憶されているであろう。若い派遣社員により秋葉原で無差別殺傷事件が起き通行人などが巻き添えになったのも同じ年であった。当時，日本学術会議パブリックヘルス科学分科会委員長だった私は，年越し派遣村に並んだ数百人の人たちが日比谷公園向かいにある厚生労働省内の研修棟の中，貸し布団で雑魚寝で正月を迎えたという報道を聞いて，第2部生命科学部会に「雇用労働に関する課題別委員会」の設置を提案した。その設置理由として「労

i

働環境の課題はアスベスト等による職業がんの予防から労働者のメンタルヘルス対策まで，労働安全衛生でカバーすべき領域がもともと広い」うえ，「長時間労働などによる影響は労働者個人にとどまらずその家族や，地域社会などを含めて日本国民全体に及び」。さらに「労働者の生活や健康や安全の問題は，わが国の産業の発展にも直結している」ので，「単に短期的な経済的問題として捉えるのみならず，日本の将来のありかたを深く見据えて考えるべき極めて重要な課題である」と日本学術会議が真正面から取り上げる必要性を記した。

(注) 日本学術会議は，昭和24年（1949年）1月，科学が文化国家の基礎であるという考えに沿って，行政，産業および国民生活に科学を反映，浸透させることを目的として，内閣総理大臣の所轄の下，政府から独立して職務を行う「特別の機関」として設立された組織である。210人の会員と約2000人の連携会員により構成される。第1部（人文科学系），第2部（生命科学系），第3部（理学・工学系）からなる。

その後，総会の議を経て，2009年には雇用労働に関する課題別委員会が発足し，医学に加えて法律や経済，工学など多様な分野からの委員が参画することになった。この委員会の役割は特に，1）過去十数年の雇用労働環境激変のもとにおける問題点を整理する。2）労働の実態と健康・安全・生活の課題を明らかにする。3）労働者家族の生活と健康についてもその問題点を整理すること。4）グローバルな経済危機の深化の中で世界各国の政府機関，国際機関，科学アカデミーがどのような対策・対応，提言などがなされているかを調査し，今後，国，学協会などの役割を明確にする。5）現代社会において，働く人およびその家族が，健康で安全，安心な生活を送ることができるように，今後の学術研究のための組織や体制の在り方を含めて提言をまとめることであった。

その目的に沿って，労働環境と働く人の健康や安全，生活の関係について，諸課題の整理と政策的提言を行うために1部（人文社会科学），2部（生命科学），3部（理工系）にまたがる会員，連携会員およびこの目的で任命された特任連携会員を合わせて19名により2年近くかけて検討を行い，2011年の4月，提言「雇用労働と安全衛生に関わるシステムの再構築を——働く人の健康で安全な生活のために」が公表された。これは日本学術会議がその歴史の中で働く人の生活や安全衛生の課題に焦点をあてて出した初めての提言であった。

しかし日本学術会議提言はページ数の制約から約20ページに圧縮しているので一般の方にとっては読んでわかりやすいとは言い難い。そこで平成12年4月から

本書刊行にあたって

　平成14年3月に至る2年間にわたり，月刊雑誌『公衆衛生』（医学書院）に講座「健康で持続的な働き甲斐のある労働へ～未来の仕組みをつくろう」というタイトルのもと，24回連載で提言内容に沿った詳しい解説を委員会メンバーで分担して書いた。過重労働や，メンタルヘルス，非正規雇用など，日本であらゆる職場で広がっている深刻な問題についてはページを増やし，提言発出の直後に起こった東日本大震災を踏まえて「原子力発電所の事故でもたらされた職場の放射線リスク評価とリスク管理」を加え，さらに提言で取り上げた産業保健専門職（産業医，産業看護職，オキュペーショナルハイジニストや衛生管理者など）の育成や活動のあり方について章を加えた。

　それを今回，（医学書院の了解を得て）ミネルヴァ書房から新たな単行本にして刊行することになった。もちろん最近の労働雇用状況や社会変化に合わせてどの章も大幅に加筆を行った。さらに提言作成時には取り上げられていなかった全く新規のトピックスも取り上げた。具体的には「オフセット印刷工場で胆管癌の集中発生がなぜ起こったのか？」「地域住民にまで多大な犠牲者を出したアスベスト公害」「女性労働者の健康」「高齢者の労働」である。さらに「労働NPO活動」は今後の方策を考えるときにはずせない。それらは新規にそれぞれ専門家に執筆をお願いした。

　日本学術会議の提言については単に世の中に提言を発出するのみならず，その提言がいかにその後の国の政策に結びつき，国民に役にたったのか？　それを追跡し確認していくことも大事な仕事とされている。その意味では学術会議提言に盛り込まれた「過重労働対策基本法」の制定を求める運動が，過労死家族の会や過労死弁護団や労働組合を中心に運動が広がり，最終的には「過労死等防止対策推進法」（略称・過労死防止法）として超党派の議員立法での形で国会に提案され，2014年6月に全会一致で成立し同年11月には施行になったのは大変嬉しいできことであった。しかし，一方で，激動する日本社会の動きを見ると，委員会審議時には未だ明るみにでなかったいわゆるブラック企業問題など新たな問題が次々と出現している。ホワイトカラー・エグゼンプションが姿を変えた"高度プロフェッショナル制度"や，"裁量労働制の拡大"を盛り込んだ労働基準法改定案の審議も進むと思われる。これらは多くの職場の長時間過重労働の実態や派遣労働をはじめとする非正規雇用労働者の不安定な身分や権利の問題を考えると懸念される内容のようにも思える。働く人の現状をしっかり見極めて，また日本の

将来を見据えての慎重な取り扱いを求めたい。

　私たち執筆者は多様な側面から労働雇用の問題を取り上げた本書を多くの方々に手に取って読んでいただきたいと願っている。日本の産業保健の書物はこれまで多くは医学専門書として出版されてきた。そのなかで本書は一般書籍として刊行された。労働安全衛生に向き合う当事者である経営者・使用者と労働者・組合等の関係者，これから就職する学生，キャリア教育に取り組む学校関係者，政治と働き方に関心をもつ市民，あるいは国や地方の行政に携わる方々にも読んでいただきたいからである。実際に職場で産業保健サービスを提供する専門家も含めて，大いに熟考することによってより良い選択ができると信じている。本書がその一助になれば幸いである。

　最後に単行本として本書を出版するにあたっては提言作成に関わった元学術会議委員会のメンバーの変わらぬ尽力により本書を刊行できた。特に森岡孝二先生には提言作成の後，何とか1冊にまとめて多くの方に読んでいただくための相談にのっていただき編者になっていただいた。さらに本書から新しく加わった執筆者のそれぞれの学識に裏付けされたお力添えにも感謝したい。特に滋賀大学元学長の宮本憲一先生によって「歴史的な公害論に裏付けされた深みのある考察」を，またPOSSEの今野晴貴氏によって「働く人を支えているNPO活動の広がり」を本書に加えることができたことを感謝申し上げたい。

2016年1月31日
著者を代表して　岸-金堂玲子
北海道大学環境健康科学研究教育センター

健康・安全で働き甲斐のある職場をつくる　目　次

本書刊行にあたって

序　章　労働雇用問題がなぜ現代日本で最重要課題なのか？
　　　　　──過去100年の歴史を遡り考える………………………… 岸‐金堂玲子…1
　1　ILO（国際労働機関）の理念とわが国の現状 ………………………………… 1
　2　日本の過去の労働安全衛生の歴史は何を示しているのか？………………… 3
　3　現代日本で特徴的な働く人の労働安全衛生の問題点………………………… 6
　4　新しい制度改革の方向性を探る ……………………………………………… 9

第Ⅰ部　今，雇用の場で何が起こっているか？──働く人の実態

第1章　現代日本の長時間過重労働の実態とその背景…… 森岡孝二…12
　1　1980年代における過労死の社会問題化………………………………………… 12
　2　若者の間に拡がる過労自殺……………………………………………………… 14
　3　見かけの労働時間短縮と変わらぬ長時間労働………………………………… 16
　4　いまでも強固な働き方の男性正社員モデル…………………………………… 16
　5　世界的にも異常な日本人の働きすぎ…………………………………………… 18

第2章　過重労働と過労死をいかに防止するか…………… 森岡孝二…20
　1　残業の上限規制を回避した政府の過重労働対策……………………………… 20
　2　1980年代後半以降の労働時間の規制緩和……………………………………… 22
　3　正社員・正職員の絞り込みと非正規労働者の増加…………………………… 23
　4　戦前の工場法と戦後の労働基準法……………………………………………… 24
　5　制定された過労死防止法………………………………………………………… 26

第3章　ブラック企業の雇用実態と労務管理戦略………… 今野晴貴…29
　　　　　──労務管理と技能の階層差の視点から

v

1　劣悪な若年正社員雇用の広がり……………………………………… 29
　　2　事　　　例……………………………………………………………… 30
　　3　「労務管理戦略」としての長時間労働………………………………… 33
　　4　求められる対策──「有能な労働者の活躍」から「普通の労働者の保護」へ… 36

第4章　非正規雇用労働者の安全・健康・権利……………矢野栄二… 38
　　1　はじめに………………………………………………………………… 38
　　2　非正規雇用の拡大の背景……………………………………………… 40
　　3　非正規雇用が健康に及ぼす影響……………………………………… 40
　　4　非正規雇用による健康影響のエビデンス…………………………… 42
　　5　解決の方向性…………………………………………………………… 44

第5章　非正規雇用………………………………………………和田　肇… 48
　　　　──労働法から見た問題点と今後の解決の方向性
　　1　非正規雇用の増加……………………………………………………… 48
　　2　不安定雇用……………………………………………………………… 48
　　3　労働条件の格差………………………………………………………… 50
　　4　労働者派遣の問題……………………………………………………… 53
　　5　社会保険等の問題……………………………………………………… 54
　　6　課題と解決の方向……………………………………………………… 56

第Ⅱ部　職場の環境安全問題とリスク管理・マネジメント

第1章　日本の労働安全衛生統計・調査と予防活動…………小木和孝… 60
　　1　労働安全衛生統計・調査による現状把握…………………………… 60
　　2　職業病統計に見る予防課題…………………………………………… 64
　　3　効果的な予防策に結びつく統計・調査へ…………………………… 66

第2章　危険有害な労働環境の現状と今後の改善方策………久永直見… 69
　　1　危険有害な労働環境は減ったのか？………………………………… 69

2　労働環境改善の課題……………………………………………… 71
　　3　今後の改善方策………………………………………………… 74

第3章　産業環境の変化と労働災害管理システム………… 草柳俊二…76
　　　　――建設プロジェクトに見る労働環境改善への取り組みについて
　　1　わが国の労働災害の発生状況と変遷…………………………… 76
　　2　建設産業の労働災害の状況……………………………………… 77
　　3　建設産業の重大災害の増加が語るもの………………………… 78
　　4　わが国の労働災害管理の実態…………………………………… 80
　　5　新しい労働環境整備システムに関する動き…………………… 81
　　6　おわりに………………………………………………………… 82

第4章　放射線作業者の健康と健康リスク管理……………… 武林　亨…84
　　1　健康リスク評価とリスク管理の枠組み………………………… 84
　　2　放射線作業従事者の健康リスク管理の体系とリスク評価…… 85
　　3　放射線作業従事者の健康リスク管理の実際…………………… 89

第5章　公害から見た労働者災害――アスベスト災害を中心に…… 宮本憲一…92
　　1　公害の労災への衝撃――クボタ・ショックで顕在化した石綿災害………… 92
　　2　労災から公害へ――水俣病・イタイイタイ病などの教訓………………… 98

第Ⅲ部　労働と関係する病気の予防と働く人の健康増進

第1章　労働関連疾患としての循環器疾患，糖尿病，不眠症などの
　　　　実態，予防対策………… 吉岡英治／西條泰明／岸－金堂玲子…102
　　1　労働者の健康状態の現状………………………………………… 102
　　2　労働関連疾患とは………………………………………………… 103
　　3　長時間勤務と労働関連疾患……………………………………… 103
　　4　職業性ストレスと労働関連疾患………………………………… 104
　　5　交代制勤務と労働関連疾患……………………………………… 106

6　労働関連疾患に関する今後の課題……………………………………… 107

第2章　印刷労働者の胆管がん多発はなぜ起こったのか
　　　　　——化学物質による健康障害を防止するために ………… 熊谷信二… 111
　　1　事件の発覚……………………………………………………………… 111
　　2　経　　　緯……………………………………………………………… 112
　　3　事業主の責任…………………………………………………………… 113
　　4　必要な法律の改定……………………………………………………… 115
　　5　労働者の権利の明確化………………………………………………… 117
　　6　結　　　語……………………………………………………………… 117

第3章　職場のメンタルヘルス——現状と課題 ………………… 川上憲人… 119
　　1　わが国の職場のメンタルヘルスの現状……………………………… 119
　　2　わが国の職場のメンタルヘルスの課題……………………………… 120
　　3　職場のメンタルヘルスの国際動向…………………………………… 121
　　4　わが国の職場のメンタルヘルス対策の新たな枠組みに向けて…… 124

第4章　これからの職場のメンタルヘルス対策 ………… 川上憲人… 126
　　　　　——第1次予防への新しいアプローチと職場復帰への支援
　　1　職場のメンタルヘルスについての3つの課題……………………… 126
　　2　これからの職場のメンタルヘルス対策……………………………… 127
　　3　次の20年に向けての方向性…………………………………………… 131

第5章　女性労働者の健康と安全 ……………… 北原照代／岸－金堂玲子… 134
　　1　わが国における女性労働の現状……………………………………… 134
　　2　女性に生じやすいあるいは女性特有の症状による労働生活の質
　　　　（QWL：Quality of Working Life）への影響……………………… 135
　　3　労働が女性の健康・安全に及ぼす影響……………………………… 136
　　4　働く女性が知っておきたい法律……………………………………… 140

第6章　働く高齢者の健康・安全——現状と課題 ……………… 神代雅晴… 143
　　1　高齢社会到来——高齢労働の視点から日本の現状を探る………… 143

目　次

 2　高齢労働社会に向けて必要とされる基本姿勢……………………………… 145
 　　──アクティブ・エイジング社会とプロダクティブ・エイジング社会づくりを
 3　労働適応能力（ワークアビリティ）を評価する
 　　──職務と職務能力とのミスマッチを防ぐ方法…………………………… 146
 4　ワークアビリティの評価……………………………………………………… 147
 5　高齢労働者の快適職場づくり………………………………………………… 148

第Ⅳ部　これからの職域保健サービスのあり方──重要な専門職の役割

第1章　労働安全衛生法体系と自主的改善のあり方……… 小木和孝… 152
 1　安全・健康を一体化した包括的リスク管理体制…………………………… 152
 2　効果的な予防策実施の手順とそのサポート………………………………… 157
 3　労働者参加の担保策と自主的改善の推進…………………………………… 161
 4　自主改善をすべての職場でサポートする職域保健サービス……………… 162

第2章　産業医制度の歴史・現状・課題……………………… 堀江正知… 164
 1　産業医制度の歴史……………………………………………………………… 164
 2　産業医の資格と養成…………………………………………………………… 167
 3　産業医の選任…………………………………………………………………… 168
 4　産業医の職務…………………………………………………………………… 171
 5　産業医の立場…………………………………………………………………… 172
 6　産業医のあり方………………………………………………………………… 173

第3章　産業看護職【制度】の歴史と課題………………… 五十嵐千代… 176
 1　産業看護職の歴史……………………………………………………………… 176
 2　公衆衛生看護を土台とした産業看護………………………………………… 177
 3　産業看護職の教育制度………………………………………………………… 180
 4　組織をアセスメントし健康支援できる能力………………………………… 183
 5　国際的動向と今後の課題……………………………………………………… 184

第4章　オキュペーショナルハイジニストの重要性 ……… 橋本晴男 … *186*
　　　　──日本でどう育てるか？
　　1　オキュペーショナルハイジニストとは ………………………………… *186*
　　2　オキュペーショナルハイジニストに関する国内外の制度と実情 ……… *188*
　　3　オキュペーショナルハイジニストの発達に関する内外の違いの理由 … *190*
　　4　国内でオキュペーショナルハイジニストを育成し発展させるために … *192*
　　5　日本の労働衛生の将来とオキュペーショナルハイジニスト ………… *195*

第5章　それぞれの職場における産業技術職の活動・
　　　　位置づけと教育訓練 ………………………………… 酒井一博 … *197*
　　1　産業安全保健の推進にとって必要な視点 ……………………………… *197*
　　2　それぞれの職場における産業技術職の活動 …………………………… *202*
　　3　改革の方向性 …………………………………………………………… *204*

第6章　中小企業・小規模事業所における産業保健活動
　　　　──現状・課題と今後の方策 ……………………………… 柴田英治 … *207*
　　1　中小企業の安全衛生の現状 …………………………………………… *207*
　　2　組織化，安全衛生を担う諸機関の現状 ………………………………… *208*
　　3　中小企業の産業保健を推進するための課題 …………………………… *211*
　　4　中小企業の産業保健を担う専門職とネットワーク …………………… *213*

第7章　地域における産業保健活動の現状と課題，方策
　　　　…………………………………………………………… 宮下和久 … *217*
　　1　地域で働く人の安全と健康 …………………………………………… *217*
　　2　働く人々の健康を守る体制──小規模事業場の問題点 ……………… *217*
　　3　地域における産業保健活動の推進基盤の整備 ………………………… *219*
　　4　諸外国の産業保健サービス …………………………………………… *220*
　　5　今後の対策 ……………………………………………………………… *221*
　　6　エビデンスに基づく地域産業保健活動のために ……………………… *223*
　　　　──労働衛生統計の整備と充実

目次

第Ⅴ部　新しい取り組みの強化——世界の潮流を踏まえてどのような改革と改善を進めるか？

第1章　未来の労働者の健康・安全・生活を守るために
………………………………………………………森岡孝二／久永直見…228
1　キャリア教育に欠ける労働安全衛生教育……………………………………228
2　長時間労働による健康障害と労働安全衛生の仕組み………………………229
3　働く前に知っておくべき労働知識……………………………………………230
4　労働安全衛生の基礎を学校で…………………………………………………232

第2章　国際労働基準の日本での批准状況………………吾郷眞一…236
1　国際労働基準の重要性…………………………………………………………236
2　現状と課題………………………………………………………………………237
3　解決の方向性……………………………………………………………………241

第3章　企業の労働CSR強化の方向性と労使関係の今後のあり方
　　　　——真に社会的パートナーになりうるには？……………吾郷眞一…243
1　CSRの現状………………………………………………………………………243
2　CSRの課題………………………………………………………………………247
3　解決の方向性……………………………………………………………………249

第4章　子育てと仕事の両立の現状と課題………………小林章雄…251
　　　　——ワークライフバランスと家庭生活・健康の向上に向けて
1　仕事と家庭の両立の現状と課題………………………………………………251
2　雇用労働環境の不安定さと子どもの生活……………………………………254
3　ワークライフバランスと家庭生活・健康の向上に向けて…………………256

第5章　税・社会保障一体改革により、「逆機能」の解消を
………………………………………………………………大沢真理…259
1　はじめに——生きにくい国ニッポン…………………………………………259
2　分配の問題——雇用の非正規化とトリクル・ダウンの幻滅………………260

3　女性の稼得力がとにかく弱い……………………………………… 262
　　4　日本だけの異常事態——再分配が貧困を深める？ ……………… 263
　　5　逆機能を解消する税・社会保障一体改革を……………………… 264

終　章　日本学術会議提言が実効あるものになるために
　　　　——生活に根ざした改革のグランドデザインを……… 岸－金堂玲子… 269

　　1　Healthier working life（より健康な労働生活）を国の健康政策の基本に…… 269
　　2　労働雇用問題解決のためには政策のグランドデザインを……………… 270
　　3　森と湖の国（北欧フィンランド）で学んだこと……………………… 272
　　4　日本学術会議からの提言の後……………………………………… 277

資料　日本学術会議 労働雇用環境と働く人の生活・健康・安全委員会「提言 労働・雇用と安全衛生に関わるシステムの再構築を——働く人の健康で安寧な生活を確保するために」

索　引

序　章

労働雇用問題がなぜ現代日本で最重要課題なのか？
―― 過去100年の歴史を遡り考える

岸－金堂玲子

　ILO（国際労働機関）が20世紀末に「Decent work for all（すべての人に人間らしい仕事を）」と提唱したことはよく知られている。しかし日本では，国際的に突出して長い労働時間の問題を解決できていない。さらに正規雇用との格差が著しく大きい。非正規職に就いている者がすでに労働人口の4割に達している。その中で，働く人々は日々の労働が「人間らしい」と実感しているであろうか？　実際に，働く人たちの健康や安全は守られているのであろうか？　本章では過去約100年余りのわが国の労働安全衛生にかかわる歴史の流れを遡りながら，なぜ今，日本社会では雇用と労働，および働く人の安全衛生の問題が最重要の課題となっているのかを考える。

1　ILO（国際労働機関）の理念とわが国の現状

　ILOが20世紀末の1999年に"Decent work for all（すべての人に人間らしい仕事を）"を目標として掲げたことはよく知られている。具体的に見るとこれには次の4つの内容がある。まず，①人間らしい生活を送ることができる十分な所得があり，②労働者とその家族が社会的に保護され（家賃補助などを含む社会保障より広い概念），③労働基本法など労働者の権利が保障され，④男女が平等であることである。特に，④の男女平等については賃金や社会保護，労働者の権利の①から③のすべてがジェンダー視点で貫かれていることが望まれており，いわば4つのうちでも最も基本的な理念とされている。

　日本では果たしてどうであろうか？　今や，初職から非正規雇用で働かざるを得ない若者は5割に達し，ワーキングプア，特に働く母子家庭の生活がいかに深刻かは多くの書物で取り上げられている。わが国では貧困は単にお金がないだけでなく教育の機会や情報の欠如など生きるための諸々の基盤を揺るがすので深刻

である。特に2014年，20～64歳の単身女性の3人に1人がいわゆる貧困ラインで暮らしている実態がNHK（クローズアップ現代やNHK特集）で取り上げられ，大きな反響を呼んだ。取材班の記録[1]によれば，"シングルマザーは負の連鎖の始まり"で，"親世代の貧困が子世代へと連鎖・階層化し，なかでも若い女性たちがその影響を強く受けている"という。貧しい家庭の若い女性が何とか奨学金を得て自力で苦労して大学を出ても，女性の非正規職では100万円～200万円程度の年収しか得られず，苦闘することになる。（奨学金制度は徐々に改善され給付型が増えつつあるが）今でも9割は貸与型であるので，卒業後，1時間700～800円程度の最低賃金に近い安いアルバイト賃金で奨学金を返却せざるを得ない若者もいるという。これらは，ILOの提唱している"decent work for all"から程遠いばかりでなく，わが国の憲法第25条，「すべて国民は健康で文化的な最低限度の生活を営む権利を有する」から見ても大きな問題で[2]安倍首相の提唱する「女性が輝く社会」とはかけ離れているもう一つの日本の現実を示している。

　一方，2013年の年末には，「ブラック企業」が流行語トップ10入りし，その年の大佛次郎論壇賞にNPO法人POSSEの創立者で代表の今野晴貴氏の著書『ブラック企業――日本を食いつぶす妖怪』が選ばれた。非正規雇用が増える中，若者は入社試験で何とか正社員を目指すが，企業側は若者を大量に採用して「使える者」を選別する。過酷な労働環境によってうつ病や退職，自殺に追い込まれる者もいる。このような一連の企業の実態を，今野は「僕らはブラック企業の奴隷なのか？」と問いかけ，日本的雇用や労使関係に新たな問題を投げかけた[3]。ブラック企業問題の本質は，単に若者に限らず，リストラの標的になった中高年を"追い出し部屋"に入れ退職を迫り，妊娠がわかった女性に退職を強要するなど，わが国の企業のあまりの経済至上主義，人権軽視への告発・警鐘のように見える。

　実際，日本では長年，省庁をあげて「ワークライフバランス（仕事と生活の調和）」を目指して取り組んできているが，ワークライフバランスは1個人，1企業では達成は難しい。掛け声的な目標を唱えて解決できるような生易しいものには思われない。たとえば本書の執筆者の多くが所属している日本産業衛生学会では学会創立80周年（2008年）には「メインテーマ：人間らしい労働と生活の質の調和―働き方の新しい制度設計を」のもとに多くのシンポジウムで関連課題が企画され論点も深められた[4]。しかしその後も容易に改善は進まなかった。これ

らの重い課題に真正面から向き合い解決方法を探ったのが日本学術会議の雇用労働に関する提言（2011年）であった[5]。

ILOは，2011年の第100回総会では，さらに「社会正義の新時代」を掲げている。社会正義とはすべての人に平等と尊厳，権利を保障するという意味あいで「社会的公正」とも同義である。経済のグローバル化が進むもとでは「いずれかの国が人道的な労働条件を採用しないことは，自国における労働条件の改善を希望する他の国の障害となる」ということである。しかし日本は今，労働雇用に関わる国際的な水準との乖離が非常に大きくなっている。たとえばわが国では184ある現在有効なILO採択条約のうち，わずか48のILO条約が批准されているだけである（批准率26％）。フランス123，英国86，ドイツ83など欧州の国々と比べて批准数の遅れが目立つ。日本はグローバルな意味で「雇用労働の社会的公正」にも反すると言われかねない（なおアメリカは14しか批准していない。その理由の一つに連邦制であるため各州を拘束するものを批准できないことが挙げられている）[5]。

2　日本の過去の労働安全衛生の歴史は何を示しているのか？[6]

（1）工場法施行から100年余り

工場法が成立してから100年余りになる。1911（明治44）年，第二次・桂太郎内閣のもと農商務省による調査（『職工事情』）を参考にして帝国議会で制定された。しかし繊維業界など資本家側の反対が強く，成立はしたものの施行期日は明確に示されなかった。当時，わが国の基幹産業は紡績・繊維工業であった。帝国統計年鑑によれば明治30年の職工数48万3,869人，そのうち男は18万2,434人，女は30万1,435人で，女工の多くは農村出身者で粗末な寄宿舎生活で労働時間は12時間を超える過酷な条件のもとで働いていた。女工の年齢は15歳から20歳が最も多く，10歳以上14歳以下が16％を占めていた。当時，鉱業監督官の医師・石原修らの「女工と結核」報告（日本医学会，1913年)[1]にあるように，「全国で20万人は工場に出稼ぎに出るも（感染症などの蔓延で）そのうち12万人は帰って来ず」「残りの8万人が帰郷する」も「重病者が1万3千人」，「3千人が結核に罹っており」，「工場は見様によっては白昼人を殺して居るという状況」であった。

工場法施行を急がねばならないと考えた石原は，上司の許可が下りなかったの

にあえて発表に踏み切った。女工たちが持ち帰った結核が農村全体に蔓延し，大正7年には結核による死亡数が14万人を超え，日本の国民病と言われた結核は，農村自体をも破滅させかねなかったからである。その結果，当初は工場法に反対していた渋沢栄一など資本の側もこのままでは工場で働く者がいなくなることを危惧し，ようやく1916（大正5）年，法律は施行された。

（2）ILO発足時からの原加盟国だが国際基準との隔たりは大きかった

　ようやく発効した工場法は，わが国における労働者保護の芽生えとも言える。しかし現代で言えば小学6年生の児童である少年少女が12時間労働で働かされたのである。最低就業年齢は12歳，最長労働時間は12時間（ただし15歳未満および女性の場合のみ労働時間が規制された。男性や年長者などはもっと長かった），休日は月2回（これも15歳未満および女性に限る規制），深夜業禁止（22時から4時，15歳未満および女性に限る規制）等」であった。

　1919年にはILO（国際労働機関）が設立されている。ILO第1回総会で採択された第1号条約では労働時間を1日8時間かつ1週48時間に制限し，同年に採択された「最低年齢（工業）条約」では，14歳未満の児童の使用を禁止していた。したがってわが国の労働衛生の水準は当時の国際基準に比べて極めて低いものであった。しかも，製糸業では14時間労働でもよく，紡績業では女子の深夜労働が認められていたため，実際はさらに不徹底であった。当時のILOではわが国は全くの途上国扱いで，採択された条約は「日本は適用除外」で扱われていた。ただしその後100年が経ち，今や経済的には先進国であるが，18本ある労働時間や休暇に関するILO条約を未だ1本も批准していない[5]。

（3）大原労働科学研究所から戦時・大日本産業報国会へ

　明治以降早い時期から生野鉱山，紙幣局，釜石製鉄所など鉱山や製造現場に医師が雇用され始めた[7]。しかし工場医師の職制は予防医学・産業衛生学ではなく急病者や被災した労働者の診療や隔離を主目的とした臨床医学そのものであった。当時の政府の考えは働くものの健康や安全を守るという理念よりは労働者への慈恵であって，あくまで労働力確保，富国強兵の枠内の仕事であった。

　大正・昭和期の労働生理学者・暉峻義等[2][3][4]は1918年東京市本所や深川の街に泊まり込んで貧困に関する社会衛生学的研究を行い，1919年には，倉敷紡績

の創業者・大原孫三郎に請われて社会衛生部門を担当するため大原社会問題研究所に入所した。当時，倉敷紡績では数千人の女工が働いていた。暉峻は日本で最初の労働疲労の調査として体温，脈拍，呼吸能力，血圧，聴覚反応を測定し，医学と心理学の方法論に基づいて労働者とその生活を生理学的に調査する分野を「労働科学」と呼んだ。暉峻は，その後，倉敷労働科学研究所を発足させ，1929（昭和4）年には，倉敷・万寿工場の女工「手の学校」で，民間工場や軍の工廠医官ら87名とともに産業衛生協議会（現，日本産業衛生学会）を創立した。その後，全国的に労働衛生学研究が広がり，たとえば私の住む北海道でも北方産業衛生協会（北方は当時の樺太を含むため）が設立され，水銀鉱山をはじめ当時，北海道に存在した種々の金属鉱山や炭鉱労働者などを対象にした調査研究が盛んに行われ，詳細な論文が数多く出されている。

この頃から日本各地で自主的な労働安全衛生の取り組みは進み，民間で「中央労働災害防止協会」や「安全第一協会」が設立され，官製の「産業福利協会」も設置された[7]。だが日本はその後，1937年に中国に侵攻し，1941年12月には真珠湾奇襲へと進んだ。暉峻自身も一時は「労働の科学」から「民族衛生学」へと傾き，1941年には専ら"戦力である国民の体力を維持する"ための安全衛生確保としての「大日本産業報国会」へと体制翼賛的に組織されていった。暉峻はその所長を務めたため，戦後は一時，公職追放となった。その後，研究所を再建，雑誌『労働と科学』を創刊し53年には第1回アジア労働衛生会議の創設に尽力した。

（4）戦後，体系的な整備がなされた労働関連法制度だが課題は多い

敗戦によりGHQ（連合国軍最高司令官総司令部）のもと，戦時の特例規則は廃止され，工場法が復活，その後，労働基準法が1947年4月公布された，その第5章には安全および衛生の章がおかれた。同年9月には労働省が発足した。労働基準法では労働者保護を使用者の義務とし，適用事業所は労働者1人以上，最低年齢は15歳，一般労働者の労働時間は原則8時間となった。しかし日本では労働基準法はあっても，1日8時間労働制は守られず，残業は無制限，週48時間を超える労働も実際は制限がない状態になった。その理由は労働基準法には労働時間は1週40時間1日8時間と定められているものの，同法36条では労使が合意すれば，それを超えても処罰されない「36協定」と呼ばれる抜け道があるからである。

1955（昭和30）年から第1次オイルショック（1973年）までの戦後復興期には日

本のGNP（国民総生産）は平均10％増という成長が見られた。この時期は，水銀による水俣病や大気汚染，カドミウムによる土壌汚染など，日本各地で公害や環境汚染が相次いだ時期でもあり，職場では重金属や有機溶剤などによる重篤な産業中毒，振動障害，頸肩腕症候群など多様な職業病が多発した。そこで広範な労働安全衛生の課題に対応すべく，1972（昭和47）年には，わが国では初の安全衛生に関する立法，労働安全衛生法が成立し今日に至っている。

　労働安全衛生法施行以降，それまで「医師である労働衛生管理者」であった産業医に対して，ようやく正式な名称として「産業医」が用いられるようになった。一般健康診断に加えて特殊健康診断の法体系が整備され，医師会認定産業医制度や日本産業衛生学会認定専門産業医制度も整備された。しかし当初から労働者50人未満の事業所は産業医選任の義務がないなど大きな格差がありそれは今日まで続いている。

　1975（昭和50）年には職場環境測定が制度化され，保護具などにも格段の進歩が見られた。しかし1970年代にはクロムによる職業性肺がんが北海道や東京で発生し大きな問題になった[8]。実は当該工場での地道な調査研究が1960年代から大学の衛生学や公衆衛生学教室の手で行われ論文発表もなされていたにもかかわらず，長期的に労働者の健康を蝕む可能性のあるクロムによる職業がんに対する国としての予防対策や疫学調査を行う体制が十分でなかった。これを契機に，1978年に労働安全衛生法が改正された。しかし2005年には尼崎の石綿工場の周辺住民に多数の胸膜中皮腫が発生し大問題となった。すでにILOでは1987年には石綿条約が採択されたにもかかわらず，日本が批准したのは輸入した石綿をすべて使い終わった後（2004年）であった。日本は米国についで世界第2位の石綿消費国であったので，これから先，数十年間，石綿による肺がんや中皮腫患者が毎年，年間740人（2010～14年）から2,440人（2035～39年）発生すると専門家は予測している[9]。日本のILO石綿条約批准は遅すぎたのではないか，と考えさせられる。

3　現代日本で特徴的な働く人の労働安全衛生の問題点

（1）長年解決できなかった3つの問題[10]

　第一に長時間労働，第二に女性労働者の身分や待遇の問題である。両者は裏腹

の関係とも見える。男性の育児休暇取得比率は極めて低く，その背景に30代・40代前半の男性に最も多い長時間労働がある。最近は子どもができても働きたい女性は増えているが，子育てに対する社会的サポートは未だ不十分で，都市部を中心に保育園待機児童数も依然多い。第三に中小零細企業と大企業の産業保健サービスの格差が大きい。たとえば最近注目を浴びた「印刷職場の胆管がん」問題のように労働安全衛生法のもと，労働者50人未満と50人以上の事業所間格差は長年埋まっていない。

（2）"ロスジェネ"世代の悲劇

1990年代のバブル崩壊後からわが国は，"失われた20年"と言われる不況期に入り，さらにそれは今や25年になろうとしている。自殺や貧困の背景に雇用問題があるわけだが，特に現在40代前半に達する"lost generation"世代は，就職活動時には就職氷河期で，また1996年以降，規制緩和により非正規雇用が著しく増加した時代に社会に出ざるをえなかった人々であり，彼らが雇用環境悪化による影響を最も受けているのではないか，と危惧される。

2006年，OECD（経済協力開発機構）は，「日本の貧困率は，OECD加盟国の中でとりわけアメリカについで世界第2位」と指摘した。高齢世代のみならず15～65歳の現役世代で見ても，日本の貧困率は世界第2位に上ることから，貧困率上昇の背景に労働に関係する経済問題が大きくなっていることが示唆される。実際，国税庁の民間給与実態統計調査（2013年（9月））では年間200万円以下の収入しかない労働者が1119万人を超え，総務省の労働力調査（2015年1月～3月期平均速報）によれば派遣など非正規雇用労働者は1979万人に達している。特に，非正規雇用は女性では56.9％，男性は22％，あわせて37％に上る。非正規雇用の増大により就労世代の貧困率は主要国中で最悪クラスである。非正規雇用はアベノミクス下でもさらに増え続け，最新の統計では40％を超えた。その意味では"ロスジェネ世代"の悲劇は終わっていないと言える。

（3）「日本型3重の傘」から「新時代の日本的経営」へ

この背景には，わが国では官が企業や産業を守り，企業が終身雇用で男性労働者を守り，夫が妻と子を守ってきた「日本型3重の傘（構造）」がある[10]。そのため，社会保障や社会福祉の支出は少なかった。しかし特に日本経営者団体連盟

（当時）が「新時代の日本的経営」を公表した1995年以降，「派遣」など規制緩和が一層進み，雇用の柔軟化が始まった。すなわち，新時代の日本的経営では，社員を「長期蓄積能力活用型（正社員）」と，長期雇用を前提としない「高度専門能力活用型（年俸制）」および「雇用柔軟型（非正規雇用）」と3つのカテゴリーに区分する。その結果は正規職員の減少と非正規の大幅増加で，この後，日本の雇用は大きく様変わりをした。従来は女性のパートタイマーが家計の足しにしていた賃金で日本の非正規労働者は家計の主な担い手にならなくてはいけなくなったのである[10]。

（4）日本では専門技術職・管理職で長時間過重労働が顕著

従来からIT技術者など専門技術職の過重労働が指摘されてきた。近年は，医師，教員などの専門職で60時間を超える長時間労働の実態が報告されている。「過労死110番」でもホワイトカラーの比率が高い。ヨーロッパなど先進国では管理職や専門職はそのほかの階層に比べて最も恵まれているが，わが国は同じではないことにも注意が必要である[10]。

（5）労働環境が家族へ与える影響が大きい

わが国では非正規労働者と正規雇用の所得格差は極めて大きく，また社会保障も十分でない。現役世代が貧困リスクに直面しているにもかかわらず，それに対して手を差し伸べる制度が少ない。さらに税制には公平性が失われ再分配機能が回復する兆しもまだ見えない。結果として6人に1人の子どもが貧困と報告されている。長時間労働の問題を見ても明らかなように雇用労働は労働者個人への影響にとどまらず，家族や地域社会など国民生活全体に影響を及ぼす。問題は単に一時的な経済危機に派生したと捉えるのみならず，種々の社会保険制度・年金など社会保障制度全体を含む日本の国の将来にわたるグランドデザインとして考えざるをえない。日本学術会議が提言を発出した背景の一つである[5]。

（6）労働安全衛生の基礎になる政府統計の不十分さ

わが国は労働安全衛生法のもとで，毎年，世界に類を見ない職場での一般定期健康診断データや，環境曝露データが豊富に蓄積されているにもかかわらず，「労働衛生のしおり」など政府統計では男女，年齢別の分析がほとんどないので，

産業，職種，職位，曝露要因間などの年齢や性による補正が必要な科学的な解析を出すことができない。職業性疾患や労働関連疾患を予防し，健康な労働生活を確保するシステムを整備するためには詳細な労災統計やデータに基づく予防政策が重要である。この点も日本学術会議から指摘がなされている[5]。

4 新しい制度改革の方向性を探る

「コンクリートから人へ」「世界で一番企業が活動しやすい国」へと，政治の軸が大きく揺れ動いている中で，どうしたらすべての人が人間らしい働きかたで健康で安寧な人間らしい生活を実現できるだろうか？ どのように日本は持続的で活力のある社会をつくることができるのだろうか？

掲げた諸問題の解決法を見出すために，本書を第Ⅰ部「今，雇用の場で何が起こっているか？：働く人の実態」，第Ⅱ部「職場の環境安全問題とリスク管理・マネジメント」，第Ⅲ部「労働と関係する病気の予防と働く人の健康増進」，第Ⅳ部「これからの職域保健サービスのあり方：重要な専門職の役割」，第Ⅴ部「新しい取り組みの強化：世界の潮流を踏まえてどのような改革と改善を進めるか？」の5部構成にした。現状と課題を踏まえつつ日本の明るい近未来のために，制度改革の方向性をできるだけわかりやすく示すことができればと考えている。

引用文献

[1] NHK「女性の貧困」取材班（2014）『女性たちの貧困"新たな連鎖"の衝撃』幻冬社.
[2] 岸-金堂玲子（2012）「パブリックヘルス（公衆衛生）の視点から見た社会システム改革——労働雇用システムの抜本改革が喫緊の課題」『学術の動向』17(4)：70-75.
[3] 今野晴貴（2013）『日本の「労働」はなぜ違法がまかり通るのか？』星海社新書.
[4] 岸玲子編（2009）『「人間らしい労働」と「生活の質」の調和——働き方の新しい制度設計を考える（日本産業衛生学会創立80周年記念）』労働科学研究所出版部.
[5] 日本学術会議（2011） 労働雇用環境と働く人の生活・健康・安全委員会 提言「労働雇用と安全に関わるシステムの再構築を——働く人の健康で安寧な生活を確保するために」．
http://www.scj.go.jp/ja/info/kohyo/pdf/kohyo-21-t119-2.pdf（2015年11月20日）.
[6] 岸（金堂）玲子（2012）「講座 健康で持続的な働き甲斐のある労働へ——新しい

仕組みを作ろう　序：働く人の雇用環境と職場の安全衛生が日本で今なぜ最重要なのか」『公衆衛生』76：313-318.
［7］中央労働災害防止協会編（2011）『安全衛生運動史――安全専一から100年』中央労働災害防止協会.
［8］岸玲子（2004）「職業・環境とがん――新しいリスク評価と対策の時代」岸玲子編『職業・環境がんの疫学――低レベル曝露でのリスク評価』篠原出版新社, pp.5-15.
［9］高橋謙「シリカ・アスベスト曝露による職業がん――最近の研究から」岸玲子編『職業・環境がんの疫学――低レベル曝露でのリスク評価』篠原出版新社, pp.71-84.
［10］岸玲子・宮本太郎（2010年）「人間らしい労働と健康で安寧な生活を確保するためのシステム構築」『学術の動向』15(10)：59-64.

参照文献
［1］石原修（籠山京 解説）（1970）『生活古典叢書　第5巻　女工と結核』光生館.
［2］三浦豊彦（1980）『労働と健康の歴史　第2巻　明治初年から工場法実施まで』（労働科学叢書52），労働科学研究所出版部.
［3］三浦豊彦（1980）『労働と健康の歴史　第3巻　倉敷労働科学研究所の創設から昭和へ』（労働科学叢書56），労働科学研究所出版部.
［4］三浦豊彦（1991）『暉峻義等――労働科学を創った男』（シリーズ民間日本学者31），リブロリポート.

第Ⅰ部
今，雇用の場で何が起こっているか？
―――働く人の実態―――

　近年，雇用の安定性と労働の安全性が大きく損なわれ，働く者の生活と健康に深刻な事態が生じている。雇用の場では，正社員，正職員などの正規労働者が大きく削減され，パート，アルバイト，契約社員，嘱託，派遣などの非正規労働者が全労働者の4割に達するまで増加して，人々は過労死の不安と背中合わせに長時間働くか，ワーキングプアとして低時給で働くかの選択を迫られる状況にある。

　そこで第Ⅰ部は，今日の日本の雇用環境の変化と労働実態を取り上げる。まず第1章と続く第2章では，過労死問題に焦点を当てて，現代日本の長時間労働の実態と過重労働防止対策を考察する。次に，第3章では，新卒入社間もない正社員を違法な労働働条件で働かせているブラック企業の雇用実態とその労務管理戦略に迫る。そのうえで，第4章では，非正規雇用が健康に及ぼす影響を取り上げ，正規労働者に比べ非正規労働者が怪我や健康障害の可能性の高い危険で有害な作業に従事させられている実態を明らかにする。第5章では，非正規労働者が抱える法的問題を考察し，特に若年層の非正規雇用は経済社会の持続可能性を危うくしており，安全で健康な労働環境の再構築が今日の労働政策の最重要課題となっていると説く。

第1章

現代日本の長時間過重労働の実態とその背景

森岡孝二

　報道によると、2015年9月14日、大手英会話学校の講師だった22歳の女性が過労自殺をし、金沢労働基準監督署が労災認定をしていた事件で、大阪府内に住む両親が会社に慰謝料などの損害賠償を求める訴訟を大阪地方裁判所に提起した。彼女は大卒入社後、配属先の金沢校で講師をしていたが、教材作成などで余儀なくされた大量の持ち帰り残業を加えると、残業が月111時間を超えるほどの長時間過重労働を行い、うつ病を発症し、入社3ヵ月後の2011年6月、金沢市内の自宅マンションから飛び降り自殺した。自殺前には、「家帰っても全力で仕事せないかんの辛い」「毎日3時間睡眠ぐらいで戦っている」などと知人や同僚にメールで訴えていた。

　2015年6月に発表された厚生労働省の「過労死等の労災補償状況」によると、2014年度の過労自殺にかかわる精神障害の労災請求件数は1,456件、支給決定件数は497件で、いずれも過去最多を更新した。

　21世紀の日本において、なぜ過労死（過労自殺を含む）が跡を絶たないのだろう。本章ではその理由を考えながら、現代日本の長時間過重労働の実態と背景について述べる。

1　1980年代における過労死の社会問題化

　働きすぎによる労働者の早死にや頓死や自殺を過労死と呼べば、それは19世紀のイギリスや、戦前の日本にもあった。

　今から150年余り前に、カール・マルクスは『資本論』第1巻の労働時間の章で、ロンドンのすべての日刊紙が一斉にメアリー・アン・ウォークリーという20歳の女性縫製工の死を「純然たる働きすぎによる死」("Death from simple overwork") という見出しで報道したことを紹介している。メアリーはイギリス皇太子妃の祝賀舞踏会用のドレスの納期に追われて、狭い換気の悪い作業場で26時間半休みなしに働かされて命を落としたのである。

第1章　現代日本の長時間過重労働の実態とその背景

　山本茂美『あゝ野麦峠――ある製糸工女哀史』(角川文庫, 1977) には製糸女工の自殺の話が出てくる。明治末期というから1910年頃のことであろうか。朝早く製糸工場が動き始めてまもなく，「大変だ，水車，水車にまた引っかかった」の声。水車に飛び込んで自殺したのは，数日前に「鬼」の検番 (作業監視人) に激しく殴打された生糸女工の木原スズであった。彼女の行李には両親に当てた片仮名書きの「シャ金ガマダオワラズ，申シワケアリマセン，オヤ不孝ヲオユルシ下サイ，ワタシノカラダハモウダメデス，サヨウナラ　スズ」という遺書が残っていた (女工は親が前借りした「借金」を年季が明けるまでに賃金から返済しなければならなかった)。

　現代の過労死は，産業構造が高度化し，生産工程の自動化と経済活動の情報化が進展して，肉体消磨的な重労働が減少している時代に，労働者が業務に起因する極度の疲労によって斃れるという点で，昔の過労死とは異なる。また，基本的人権の尊重が社会的に承認され，長寿が当たり前となっている時代に，過重労働のために心身の健康を害され命を奪われるという点で，古くからあった過労死の単純な再現ではない。

　過労死 (過労自殺を含む) は，仕事による極度の疲労や過重ストレスが原因の一つとなって，脳・心臓疾患，呼吸器疾患，精神疾患等を発症し，死亡または重度の障害を残すにいたることと定義される[1]。

　戦後の日本において，現代的な過労死が労災・職業病の一つとして問題になり始めたのは1960年代後半である。第1次オイルショック後，「減量経営」の掛け声のもとで人員削減が強まった1970年代中頃には，社会医学の分野ですでに「過労死」という言葉が使われ，定義も与えられていた[2]。1982年には，「過労死」を表題に掲げた最初の単行本が3人の産業医によって著わされた[3]。これを受けて，大阪では前年に結成された「急性死等労災認定連絡会」が「過労死問題連絡会」と改称された。

　しかし，過労死が大きな社会問題となったのは1980年代後半である。この時期には，株価と地価の異常な上昇をもたらしたバブル経済のもとで男性の残業時間が大幅に増加し，過労死の多発が問題になってきた。そういう中で，1988年4月，大阪過労死問題連絡会が「過労死シンポジウム」に続いて「過労死110番」を開設し，労働者や家族から電話相談を受付けた。また，同年6月には，東京，大阪，札幌，仙台，京都，神戸，福岡で，弁護士グループが中心になって「過労死110

番全国ネットワーク」がスタートし，その取り組みがマスメディアに大きく報道され，「過労死」が日本の働きすぎを象徴する現代用語になった。

karoshi を世界に最も早く発信した海外メディアの一つは「シカゴ・トリビューン」であろう。同紙は，1998年11月13日，"Japanese live……and die……for their work"（「日本人は仕事に……生き，仕事に……死ぬ」）という見出しのもとに，過労死110番を通して最初に労災認定を勝ち取った椿本精工（現ツバキ・ナカシマ）の平岡事件を詳しく報じた。2002年には『オックスフォード英語辞典』が日本発の国際語として karoshi を収録し，その意味を "death brought on by overwork or job-related exhaustion"（働きすぎや業務上の極度の疲労がもたらす死）と説明した。

2 若者の間に拡がる過労自殺

「過労死110番」のスタートから今日まで四半世紀以上が経過した。この間，労災・職業病に取り組む産業医や，過労死の労災請求や企業補償の裁判を支援する「過労死弁護団全国連絡会議」や，「全国過労死を考える家族の会」の取り組みがあって，司法や行政でも一定の前進があった。にもかかわらず，過労死は，過労自殺を含めると，減るどころか増えてさえいる。

厚生労働省は毎年6月に脳・心臓疾患と精神障害の「労災補償状況」を発表している。これは労災請求と労災認定の状況を把握したもので，過労自殺を含む過労死の総数や過重労働に起因する労働者の健康障害の全容を把握したものではない。また，地方公務員および国家公務員にかかわる公務災害の件数は含まれていない。過労死問題に対する国の対策の遅れは，過労死が深刻な社会問題になって四半世紀以上たつにもかかわらず，過労死の実態を把握するための公式の統計がいまだに整備されていないことにも示されている。

図1-1-1は，この15年ほどの過労死・過労自殺の労災請求件数の推移を示したものである。これを見ると，狭義の過労死（脳・心臓疾患等）にかかわる労災請求件数は1999年から2006年までは概ね増加傾向をたどったが，それ以降は増減をともないつつも高止まりしている。その一方，過労自殺（精神障害等による自殺・自死）にかかわる労災請求件数は1999年以降，現在にいたるまで急激に増加してきた[4]。

第1章　現代日本の長時間過重労働の実態とその背景

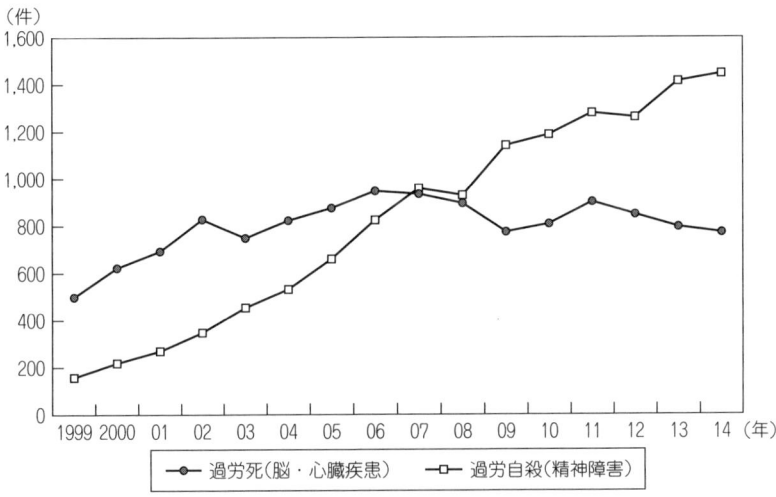

図1-1-1　過労死・過労自殺の労災請求件数の推移

（出所）厚生労働省「脳・心臓疾患と精神障害等にかかわる労災補償状況」．
（注）脳・心臓疾患と精神障害は各年度の死亡事案以外を含む労災請求件数を示す．

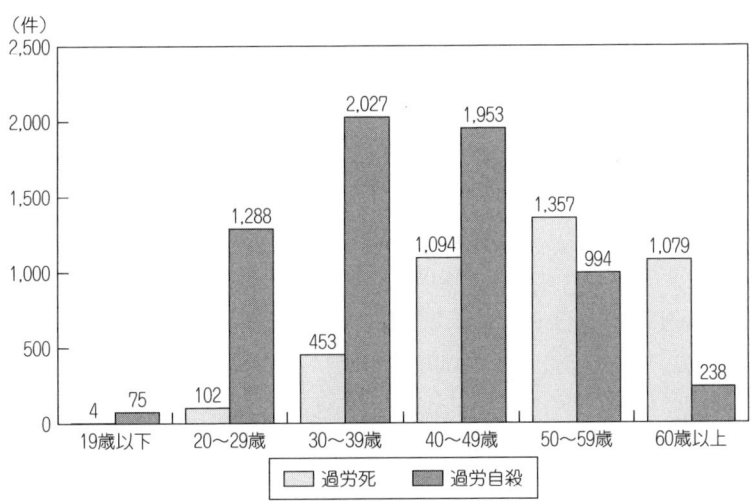

図1-1-2　若年層に多発する過労自殺

（出所）図1-1-1に同じ．
（注）数字は2010〜2014年度の労災請求件数，死亡事案以外を含む．

15

2010年度から2014年度までの5年間の累計で見ると、過労死・過労自殺の労災請求は1万件を超える。内訳は過労死関連が4,089件、過労自殺関連が6,575件である。過労死と過労自殺の年齢階級別分布を示した図1-1-2を見ると、40代から30代、20代へと若くなるほど、過労死に比べ過労自殺が際だって多いことがわかる。19歳以下では過労死は4件であるにもかかわらず過労自殺は75件もある。

3　見かけの労働時間短縮と変わらぬ長時間労働

　労働者1人当たりの平均労働時間は、1990年代初めのバブル崩壊以降、長期的・傾向的に減少してきた。しかし、この減少は、パートタイム労働者（アルバイトや派遣を含む週35時間未満の短時間労働者）の増加によるところが大きく、フルタイム労働者の労働時間はほとんど変化していない。年間2,400時間の3人の男性フルタイム労働者のうちの1人が1,200時間の女性パートタイム労働者に置き換えられれば、3人の平均労働時間は2,000時間になるが、これによって生じる「短縮」は統計的平均のマジックにすぎない。

　厚生労働省による過労死の労災認定基準では、月80時間を超える時間外労働（残業）が続く状態が、脳・心臓疾患や精神障害を発症するリスクが大きいという意味で「過労死ライン」の労働時間とされている。これは週40時間という法定労働時間を基準にすれば、週60時間以上の実労働時間を意味する。

　総務省「労働力調査」の2014年平均結果で見ると、全産業の従業者総数6,211万人（5,483万人）の9.1％に当たる566万人（468万人）が週60時間以上働いている（かっこ内は雇用者）。2012年の総務省「就業構造基本調査」では年間200日以上の就業者5,040万人中の週60時間以上の就業者は640万人（12.7％）に上る。

　そのうち週35時間以上の就業者を性別・年齢階級別で見ると、表1-1-1に示したように、男性では30代および40代は5人に1人が週60時間以上働いている。女性では週60時間以上の割合は、20代は9％前後、30代および40代は6％前後であるが、60代は11％が週60時間以上働いていることが注目される。

4　いまでも強固な働き方の男性正社員モデル

　5年ごとに実施される総務省「社会生活基本調査」は、生活時間の配分のうち

表1-1-1　年齢階級別フルタイム労働者中の週60時間以上の就業者の割合

(単位 人，%)

年齢	男性			女性		
	総数	週60時間以上	%	総数	週60時間以上	%
15～19	159,600	17,800	11.2	108,200	7,900	7.3
20～24	1,278,500	195,600	15.3	1,247,400	121,300	9.7
25～29	2,658,100	503,500	18.9	1,868,800	165,100	8.8
30～34	3,199,700	664,100	20.8	1,672,900	111,400	6.7
35～39	3,966,900	808,500	20.4	1,731,700	94,000	5.4
40～44	3,979,200	805,200	20.2	1,681,700	104,500	6.2
45～49	3,433,700	643,900	18.8	1,555,200	104,200	6.7
50～54	3,145,300	503,500	16.0	1,447,500	104,500	7.2
55～59	3,044,300	420,200	13.8	1,277,600	100,400	7.9
60～64	2,460,000	332,200	13.5	964,200	108,800	11.3

(注)　フルタイム労働者は週35時間以上，年間200日以上就業する労働者．
(出所)　2012年「就業構造基本調査」．

の「仕事」の項目で，正規労働者(「正規の職員・従業員」)の「通常の1週間」の労働時間を集計している。その2011年結果を見ると，男性は1日455分，1週53時間働いている。これは調査対象期間に働かなかった人を含む「総平均」である。働いた人だけの「行動者平均」を見ると，男性の正規労働者は1日572分，1週67時間働いている。そのうち「現在より週間労働時間を減らしたい」と考えている人の平均は1日なんと598分，1週70時間に上り，土日を含め毎日10時間働いていることになる。筆者は日本の「サラリーマン」の働き方はこれに近いのではないかと思う。

　前述の総務省「社会生活基本調査」の2011年結果では，男性正社員の週労働時間は53時間であった。年間ベースに換算すると2,750時間を超える。これは，1950年代後半の男性の平均労働時間と大差ない。このことは男性正社員の恒常的な長時間過重労働が半世紀後の今も依然として改善されていないことを意味する。

　同じく2011年「社会生活基本調査」から，共働きのうち夫も妻も雇用されている人(非正規労働者を含む)を見ると，夫は家事労働(家事，介護・看護，育児，買い物の合計)を1日当たり37分しかしていない。他方，妻は雇用労働に週31.4時間従事しているうえに，家事労働を29.5時間行い，合計労働時間は60.9時間に上る。ここから見えてくるのは，夫は育児を含む家事労働から逃れて，能動的生活時間のほとんどすべてを会社に捧げ，長時間の残業も拒まず，過労死の不安と背中合わせに，会社人間として猛烈に働いている一方で，妻は共働きの場合も，

家事労働をほとんど一手に引き受けているために，フルタイム労働者として働き続けることが難しく，結婚・出産を機にいったん退職した後は，パートタイム労働者として就業することを余儀なくされている姿である。こうした「男は残業・女はパート」の働き方こそが，日本の長時間過重労働と過労死の最大の背景であると言ってよい。

5　世界的にも異常な日本人の働きすぎ

　1980年代以降，世界的に見ると，労働時間の標準化をともなった短縮の流れが止まり，労働時間の長短二極分化が進み，フルタイム労働者のあいだでは働きすぎが新たに広がってきた。その背景には，新自由主義と市場個人主義に基づく雇用と労働の規制緩和の流れとともに，経済活動のグローバル化，情報化，消費社会化，金融化の流れがある[5]。こうした事情は他の国以上に日本に強く当てはまる。

　表1-1-2に示したフルタイム労働者（日本は正規労働者）の労働時間の国際比較によれば，日本の週労働時間は，米英より10時間前後，独仏より12，3時間長い。英米と比べれば，年間で500時間以上，独仏と比べれば600時間以上長く働いていることになる。日本の女性の労働時間は，2011年現在で男性より9時間短い。にもかかわらず，日本の女性は上記4ヵ国の女性の週平均39時間と比べると5時間も長く働いている。

　国際比較で無視できないのは，日本の年次有給休暇の取得率の著しい低さである。EU諸国では年間25日から30日の有給休暇が付与され，そのほぼ80％から100％が消化されている[6]。しかし，厚生労働省「就労条件総合調査」によれば，2014年に日本の企業が労働者（パートなどの非正規労働者を除く）に付与した有給休暇日数は，1人平均18.5日で，そのうち実際に取得した日数は9日，取得率は48.8％であった。年休を取得する場合も，本来の休暇や余暇目的以外の，病休の振替や臨時の用務に使われることが多い。

　労働政策研修・研修機構が2011年に年次有給休暇の取得に関する詳細な調査を実施している。その結果によれば，正社員の16.4％（男性18.5％，女性11.6％）は1年間に年休を全く取得していない。12歳以下の家族がいる男性でも0日が16.1％いる。週60時間以上の正社員にかぎれば3割（29.4％）が0日，6割

表1-1-2 フルタイム労働者の週労働時間の国際比較

国別	性別	2001年	2006年	2011年
日本	男性	50.9	52.5	53.1
	女性	42.9	44.9	44.1
アメリカ	男性	43.0	42.9	42.5
	女性	40.3	40.3	40.2
イギリス	男性	45.1	43.8	43.6
	女性	40.2	39.6	39.6
ドイツ	男性	40.3	40.6	40.9
	女性	38.6	38.5	38.6
フランス	男性	39.1	40.1	40.3
	女性	37.4	37.7	38.2

(出所) 総務省「社会生活基本調査」各年版．OECD, Average usual weekly hours worked, 2011.

（60.9％）が5日未満である。

男性が貯まった年休を気兼ねなく取得するのは退職直前だけだという状況もある。日本人の働きすぎの深刻さはただごとでないと言わなければならない。

参照文献

［1］「過労死110番全国ネットワーク」の定義を参考にした．
［2］細川汀（1999）『かけがえのない生命よ──労災職業病・日本縦断』文理閣．
［3］細川汀・上畑鉄之丞・田尻俊一郎（1982）『過労死──脳・心臓系疾病の業務上認定と予防』労働経済社．
［4］森岡孝二（2013）『過労死は何を告発しているか──現代日本の企業と労働』岩波現代文庫．
［5］森岡孝二（2005）『働きすぎの時代』岩波新書．
［6］エクスペディアレポート「有給休暇調査，2013」．

第 2 章

過重労働と過労死をいかに防止するか

森岡孝二

　労働基準法によると，使用者が労働者に命ずることのできる最長労働時間は，1週40時間，1日8時間である。しかし，実態から言えば，男性の正社員の平均労働時間は週50時間を超えている。女性にも長時間労働者が多く，男女の合計では，週労働時間が過労死ラインとされる60時間を超える労働者が数百万人に上る。

　政府の労働時間短縮のアドバルーンでよく知られているのは，過労死110番がスタートした1988年に打ち出された「年間1800労働時間」の目標である[1]。1990年代の長期不況期にはめぼしい時短の取り組みはなかったが，今世紀にはいると，表1－2－1に示したように，一連の過重労働対策が打ち出されてきた。にもかかわらず，長時間過重労働は依然として解消しておらず，過労死・過労自殺が跡を絶たない。

　この章では，この理由を考えるために，まず政府の過重労働対策を跡づけ，次に労働時間の規制緩和の歴史的経緯を振り返り，最後に「過労死弁護団全国連絡会議」と「全国過労死を考える家族の会」が中心になって取り組んできた過労死防止法制定運動について述べる。

1　残業の上限規制を回避した政府の過重労働対策

　政府が過重労働による労働者の健康障害を防止するために様々な対策を打ち出すようになったのは，2000年以降である。
　2002年の「過重労働による健康障害防止のための総合対策」は，過労死が多発する状況を念頭において，「長時間にわたる過重な労働は，疲労の蓄積をもたらす最も重要な要因と考えられ，さらには，脳・心臓疾患の発症との関連性が強いという医学的知見が得られている。働くことにより労働者が健康を損なうようなことはあってはならないものであり，この医学的知見を踏まえると，労働者が疲労を回復することができないような長時間にわたる過重労働を排除していくとと

表 1-2-1　政府・厚生労働省の過重労働対策

年	主要な過重労働対策・指針などの名称
2000	労働時間短縮のための対策について（中央労働審議会建議）
2001	労働時間の適正な把握のために使用者が講ずべき措置に関する基準
2001	所定外労働削減要綱（改定）
2002	過重労働による健康障害防止のための総合対策（旧）
2003	賃金不払残業総合対策要綱および指針
2004	労働者の疲労蓄積度自己診断チェックリスト
2006	労働安全衛生法改正
2006	過重労働による健康障害防止のための総合対策
2006	労働者の心の健康の保持増進のための指針
2007	仕事と生活の調和（ワーク・ライフ・バランス）憲章
2008	労働安全衛生法に基づく定期健康診断等の項目の改正
2010	労働者の健康を守るために――過重労働による健康障害防止対策
2011	職場における自殺の予防と対応
2014	過労死等防止対策推進法（略称・過労死防止法）制定
2015	改正労働安全衛生法ストレスチェック義務化

もに，労働者に疲労の蓄積を生じさせないようにするため，労働者の健康管理に係る措置を適切に実施することが重要である」と謳っていた。

　これは極めて適切な認識を示したものと言える。各論にあたる「過重労働による健康障害を防止するため事業者が講ずべき措置」についても，「時間外・休日労働時間の削減」，「年次有給休暇の取得促進」，「労働時間等の設定の改善」，「労働者の健康管理に係る措置の徹底」などの題目が挙がっていて，看板を見るかぎり要点を突いている。

　さかのぼって，1992年に策定され2001年に改定された「所定外労働削減要綱」は，所定外労働を削減する「意義」として，(1)創造的自由時間の確保　(2)家庭生活の充実，(3)社会参加の促進，(4)健康と創造性の確保，(5)勤労者の働きやすい職場環境づくりの5点を挙げ，さらに，①所定外労働は削減する，②サービス残業はなくす，③休日労働は極力行わない，という3点の具体的目標を設定している。

　これらは文言だけを見ると，しごくもっともなことばかりで，文句をつけようがないように見える。しかし，現実に照らすと，政府の過重労働対策は，長時間労働の解消と過労死の防止という点では実効性を欠き，見るべき成果を上げてこなかった。その最大の理由は，前述の「過重労働による健康障害防止のための総合対策」にしても，近年言われる「ワークライフバランス」にしても，残業時間に上限を設けることを回避してきたことにある[2]。しかも，せっかくの対策も，

2000年の中央労働基準審議会建議「労働時間短縮のための対策について」で言われていたように,「弾力的な労働時間制度の導入に取り組む事業主に対する支援」が抱き合わせにされ,一方における過重労働対策が他方における労働時間の規制緩和によって帳消しになってきたことも否めない。

ここ十数年の政府の過重労働対策で一定の前進があったと評価できるのは,いわゆるサービス残業における賃金不払いおよび割増賃金不払いの是正指導くらいである。しかし,これは効きの悪いブレーキのようなもので,時間外労働の削減やサービス残業の解消に踏み込むものではなかった。

2　1980年代後半以降の労働時間の規制緩和

労働時間制度は1980年代後半以降,規制緩和の大波にさらされてきた。1987年の労働基準法改定によって,法定労働時間は「1日8時間・1週48時間」から「1週40時間・1日8時間」に変更された。名目的にせよ,週40時間制へ移行したことは前進ではあるが,労働時間規制の基準としての1日8時間の位置づけを週労働時間の割り振りの基準に落としたことは,1日単位の労働時間の規制を緩め変形労働時間制の拡大に道をひらくものであった。

労働時間のいまひとつの規制緩和は,1985年に制定された男女雇用機会均等法が1997年に改定された際にも行われた。この改定では募集,採用,配置,昇進における女性差別をなくすことが努力義務から禁止規定になったという前進があった反面で,残業を1日2時間,1週6時間,1年150時間に制限していた女性の残業規制が撤廃された。長時間労働は女性だけでなく男性にとっても有害である。とすれば,男女の別なく残業規制が実施されるべきであった。

1987年以降の裁量労働制の導入と拡大も,労働時間の規制緩和とみなすことができる。同制度の対象業務は,当初,新商品・新技術の研究開発やメディアの取材・編集などの5業務に限られていたが,その後19業務に拡大された。なお,98年の改定で,「企画業務型裁量労働制」が導入され,従来からの裁量労働制は「専門業務型裁量労働制」と呼ばれるようになった。

こうした労働時間制度の規制緩和の行き着いた先が,2006年秋に法案骨子が固まり2007年1月に第一次安倍政権の下で見送られた,ホワイトカラー・エグゼンプション制度である[3]。しかし,その後も財界からはこの制度の創設について

表 1-2-2　労働時間制度の主要な規制緩和

1987	◇労基法改定　週40時間制（88年施行，97年全面移行） 　　　１週，１ヵ月，３ヵ月単位の変形労働時間制，フレックスタイム 　　　みなし労働時間制，裁量労働制（「専門業務型」）の導入
1992	◇労基法改定（93年施行），１年単位の変形労働時間制
1997	◇告示改定，専門業務型裁量労働を５業務から11業務に拡大 ◇男女雇用機会均等法（制定85年，施行86年）改定 　女性の残業規制（１日２時間，年150時間）を撤廃（99年４月施行）
1998	◇労基法改定，企画業務型裁量労働制の導入（2000年４月施行）
2002	◇告示改定，専門業務型裁量労働制を11業務から19業務に
2006	◇1992年成立の時短促進法を廃止，労働時間設定改善法へ
2007	◇ホワイトカラー・エグゼンプション制度の導入見送り
2015	◇「高度プロフェッショナル制度」の名でエグゼンプション法案を国会上程

強い要求があり，第二次安倍内閣の下で労働政策審議会を経て2015年４月に「高度プロフェッショナル制度」という名称で，裁量労働制の拡大を含む労基法改正案の一部として国会に上程された。

この法案はさしあたり対象を年収1,075万円以上の高度の専門的業務に従事する労働者に限定してはいるが，結局は，広範囲の正社員を対象に労働基準法の時間規制を外し，使用者の労働者に対する残業代の支払義務を免除して無制限に働かせることを合法化することを意図している点で，労基法の根幹に大穴を開けるホワイトカラー・エグゼンプション法案にほかならない。

3　正社員・正職員の絞り込みと非正規労働者の増加

表１-２-３に，５年ごとに実施される「就業構造基本調査」から，1987年から2012年のあいだの性別・雇用形態別労働者数と非正規労働者比率の推移を示した。

見ての通り，四半世紀のあいだに，雇用・労働分野の規制緩和に後押しされて，正社員・正職員などの正規労働者が絞り込まれ，パート，アルバイト，契約社員，嘱託，派遣などの非正規労働者が大幅に増加している。この勢いがいかに凄まじいかは，非正規労働者が1987年の約850万人から2012年の2,043万人超に増加し，全労働者（役員を除く雇用者）に占める比率では，19.7％（男性9.1％，女性37.1％）から２倍の38.2％（男性22.1％，女性57.5％）に高まったことからもわかる。厚生労働省の最近の調査では非正規比率は40％に達している[4]。

参考までに2012年調査結果で男女の非正規労働者の雇用形態別内訳を見ると，

表1-2-3 性別・雇用形態別労働者数と非正規比率の推移

(単位 1000人, %)

	1987	1992	1997	2002	2007	2012
男女労働者総数	43,064	48,605	51,147	50,838	53,263	53,537
正規労働者	34,565	38,062	38,542	34,557	34,325	33,110
非正規労働者	8,499	10,543	12,605	16,281	18,938	20,427
非正規率	19.7	21.7	24.6	32.0	35.6	38.2
男性労働者総数	26,683	28,971	30,157	29,245	29,735	29,292
正規労働者	24,256	26,100	26,787	24,413	23,799	22,809
非正規労働者	2,427	2,871	3,370	4,832	5,936	6,483
非正規率	9.1	9.9	11.2	16.5	20.0	22.1
女性労働者総数	16,379	19,634	20,990	21,593	23,528	24,246
正規労働者	10,309	11,962	11,755	10,145	10,526	10,302
非正規労働者	6,070	7,672	9,235	11,448	13,002	13,944
非正規率	37.1	39.1	44.0	53.0	55.3	57.5

(出所)「就業構造基本調査」時系列データ.

パートの比率が46.8％で最も高い。次いで，アルバイト21.5％，契約社員14.2％，嘱託5.8，派遣5.8％，その他5.8％の順になっている。アルバイトも低賃金の時給労働者であることを考慮すると，非正規労働者の約7割はパートタイム労働者である。

こうした非正規労働者の増加は，正規労働者の働きすぎをもたらす恐れが大きい。波状的なリストラの中で正社員が絞り込まれて少数精鋭化するほど，正社員は仕事の要請度が高まりノルマが増えて，前より少ない人数で前以上に働かなければならなくなる。いつ人員削減の対象となるかわからない不安が強いほど，いつでも働く用意のある労働者の予備軍が多ければ多いほど，正社員に対する仕事量の増加と労働時間の延長のプレッシャーは高くなる。そうした予備軍は経済活動がグローバル化した今日では，世界大に広がっている。日本の労働者は，国内だけでなく，日本企業の進出先のアジアその他の新興諸国の労働者とも競争させられ，労働時間の延長や賃金の切り下げなどの圧力にさらされているのである。これも過重労働の一因であることは言うまでもない。

4 戦前の工場法と戦後の労働基準法

日本の長時間労働の歴史は明治期に遡る。1903（明治36）年に出た農商務省の

工場調査報告書『職工事情』(岩波文庫，上中下)によると，綿紡績工場ではすでに昼夜交替制が行われていた。昼業は午前6時始業・午後6時終業，夜業は午後6時始業・翌日午前6時終業で，間に30分の食事休憩があった。この場合，労働時間は表向き11時間半であるが，2，3時間の居残りを加えると通例14〜15時間に達した。そればかりか「追通し」といって前のシフトから通じて働かされ，ときには24時間，まれには36時間労働に及ぶこともあった。

『職工事情』の工場調査は，過酷な長時間労働から労働者を保護するために工場法の制定が日程に上り，そのために必要な基礎資料を集めること目的であった。1911 (明治44) 年には，極めて不十分ながら女性と15歳未満の年少者の労働時間を1日12時間に規制し，12歳未満の年少者の就労を禁止する工場法が制定され，1916 (大正5) 年に施行された[5]。23年の改正では年少者が1歳引き上げられて16歳未満とされ，1日12時間が11時間に短縮された。しかし，この規制さえ厳格に実施されることはなかった。

1919年，第一次世界大戦の戦後処理のためのベルサイユ条約に基づいて，国際連盟の一機構としてILO (国際労働機関) が設立された。同年の第1回総会で採択された条約が8時間労働 (工業・工場1日8時間，週48時間) を定めた第1号条約である。ヨーロッパ諸国は，反対する日本を説き伏せるために，日本について，満16歳未満の年少者と坑内労働者だけを週48時間までとし，それ以外は週57時間，生糸工場のみは60時間までとする特例措置を認めるところまで譲歩した。しかし，日本は4人の代表のうち，労働者代表は8時間労働制の導入を強く主張したものの，政府代表2人と使用者代表が反対し，結局，批准に加わらなかった (これが躓きの石となって日本は現在でも25本を数えるILOの労働時間関連条約を1本も批准していない)。こういう事情もあって，工場法が制定されたといっても長時間労働の規制にはほど遠かった。

戦後の労基法では曲がりなりにも8時間労働制が定められた。しかし，同法の第36条には，使用者は事業場の過半数の労働者で組織する労働組合か労働者の過半数を代表する者とのあいだで労使協定 (いわゆる36協定) を締結し，労働基準監督署に届け出れば，時間外・休日に労働者をいくら長時間働かせても罰せられないという抜け道が用意されていた。

労基法制定から約半世紀後の1998年にいたって，労働省告示によって36協定における時間外労働の延長時間に1週間15時間，1ヵ月間45時間，1年間360時間

などの限度が設けられた。しかし、これは強制力のない指導基準にすぎないうえに、但し書きで、納期の切迫、業務の繁忙、機械のトラブルなどの特別な事情を付して、「特別条項付き協定」を結べば、さきの限度時間を超えていくらでも延長することができるようになっている。しかも、工作物の建設等の事業、自動車の運転の業務、新技術・新商品等の研究開発の業務などに関してはさきの限度時間の適用すら免除されている。

5 制定された過労死防止法

使用者は労働者の心身に対する健康配慮義務を負っている。このことは、すでに2000年3月の最高裁判決[6]で確立された法理となり、労働安全衛生法や労働契約法にも盛り込まれている。

過重労働と過労死をなくすにはその第一歩として、過労死の防止を国が宣言して、そのための国・自治体・事業主の責務を明確にし、過労死の実態を把握するとともに、過労死をなくすための具体的・総合的な取り組みを行うことが求められる。

そのことは2011年4月に発表された日本学術会議の「労働・雇用と安全衛生に関わるシステムの再構築――働く人の健康で安寧な生活を確保するために」という「提言」にも次のように謳われている。

> 国は、過重労働対策基本法を制定し、過重労働対策の基本を定め、過重労働に起因する労働者の健康被害の実態を把握し、過労死・過労自殺等の防止を図る。36協定などの制度を見直し、1日の最長労働時間、時間外労働の時間についての1日、1週、1月、1年単位での上限を設定し、併せて最低休息時間制度を導入し、時間外労働等の賃金割増率を引き上げるべきである。また、ILO第132号条約の批准を目指し、最低2労働週の連続休暇の取得を推進するための諸条件の検討を開始すべきである[7]。

2014年6月、「過労死等防止対策推進法」（略称・過労死防止法）が成立した。過労死家族の会と過労死弁護団が呼びかけて「過労死防止基本法制定実行委員会」が結成されたのは、2011年11月であった。会は100万人署名に取り組み、労

働組合の協力も得て55万筆の署名を集めた。10回に及ぶ院内集会では衆参の多数の議員から賛同挨拶があった。この過程で，法の制定を求める超党派議員連盟が発足し，全国143地方議会で法の制定を求める意見書が採択された。

過労死防止法は，(1)過労死のない社会の実現を目指して過労死防止対策の効果的な推進を国と地方公共団体の「責務」としたうえで，(2)過労死に関する① 調査研究の推進，② 啓発，③ 相談体制の充実，④ 民間団体の支援という「4つの過労死防止対策」を行うこととし，(3)そのために，「過労死等防止対策推進協議会」の意見を聴いて「過労死等の防止のための対策に関する大綱」を作り，毎年その履行状況について「過労死白書」を出し，(4)調査研究の結果，必要と認めるときは法制上・財政上の措置を講ずることなどを定めている。

この法律の成立後，厚生労働省に「過労死等防止対策推進室」が設置された。2014年11月に施行されてからは，法に基づく最初の過労死等防止啓発月間となった同月を中心に，厚労省講堂で家族の会や弁護団が協力するかたちで過労死等防止対策推進シンポジウムが開催されたほか，全国20箇所以上で，各府県の労働局の後援を得て過労死防止のシンポジウムや啓発集会が行われた。2015年には同趣旨のシンポジウムが29都道府県で厚生労働省主催・民間団体協力により，また数県で民間団体の自主開催により実施される予定になっている。

2014年12月には上記協議会の第1回会合が開催された。協議会は20名の専門家や労使代表で構成され，過労死防止に取り組み民間団体からも過労死被災者の家族や弁護士など7人が参加し，2015年5月までに5回の会合を重ね上記の大綱案を策定した。同年7月に閣議決定された「大綱」はそれをもとにしたものである[8]。

法が求める過労死等の調査研究と防止対策を実効性のあるものにするためには，賃金不払残業の解消や年次有給休暇の完全消化といった，現在の過重労働対策にも盛り込まれている課題を実現するための効果的な対策を示すだけでは十分でなく，時間外労働の延長に関する労使協定（36協定）にも踏み込む必要がある。欧州連合（EU）では法的拘束力のある労働指令よって翌日の勤務までに最低11時間の休息を取らなければならないという制度がある。このインターバル休息制度の導入も過労死の防止のために実現が急がれる課題である。

第Ⅰ部　今，雇用の場で何が起こっているか？

注・参照文献

［1］　森岡孝二（2013）『過労死は何を告発しているか——現代日本の企業と労働』岩波現代文庫．
［2］　同書，終章．
［3］　森岡孝二（2009）『貧困化するホワイトカラー』ちくま新書，第5章．
［4］　厚生労働省（2015）「平成26年就業形態の多様化に関する総合実態調査」．
［5］　渋沢栄一は工場主の立場から工場法の制定に反対して，「働く時間が長いということはございましょう。さりながら大抵その職工が堪えられる時間と申してよろしい。……なるべく間断悪なく機械を使って行く方が得である。……夜間の仕事をさする方が算盤の上で利益であるから，やっている。ために衛生上からいうと，（夜間労働は）害があって職工が段々衰弱したという事実は，よく調査はいたしませぬが，まだ私ども見出さぬのでござりまする」と述べている（中村政則（1998）『労働者と農民——日本近代を支えた人びと』小学館ライブラリー，207-208）．あわせて森岡孝二（2015）『雇用身分社会』岩波新書，第1章「戦前の雇用身分制」を参照．
［6］　最高裁判決，2000年3月24日〔電通過労自殺死事件〕，労働判例779号．
［7］　日本学術会議（2011）「提言：労働・雇用と安全衛生に関わるシステムの再構築を」，本書巻末に資料として収録．
［8］　厚生労働省（2015）「過労死等の防止のための対策に関する大綱」7月24日閣議決定．

第3章

ブラック企業の雇用実態と労務管理戦略
――労務管理と技能の階層差の視点から

今 野 晴 貴

　2014年度の精神疾患による労災申請件数が過去最多となり，若年労働者に広がりを見せている。同時に，2013年には「若者を使い潰す企業」であるとしてブラック企業が流行語になるなど，若年労働者の心身を毀損する働かせ方の問題は，社会問題ともなっている。

　こうした若年過重労働の社会問題化の中で，本章が特に注目するのは，背後にある企業の「労務管理戦略」である。それというのも，今野[1]その他が「ブラック企業」という言葉で示してきたように，若者の「使い潰し」を行うような企業の労務管理がある種の「技術」として急速に日本社会に広がっているからである。こうした企業について，厚生労働省は2013年8月以降，「若者の「使い捨て」が疑われる企業」と呼称し，労働政策上の課題にも浮上している。

　一方で，長時間労働を是正するためのいわゆるワークライフバランス政策は，ともすれば，労働規制によるのではなく，企業が労働者の「活用」を効率化する経営改革の一環として（そして，その施策が企業業績に資する限りで）推進されるべきだと議論されがちである。曰く，「ワークライフバランスは労働者の創造性を発揮させ，企業効率に資する」「有能な労働者の能力を引き出すには，働きすぎが弊害になる」といった議論である。

　だが，労働者は必ずしも企業に時間短縮を促すほど「有能」であるとは限らないし，今日精神疾患が多発している労働集約型の労働現場においては，「創造性の発揮」はむしろ限られている。

　以上の観点を踏まえ，本章では劣悪な若年正社員雇用の広がり，労務管理の変容とその背景，求められる対策の順に検討する。

1　劣悪な若年正社員雇用の広がり

　「ブラック企業」の語を人口に膾炙させた今野[1][2]には，若年労働者に長時間労働を強いる企業の典型的な事例が多数挙げられているが，それらの企業におけ

る労務管理の特徴は，労働集約型の比較的低スキルの労働であるために，採用後すぐに「管理職」などに抜擢し，際限のない無給残業を強いるなどして，数年の間に心身を摩耗し尽くすというものである。

こうした若年正社員労働問題の実情は，計量的にも把握されている。労働政策研究・研修機構は独自に，「早期離職につながりかねない雇用管理の実態，若年雇用者の意識，離職傾向など」について，若年正社員を対象にインターネット調査を行った[3]。

これによると，入社後3年以内に若年正社員の半分以上が離職する職場は，全体のおよそ2割であり，企業規模によってもわずかな差しか生じなかった。この大量の離職が生じる職場について，同調査は産業や採用過程，仕事内容，目標管理など各項目との関連を調べている。

まず，「入社から約3年で半分以上が離職」する事業所の正社員の状況は，「大量離職と大量採用が繰り返されている」(62.8%)，「苛烈に働かされ，使い捨てにされる」(56.2%)，「入社3年未満で管理職に抜擢される人がいる」(48.0%)で高くなっている。産業大分類別の分類では「宿泊業，飲食サービス業」(43.7%)，「生活関連サービス業，娯楽業」(40.9%)で「入社後3年以内に半分以上が離職」する事業所の割合が高く，やはりサービス産業に多い傾向となっている。

また，離職率が高いほど最初の役職任用時が入社後「3年未満」である割合が高まること，大量採用・大量離職のある職場ほど社員は「達成すべきノルマ・目標が高いと感じている」こと，離職割合が高いほど残業時間の平均値が高いこと等が示されている。特に，早期の役職者への登用傾向が計量的に把握されている事実は，後に見る「労務管理戦略」の変化との関係で重要である。

2 事　例

実際の労働相談および裁判の記録から，「ブラック企業」のいくつかのケースを例示しよう。

(1) A社　小売業（大規模ディスカウント店）

聞き取りの対象者aは，大手小売業（大規模ディスカウント店）A社に大学

新規学卒の2008年に入社し，7年間就業した末，長時間労働による精神疾患を発症し退職した。

　aは地方中枢都市にある私立大学の3年時の後半から就職活動をはじめ，同社に応募した。すると，早くも3年時の3月に内定を得ることができた。初任給が月給23万円と他社にくらべて高額だったことが入社の動機だった。求人には「残業代は出る」と書かれていた。

　入社後すぐに特定の販売部門に配置され，深夜勤務の遅番に回された。しかし，採用過程での説明とは異なり，17時から2時が定時のはずが，16時から翌朝5時までの勤務となった。法定休憩をとることができず，食事の時間も15分程度であった。また，給与についても基礎給が15万円であり，求人時に聞いていた月給23万円にはみなし残業代（後述する「固定残業代」に相当する）として残業時間40時間分に相当する8万円が含まれていることが入社後に知らされた。40時間を超える残業については，申請することが許されず，無給で働いた。

　入社4年目の2011年6月，aは「管理職」（下位4番目の職位）に抜擢された。昇進の際には労働条件についての説明はなく，「（給与は）上げるから」とだけ告げられたが，後に「管理監督者」扱いになることがわかった。

　「管理監督者」の扱いとなった後，さらに営業時間が長い店舗に異動になった。長い日には16時から朝6時まで，連続で14時間勤務であった。まったく睡眠をとることなく，翌日のシフトに入ることもしばしばあった。また，aは「夜の担当」になることも命じられたため，休日であっても「夜」の責任者として店舗のトラブル対応を一手に負わされることになった。

　一方で，「管理職」には必ず前年を上回る販売実績が求められ，これを達成できない場合には賞与の極端な減給や降格処分が行われていた。休日にも頻繁に店舗から呼び出しが行われることに加え，業績を達成するためにも売場の様子，商品の管理に目を離すことができなかった。

　aの同僚には摂食障害になった者がおり，「味覚がない」という話を聞いた。体を悪くして辞めた者，精神疾患を患い辞めた者を10人以上見てきた。その後，aも「泡を吹いて」倒れ，救急車で搬送されてしまった。

（2）B社　大手外食チェーン店（喫茶店）

　2006年12月，東京都のショッピングセンター内の喫茶店で「店舗責任者」だっ

たb（25歳・女性）が，自宅マンションから飛び降り自殺をして亡くなった。同店を経営していた企業は，様々な外食チェーン店を全国に120店舗以上展開するB社である。

　bは2005年5月にB社が経営する喫茶店チェーンの店舗にアルバイトとして採用された。同年11月にはパート社員となり，2006年6月末にB社と1年間の有期雇用契約を締結した。さらに，bは7月1日からB社の新宿の店舗にて正社員としての研修を受け，8月末には正社員として雇用契約を結んだ。同時に，正社員契約の翌日から「アシスタントマネージャー」として「店舗責任者」を任されることとなった。アルバイト契約からわずか1年あまりでの抜擢である。

　bの労働内容は，店舗の接客業務，空き時間や営業時間終了後に行うアルバイトの管理（シフト管理，募集，採用，教育），売上管理（売上金の管理，保管を含む），クレーム処理，その他雑用等の店舗管理全般に及んだ。また，売上金の内訳や，従業員の労働時間については，自らパソコンに入力して本社に送信する必要もあった。しかし，前述の新宿での正社員研修は店舗責任者業務を前提としたものではなく，これらの職務の多くは全く未経験であった。

　同店舗は慢性的な人員不足の状況にあり，他店舗に一時的な人員補充（ヘルプ）を要請することも頻繁にあった。しかし，bがシフトに入れる人数の少なさを上司にメールで相談した際に，上司から「シフトが少ないとか多いとかの報告は恥ずかしいからしなくていいよ」「人が少ないのは……責任者だったら何とかするのが仕事だよ。採用するのも一つだけど一人少ない人数でもできる仕組みにするとかね」との返信を受けていた。上司からは人員不足の問題を解決するための具体的な指示を得ることはできず，根本的な解決策となるはずの，正社員の増員といった対応が採られることもなかった。

（3）C社　小売業（衣料品販売）

　第三の事例は，衣料品販売大手のC社である。同社の離職率は際立って高く，2009年に入社した新規学卒者の3年以内離職率は5割を超え，2010年入社に関しても5割近い水準に達している。

　同社では，入社後6ヵ月間の研修期間終了後に店長資格試験に合格することが求められる。また，入社後2年間に4回の店長資格試験を受けることができ，いずれも不合格の場合には降格処分となる（2012年当時）。

店長になるとその中にも5つ前後のランクがあり，職位をあがっていくことで海外勤務や本社移転などの希望が通る。だが，多数の労働者は半年から2年間で育成された後，国内の店舗に店長ないし店長代理等の「店長職」として勤務することになる。

「店長資格」を得るまでに労働者の置かれる労働環境は店舗によっても異なるが，私が2012年に聞き取りを行った3人の労働者の証言によれば，次のようなものである。まず，午前7時ないし7時半に出勤し，早い者で19時まで，遅い者では23時過ぎまでの勤務に従事した[1]。また，研修期間中には「無理だろう」と思うほどのマニュアルの暗記が求められたという。その一方で，「店長を目指し続けないと，会社に残ることすらできない」と感じていたという。また，実際に半年で店長になれるのは4分の1から3分の1くらいだった。

そして，店舗での業務においては，自身の創意工夫は批判の対象とされ，「マニュアルに従った労働」が徹底されたという。この選抜の過程で多くの労働者が店長資格の獲得を断念し，あるいは長時間労働が原因だと思われる精神疾患を患うなどして退職に至っている。

3 「労務管理戦略」としての長時間労働

（1）労務管理の特徴と長時間労働の構図

以上のような若者の「使い潰し」を行う労務管理の特徴は次のように整理できる。第一に，「労働内容の部分化・単純化（育成の短期化）」である。C社の事例ではわずか半年から2年程度の就労経験の後，即座に店長に抜擢されている。同様に，A社，B社ともに短期間の育成で「管理職」に抜擢され，店舗管理業務を行っていた。

第二に，「労働時間及び責任の無限定性」である。労働内容が部分化され，明確化されている一方で，事例に挙げたすべての企業において，労働者の労働時間は無際限に延長されていた。とりわけ，早期に「管理職」に抜擢することで，その責任を果たすために労働時間が延長されていく構図にある。彼らの労働時間や責任の内容（売上目標）はあらかじめ決められておらず，制約が存在しない。

第三に，「過剰な売上目標と少人数による営業」が挙げられる。これは小売業やサービス業の利益の直接的な源泉が売上と人件費を含む諸経費の差にあるから

だ。このため、個々の店舗について売上の目標や人件費の割合を本部があらかじめ決定し、現場の社員がこの計画に沿って利益が出るように行動しなければならない。

　第四に、「企業業績の個人責任化」である。こうした店舗ごとに「責任」を負わせる方法は、労働者個々人に「企業の売上」の責任を負わせることを意味する。個々の労働者は店舗ごとの「採算」に対して責任を負うことにより、企業業績に対する責任を直接的に担わされている。

　第五に、「短期間の離職を前提とした労務管理」である。短期間に育成し個々の店舗の責任を負わせる一方で、すでに見たような長時間労働のために多くの労働者が短期間に離職せざるを得ない。それゆえ、新たな労働力を新規学卒、非正規雇用労働者から順次登用する。労働が単純化されているからこそ、「代わりはいくらでもいる」のであり、心身の棄損を惹起せしめるような過酷労働を躊躇なく強いることができる。

（2）「使い潰す」労務管理の戦略的技術

　持続不可能な労働を強いる「ブラック企業」による労務管理は、労働の単純化という経営戦略を基礎にしているため、決して偶発的・一時的な現象ではない。むしろ、これらの企業は積極的に若者を長時間労働に駆り立てようと戦略を練っており、そのために労働法を潜脱する様々な「戦略的技術」を開発している。

① 固定残業制

　まず、近年開発され急速な広がりを見せているのが固定残業制である。Aの事例に見られるように、「基本給」ないし「月給」に残業代を含みこんで募集し、入社前後に告知するという手法が頻繁に用いられている。

　例えば、大学新卒者で中堅不動産業に入社した別の労働者のケースでは、求人票に「基本給30万＋歩合給」、勤務時間は「9：15〜18：30」「完全週休2日制」と記載されていた。しかし、実際には月150時間以上の残業を命じられ、入社後の給与明細には、「基本給15万円」「固定割増手当15万円」との記載があった。「固定割増手当」については契約の際に説明がなく、また契約書にも記載はなかった。

　この「固定残業制」と呼ばれる給与体系は近年急速に広がりを見せており[2]、

求職者に労働時間と賃金の関係を意図的に誤解させる目的で導入されている場合も珍しくはない。

② 選別競争と脱法的解雇の手法

同時に，過酷な労働に従事させるための労務管理技術に「選別」がある。ある東証一部上場の中堅IT企業では毎年200人を採用し，すぐに100人以上を解雇していた。この企業では，解雇規制を免れるために組織的にパワーハラスメントを行い，自己都合退職に追いやる手法が採られていた。この場合，いつハラスメントが組織的に行われ，退職に追い込まれるかもわからない労働者は，サービス残業を積極的に行わざるを得ない。

また，これとは逆に正面から解雇による選別を行う場合もある。ある大手気象予報会社では，社員の採用後に「半年間の予選期間」があり，その間は月給20万円の「年俸制」で残業代はつかないとしていた。社員たちは月100時間を超える残業を強いられ，ついには過労自殺事件が発生するに至った。

実は，こうした手法は一部の弁護士・社会保険労務士等によって推奨されている疑いがある。ある弁護士は著書に，自宅待機命令を行い精神的に落ちこませることで退職交渉がしやすくなるなどと脱法的解雇の手法を紹介している[3]。また，ある法務雑誌には，違法な解雇をしても争いを提起する労働者の割合はごくわずかであるため経営上のリスクは少ないなどと違法行為を推奨するような記述さえ見られた。実際，若者が違法解雇に遭っても，ほとんどの場合は法的手段に訴えないのが実情である。

③ 管理監督者制度，裁量労働制の濫用

「選別」の効果をより一層高めるのが，先述した労働政策研究・研修機構[3]の調査が計量的に示した，「管理職」への早期抜擢である。これによって「責任感」を植え付ける。同時に，その際には，長時間労働・残業代不払いをあたかも合法であるかのように錯覚させるために，「管理監督者」制度や「裁量労働制」を用いる。A社では入社から3年後，C社では半年から2年後に「管理監督者」に抜擢していた。

4　求められる対策——「有能な労働者の活躍」から「普通の労働者の保護」へ

　以上のように企業の経営戦略（単純労働の活用による利益追求）とこれに伴う労務管理が長時間労働を積極的に生み出そうとするものであるのなら，冒頭に述べたようなワークライフバランス政策の仮定は崩れ去る。すなわち，「能力の活用」目的がWLBを企業が実現するインセンティブになるとの意見である。少なくとも，本稿で例示した近年の流通・サービス産業に多数見られる事例については当てはまらない。また，サービス業を中心に単純化した労働は増えていくことだろう。言わば，正社員の労務管理においては単純化された労働の「階層性」が存在するのであり，これに対応した社会政策が求められている。

　当該階層の労働者の過重労働を防ぐことは，これが若年労働者の世界に広がっていることからしても，今日の労働政策の最も重要な課題の一つである。このためには，法的な労働時間の上限規制に加え，労働市場への介入，すなわち，労働契約の局面において労働時間を明示し，その限度をあらかじめ特定すべく情報開示を徹底させることが必要である[4]。

注

1）企業の特定を避けるため摘示できないが，同様の証言は多くの新聞，週刊誌でなされており，この3人の事例が特殊ではないことがわかる。
2）固定残業制についての詳細は渡辺[4][5]に詳しい。
3）弁護士・社会保険労務士，人材コンサルタントによる不適切な労務管理技術の指南の実態については，今野[6]に詳しい。
4）後者の課題の意義については，今野[1][2]を参照してほしい。

引用文献

[1]　今野晴貴（2012）『ブラック企業　日本を食いつぶす妖怪』文春新書.
[2]　今野晴貴（2015）『ブラック企業2　「虐待型管理」の真相』文春新書.
[3]　労働政策研究・研修機構（2015）「正社員の労働負荷と職場の現状に関する調査」．全国の年齢15歳以上35歳未満の正社員（農林漁業・公務を除く）を対象とし，2014年3月に実施された。サンプル数は10,417である.
[4]　渡辺輝人（2014）『ワタミの初任給はなぜ日銀より高いのか？』旬報社.

［5］渡辺輝人（2014）「裁判事例から見る固定残業代の許容性」『労働法律旬報』No. 1824.

［6］今野晴貴（2013）『ブラック企業ビジネス』朝日新書.

参照文献

［7］今野晴貴（2015）「「新しい雇用類型」の性質と労使交渉の課題──「ブラック企業」現象に着目して」『労務理論学会誌』第24号.

［8］今野晴貴（2014）「裁判事例から見る固定残業代の許容性」『労働法律旬報』No. 1824.

［9］今野晴貴・川村遼平（2011）『ブラック企業に負けない』旬報社.

［10］小林徹・梅崎修・佐藤一磨・田澤実（2014）「大卒者の早期離職とその後の転職先」『大原社会問題研究所雑誌』No. 671・672.

第 4 章

非正規雇用労働者の安全・健康・権利

矢野栄二

今や非正規労働者は全雇用者の37%を超え2千万人に迫っている（2014年）。非正規雇用とは，通常の労働時間，終身雇用，直接雇用という正規雇用の3条件のいずれかひとつ以上が正規とは異なるものであるが，1日8時間以上働くパートタイマーなど，名目と実態には乖離がある。そうした中で一貫しているのは労働コストの切り下げであり，労働者としての基本的な権利の弱体化である。その結果，わが国の貧困率はOECD諸国中でも高い部類に属し，労働者の諸権利が十分守られていない。

非正規雇用は女性に多く，それは伝統的な男性中心の正規雇用者の雇用を守る調整弁という側面があるのは事実である。しかし，非正規雇用の導入は正規雇用者の過重労働と表裏一体をなすなど，かならずしも正規雇用労働者を守るものではない。江戸時代の身分制度がそうであったように，非正規雇用は職場に雇用身分による差別を持ち込み，職場を分断し，正規雇用者も含めすべての労働者の立場を弱くするものである。こうした非正規雇用の問題は低賃金などの経済問題や，労働者の権利という社会問題であるだけでなく，実は健康問題でもあるが，そういう観点からの実証的な研究は必ずしも多くない。本稿ではその点に焦点を当てて述べる。

1　はじめに

日本の雇用は年功序列の給与体系による終身雇用の男性が一家の主となり，家族を養うという形態が伝統的な形であった。しかし1980年代後半から急速に非正規雇用者の割合が増え，今や雇用者全体の4割に達しようとしている（図1-4-1[1]）。非正規雇用者の増加は特に女性において顕著で，21世紀に入ってからは女性の非正規雇用者数は正規労働者数を上回っている。

そもそも非正規雇用労働者とは伝統的なフルタイムの終身雇用に対して，①雇用期間が終身ではなく有期雇用（契約職員），②労働時間がフルタイムより短期

第 4 章　非正規雇用労働者の安全・健康・権利

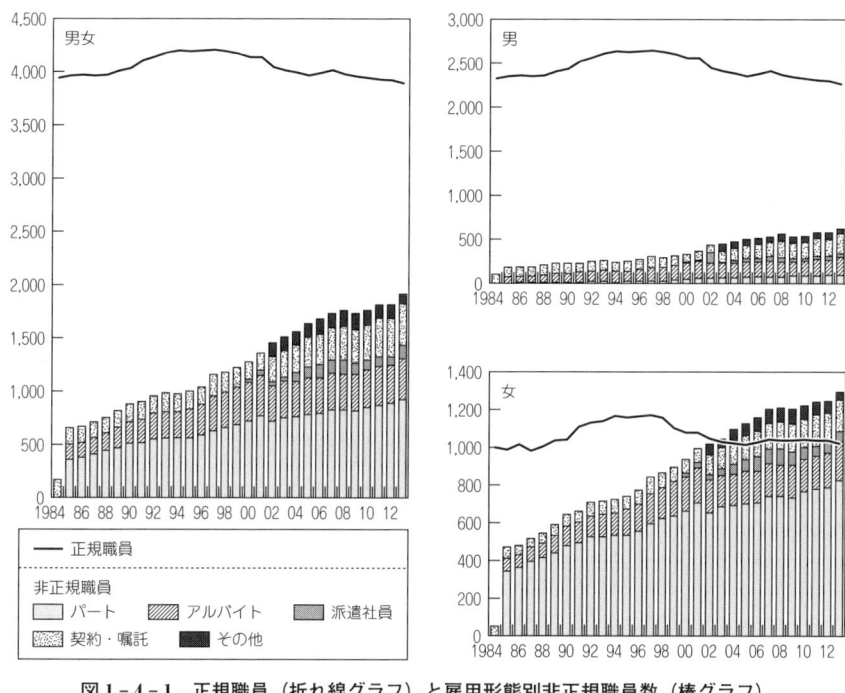

図 1-4-1　正規職員（折れ線グラフ）と雇用形態別非正規職員数（棒グラフ）の推移（男女総数，男女別）

（出所）総務省統計局　労働力調査による．

（パートタイム）の 2 点に加えて，③雇用者と使用者が異なる間接雇用（派遣労働）という 3 側面のいずれかで正規雇用と異なることで非正規とされる。またアルバイトは短時間かつ数か月の有期契約の場合に用いられる呼称である。しかしこれらの定義は必ずしも明確でなく，嘱託職員，任用職員，出向などの呼称もあれば，本来は雇用とは別のはずの請負という言葉も用いられている。一応公的な政府統計である総務省労働力調査でも雇用身分は「職場でどう呼ばれているか」で分類され，必ずしも実態を反映していない。その結果有期雇用者といっても雇用契約の更改を繰り返し，長年同じ職場で同じ仕事を続けている者，パートタイマーでありながら勤務時間が正規雇用者と同じかそれ以上の者，そして派遣ではなく請負契約であるのに雇用者でない元請けから直接指示される偽装請負等々，意識的にか結果としてか，雇用形態とその名称は矛盾に満ちている。実際，平成 24 年の労働者健康状況調査ではパートタイム労働者の 1 割以上が 1 日 8 時間を超

えて働いており，派遣労働者では半数近くに達している[2]。

2　非正規雇用の拡大の背景

1980年代には全雇用者の15％前後であった非正規雇用の割合が，今や4割までに増加した最大の理由は，労働コストの切り下げである。まずは伝統的な雇用形態である正社員の夫の低賃金を補助するものとして，主婦によるパート労働を社会保険制度など側面から公認した。また1985年に男女雇用機会均等法が成立したが，産業界の求める低賃金で辞めさせやすい労働力の確保のために，従来の性別の格差を雇用身分による格差にしたのが，同じ1985年に成立した労働者派遣法と考えられる。派遣法成立に当たっては，派遣の対象職種を通訳や旅行添乗員など，間接雇用にする必然性がある程度納得できる特殊専門技能職に限っていた（ポジティブリスト）が，1996年に派遣法を改正して対象職種を大幅に拡大し，さらに1999年には一部だけを除外（ネガティブリスト）する原則自由化を経て，2004年には製造業務の派遣まで許容されることになった。

男女雇用機会均等法が成立したといっても男女差別がなくなったわけではない。2014年の「賃金構造基本統計調査」によると，正規職員平均収入317.7千円（平均41.4歳，勤続13.0年）に対して，正社員・正職員以外は200.3千円（平均46.1歳，勤続7.5年）と3分の2以下であり，さらに男女別にみると，男性の正社員・正職員343.2千円（前年比0.8％増）に対し，女性の正社員・正職員以外は179.2千円（同3.0％増）と，ほぼ半分である。この開きはOECD諸国内でも極めて大きいほうに属する。

3　非正規雇用が健康に及ぼす影響

非正規雇用が健康に及ぼす影響については図1-4-2[3]に示したように，そもそもの雇用契約と職場の中での問題，そして広く社会一般がかかわる問題がある。上に見た差別賃金と低賃金は即，不健康の大きな原因となる貧困をはじめ不公平感，そして将来への不安を生む。国民ひとり一人の所得の中央値の半分（2012年調査では年間122万円）未満の人の割合を相対的貧困率というが，2012年のその値は16.1％で，1986年調査以降最悪となった。国際的にみても日本の貧困

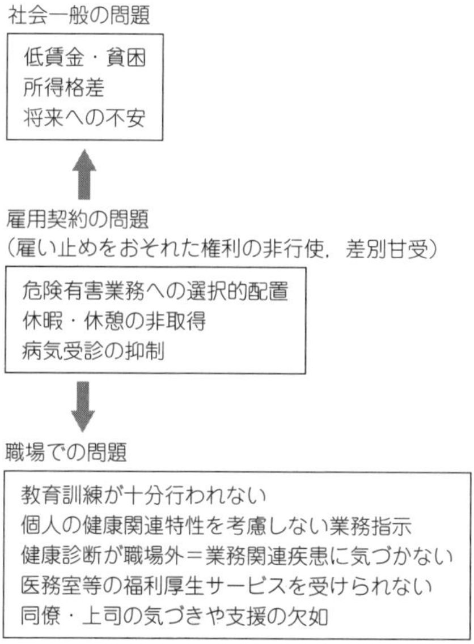

第4章 非正規雇用労働者の安全・健康・権利

```
社会一般の問題
┌─────────────┐
│ 低賃金・貧困      │
│ 所得格差        │
│ 将来への不安      │
└─────────────┘
       ↑
雇用契約の問題
(雇い止めをおそれた権利の非行使，差別甘受)
┌─────────────┐
│ 危険有害業務への選択的配置│
│ 休暇・休憩の非取得   │
│ 病気受診の抑制     │
└─────────────┘

職場での問題
┌──────────────────┐
│ 教育訓練が十分行われない       │
│ 個人の健康関連特性を考慮しない業務指示│
│ 健康診断が職場外＝業務関連疾患に気づかない│
│ 医務室等の福利厚生サービスを受けられない│
│ 同僚・上司の気づきや支援の欠如    │
└──────────────────┘
```

**図 1-4-2 非正規雇用が健康に影響する
メカニズム（原因の場所）**

(出所) 参照文献[2].

率は OECD 加盟30か国中，米国に次ぐワースト4位で，特にひとり親世帯ではそれが常に50％を超え，ワーストワンである。非正規雇用や，たとえ正規雇用でも管理職になる機会が少ない女性と，そういう低賃金で解雇しやすい労働者の存在は，正規労働者の賃金上昇の強い足かせとなっていることも忘れてはならない。

非正規雇用者が置かれている労働環境はまた，直接的にも健康に悪影響を与えており，それはそもそもまず非正規労働者は下請けや孫請け企業に多く，怪我や健康障害の可能性の高い危険・有害業務に従事させられている（厚生労働省・賃金構造基本統計調査）という就業する業務の内容にはじまり，様々な形で関係している。すなわち非正規労働者は，健康障害の危険性が高い業務につくにもかかわらず，間接雇用ではその業務指示者が雇用の責任を負わず，健康に直結する様々な権利の行使が困難になりやすい。そもそも雇い入れ時の健診がないため，職務配置や業務指示に当たって本人の既往歴や体質が考慮されにくい。また通常正社員の雇い入れ時に行われる種々の教育がないため，安全衛生の教育も不十分となる。すべての労働者に年1回は義務付けられた定期健康診断も雇用主の責任

であるため，間接雇用の場合実際の非正規雇用者の業務や作業状態と対応せず，業務関連疾患の発見の機会を逸する．もし労働者自身が職場で心身の異常を感じても，医務室等の福利厚生サービスはその利用が正社員や直接雇用者に限定され，その恩恵を受けることができない．

非正規雇用労働者は雇い止めを恐れるため，労働者として当然の様々な権利の要求や，差別的な取り扱いに抗議・抵抗するのが困難になる．そして同じ職場にそのような労働者がいる正規労働者は，業務能力や成果に対する給与や諸権利行使において常に非正規の同僚と比較され，自分たちだけが権利要求することをためらう，などのかたちで影響し，労働者の健康を守るような主張も困難になる．すなわち非正規雇用者の無権利状態は正規労働者も含めたすべての労働者の権利を弱めることになる．

今日の日本で正規雇用労働者の健康を考える上で最重要な課題が長時間労働である．これについては別の章で詳細に論じられるが，正規雇用労働者の長時間労働は非正規雇用と密接に関係し，相互に原因となり結果となっている．そもそも職場に非正規雇用労働者が導入されるのは，正規雇用労働者の定時勤務だけでは処理しきれない過大な業務量に対し，正規労働者を増やすのではなく非正規労働者で補おうとするためである．しかし，非正規労働者の導入は必ずしも正規労働者の業務を減らすわけではなく，入れ替わることの多い非正規労働者が入職するたびに業務の教育や指示を行わなければならず，管理・監督業務が付け加わる．加えて直接自分が手を出さなかった分も含めて責任は正規労働者の方に集中し，精神的な負担はむしろ増加することが多い．

4　非正規雇用による健康影響のエビデンス

かつて厚生労働省の担当課長は「非正規雇用の問題は健康問題とは関係ない」と言い放った[4]が，非正規雇用の健康影響についてのエビデンスはどうであろうか．この点について，井上ら[5]は非正規雇用に関連するキーワードをもとにMEDLINE等を使って検索・入手した68文献をもとに詳細なレビューを行っている．以下，その主な結果を紹介する．

まず労働災害については，雇用形態による差の有無についての結果が研究のタイプで異なっていた．これらの研究では事務作業者と，製造業や建設業等の現場

第4章　非正規雇用労働者の安全・健康・権利

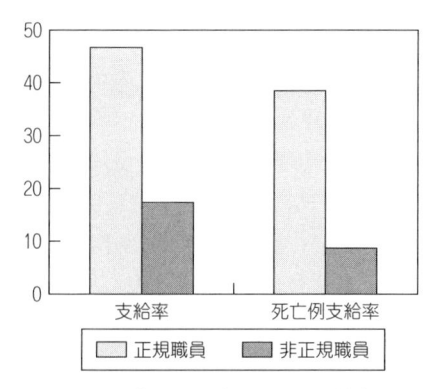

図1-4-3　「過労死（脳・心臓疾患）」等事案の労災補償状況

（出所）厚生労働省「平成21年度における脳・心臓疾患及び精神障害等に係る労災補償状況について」．

では労働災害の種類も発生率も違うと推測される。日本の統計によれば，先の厚生労働省の課長の報告とはうらはらに，派遣労働者の労働災害による休業4日以上の死傷者数は製造業への派遣が解禁された2004年には667人であったのが，2008年には5,631人と8倍に増加しており，正規労働者よりはるかに高かった（厚生労働省報道（2008年8月21日）派遣労働者の労働災害発生状況）。また，2009年度の労働災害申請に対する支給決定割合は，脳・心臓疾患では正規雇用者が47％，非正規雇用者が14％と異なっており，雇用形態での違いが労働災害の申請に対する支給決定の差にもつながっていたことも注目に値する（図1-3-3）。

身体的健康についてはその究極の形である死亡率を検討した研究で，非正規雇用は死亡率を上昇させるという関連が示された。これらは年齢や給与等を調整したうえで得られた結果であり，経済的要因による健康への影響）以外に非正規雇用という雇用形態自身が健康障害と関連していると考えられる。

主観的健康感に関しては，非正規雇用者の健康が良いという研究と，悪いという研究の両者があった。このように結論が分かれる理由は，国の制度による非正規雇用者への支援の違い，測定指標の違い，そして非正規雇用労働を選んだ人々の理由の違いによる本人の受け止め方の差が考えられた。

精神的健康に関しては，General Health Questionnaire（GHQ）のように標準化された質問や，自殺企図ならびに抗うつ薬の使用といった記録を用いたコホー

ト研究から，概して非正規雇用者は正規雇用者と比べて精神面での健康度が低いことが示唆された。横断研究でもGHQを使用した研究では正規雇用者と比べて非正規雇用者の精神的健康度が低いことですべての研究が一致していた。

間接的な健康指標として病気休暇については，正規雇用者の方が多くとることができるようである。これはそもそも制度として正規雇用者の方が休暇・休業について優遇されていることが十分考えられるが，制度だけでなく非正規雇用者では病気休暇をとることによって不調を印象付けることを避けたり，減給されることを避けたりするために，体調が悪くても働かざるを得ない状況にある可能性が考えられた。

医療のアクセスについての研究では，非正規雇用者の医療保険や健康診断といった医療へのアクセスの悪さが指摘されていた。日本においては国民皆保険制度があるといっても，そこから漏れる人々が少なからずいることもありうる。雇用されていても被用者健康保険加入率は契約社員で83.4%，派遣労働者で80.2%，臨時雇用者で29.3%，パートタイム労働者で28.7%などという数値がある。

生活習慣については報告されている研究のほとんどが，非正規雇用者は健康的ではない生活習慣を有することを示唆していた。不安定な職業生活からくるストレス，社会経済的要因や経済的余裕の不足からより良い生活習慣をとることを妨げられていると考えられた。

5 解決の方向性[6]

以上，非正規雇用はそれ自身大きな社会問題であるだけでなく，労働者の健康障害の原因となりうるということが示された。それでは非正規雇用が健康障害を引き起こすことを防ぐために何がなしうるのか，以下に産業保健職を中心に公衆衛生専門職が問題解決のために取り組むべき課題について論じたい。

まず法律面では，労働者の安全衛生について規定した労働安全衛生法は，パートやアルバイトなど事業主が直接雇用する非正規労働者に対してはいうまでもなく，直接の雇用関係でない派遣労働者に対しても派遣法45条により，雇用主と同様の安全衛生に関する責務の多くが，派遣先すなわち労働現場の事業主にも課せられていることを強調したい。しかし，そのことは必ずしも広く認識されておらず，派遣先は問題を認識しても責任がないと考えて何もしていない場合が多い。

加えて雇用者である派遣元は労働者に日常的に接しないために問題が把握できないこととあわせ，雇用と業務指示の分離が本来派遣先と派遣元で二重に担うべき安全配慮義務の両者からの放棄につながっている。むしろ非正規労働者には健康問題が発生しやすいことを認識し，職場全体の問題として積極的に対処していくべきであろう。

そういう点を認識したうえで具体的な安全衛生対策の第一歩は，対象者の把握であることは言うまでもなく，事業所内すべての労働者の雇用形態や身分とその管理責任を確認することが事業主に義務付けられるべきである。また，労働者の安全衛生にかかわる企業の担当者は，産業保健活動の具体的な各分野，すなわち救急対策，作業環境管理，作業管理，健康管理，安全衛生教育，適正配置等，職場における安全衛生の種々の局面での責任とその内容を調査し，評価することも必要である。そうすることで職場の人員，雇用形態と活動のすべてを網羅して，その安全衛生状態を把握し，問題点を発見するとともに，すべての労働者に現在の制度下でも義務付けられている諸制度を確認することができる。その実行手段として産業医大が開発した評価シート集[7]は有用と思われる。

また職場で労働者の健康問題にかかわる組織として，労使が月1回安全衛生について協議するため設置されている安全衛生委員会の重要性を強調したい。これは労働安全衛生法によって義務付けられているが，労働組合の弱体化もあり，安全衛生は生産性より軽視される風潮が出ている。またこの委員会では，非正規労働者の代表が参加していないことが多く，こうした問題が取り上げられることはほとんどないのが実情である。しかし，多くの工場に「安全第一」の看板が掲げられているように安全衛生はすべての基本であり，その専門の監視機関であるはずの安全衛生委員会の強化は喫緊の課題である。

一方現行法制度の完全適用だけでなく，本来守られるべき制度が順守されてこなかった現状を考え，より積極的に雇用形態による差別を禁止する，あるいは平等に取り扱うことを義務づける法制度を整備する必要があろう。とりわけ同一（価値）労働に対する単位時間当たりの給与や労働条件が，契約形態，契約期間によって異なることを禁ずる法制度体系を作らなければならない。具体的には賃金や基本的労働条件について，雇用形態や性別による差別を禁じて，平等に処遇することを命ずる法制度を作る。雇用・昇進機会・昇給について現に存在する女性への差別的制度や慣行を解消するための措置を，積極的に推進する。短時間勤

務を望む女性が短時間正社員となることを法的に保障するなどが求められる。ILOは1994年にパートタイム労働に関する条約（第175号条約）を定め，フルタイム労働者に比べ労働時間が短い労働者の時間当たりの賃金や諸権利を，フルタイム労働者と同等にするよう求めている[8]。日本はまだこれを批准していないが早急にこれを批准し，その内容をすべての非正規労働者に適用していくべきであろう。

　さらにこの問題を本質的に考えていくなら，現行の労働安全衛生法が終身雇用の正規職員を前提とし，産業医が専属で配置された大企業での産業保健体制を基本にしていることの矛盾が，現場の努力と制度の調整では補いきれなくなってきたことと捉えるべきではないかと考える。非正規雇用がやがては男女を通じて半数に迫る勢いで増加を続け，それ以前から専属産業医配置が義務付けられていない従業者数千人未満の事業所の労働者が約8割である現状を考えるのならば，それに即した安全衛生の体系を考えていく必要があろう。すなわち事業所を基礎にした体系が十分機能しにくくなっているとき，それが実際の労働者の健康障害につながらないよう事業所の安全衛生の体制を整備するとともに，事業所だけに依存するのでなく，働いていても失業しても労働者の最低限の健康を守るための，全国民を基礎にした体系との適切な再配分を考えるべき時期になったのではないだろうか。

参照文献
［1］総務省統計局　労働力調査．
　　http://www.stat.go.jp/data/roudou/report/2013/index.htm
［2］厚生労働省　労働安全衛生特別調査（労働者健康状況調査）平成24年労働者健康状況調査 労働者　過去1か月間における実労働時間数階級別労働者割合．
　　http://www.e-stat.go.jp/SG1/estat/GL08020103.do?_toGL08020103_&tclass ID=000001052479&cycleCo77estSender=estat
［3］矢野栄二（2008）「非正規雇用に関連した健康障害を防止するために」矢野栄二編『雇用形態多様化と労働者の健康』労働科学研究所出版部，282-290．
［4］阿部重一（2008）「雇用の多様化に対する政府の取り組み」矢野栄二編『雇用形態多様化と労働者の健康』労働科学研究所出版部，274-280．
［5］井上まり子ほか（2011）「非正規雇用者の健康影響に関する文献調査」『産業衛生学雑誌』53：117-139．

［6］矢野栄二（2011）「非正規雇用と労働者の健康に関するQ&A」矢野栄二・井上まり子編『非正規雇用と労働者の健康』労働科学研究所出版部，306-335.

［7］森晃爾・梶木繁之（2008）「雇用の多様化に対応した「事業所内の包括的な安全衛生活動責任体制評価シート集」の開発と評価」矢野栄二編『雇用形態多様化と労働者の健康』労働科学研究所出版部，174-211.

［8］国際労働機関「パートタイム労働に関する条約」（第81回総会で1994年6月24日採択。条約発効日：1998年2月28日）.

http://www.ilo.org/tokyo/standards/list-o-conventions/WCMS_239004/lang_ja/index.htm

第5章

非正規雇用
―― 労働法から見た問題点と今後の解決の方向性

和 田　肇

　非正規雇用は，概して不安定で，低労働条件の雇用形態であるが，全雇用労働者の4割に達している。また，この雇用では労働保険や社会保険への加入も限定的である。これらのことが相対的貧困率の上昇や社会的排除の問題を生んでいる。特に若年層の非正規雇用は，その後も続く危険性があり，雇用社会の持続可能性を阻害している。こうした病巣を取り除き，安心で健全な労働環境を再構築することが，今日の労働政策の最重要課題となっている。

1　非正規雇用の増加

　先進国にかなり共通に見られる現象であるが，日本でも非正規雇用（法的には有期雇用，パート，派遣労働の3形態とそれらの組合せ）が増加している。1980年代前半には，その割合は15％前後であったが，昨今では4割にまで増加している（図1-5-1参照）。女性だけをとってみると，6割弱が非正規である[1]。非正規労働者が増えてきた理由としては，働き方の変化等もあるが，最大の理由は，国際競争力の激化の中での人件費コストの切り下げである。1995年に当時の日経連が発表した『新時代の「日本的経営」』での人事政策が，現実化してきた結果だとも言える。
　これらの雇用形態がいかなる法的問題を含んでいるかについて，本章では考えてみたい。

2　不安定雇用

（1）不安定雇用としての有期雇用
　有期雇用とは，期間の定めのある労働契約による雇用であり[2]，期間が満了

第5章 非正規雇用

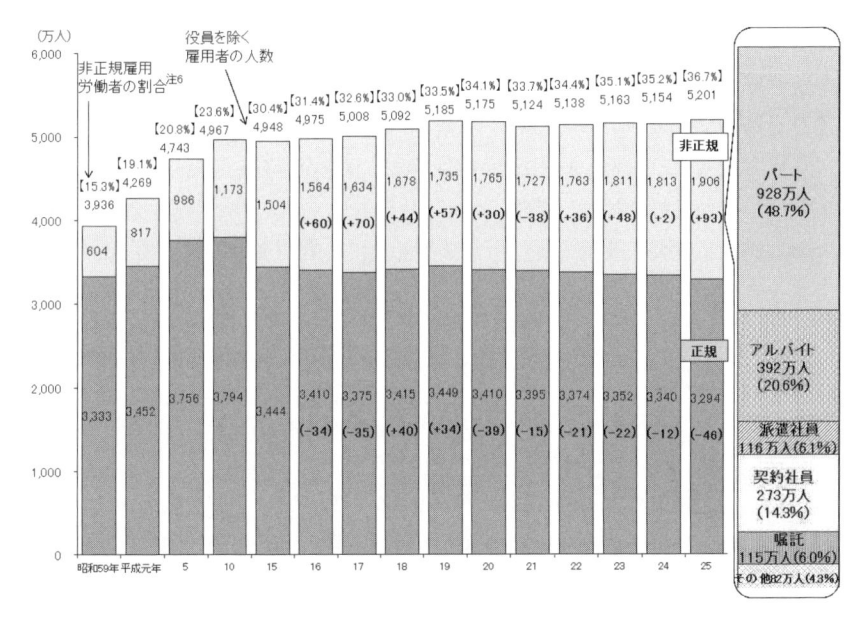

図1-5-1 正規雇用と非正規雇用の労働者の推移

(出所) 2000年までは総務省「労働力調査(特別調査)」(2月調査).
2005年以降は総務省「労働力調査(詳細集計)」(年平均)による.
(注) 雇用形態の区分は,勤め先での「呼称」によるもの.

すると契約は当然に終了する。期間の定めのない労働契約(無期雇用)における解雇のように(労働契約法=労契法第16条),合理的な理由や社会的相当性は求められていない。

ただし,これには2つの例外がある。

その1は,有期雇用が何回か更新を繰り返し,その結果,実質的に期間の定めのない労働契約と同じような状態になった場合,あるいは,そこまで至らなくても労働者に更新への期待権が生じる場合には,雇止め=契約更新の拒否には合理的な理由や社会的相当性が求められる(労契法第19条)。この場合にも,有期雇用という性格は完全には払拭されずに,人員整理の際には無期雇用よりは優先的な対象者とされる。

その2は,反復更新によって全体の雇用期間が5年を超える場合には,労働者の希望によって期間の定めのない労働契約に変更することができる(労契法第18条)。注意してほしいのは,期間の定めがなくなるだけで,賃金や職務内容等そ

49

の他の労働条件には変化がない点である。つまり正規雇用（正社員，一般社員）になるわけではない。

これらは2012年労契法改正によって導入された。前者はそれまでに判例法理として形成されていたものを制定法化したものであるのに対して，後者は立法によって新たに導入された制度である。

なお，2012年労契法改正では，労契法第20条で，有期雇用労働者の不合理な差別も禁止されている。

（2）残された課題

以上の2つの例外は有期雇用の雇用条件を改善するものであるが，まだ不十分な点を残している。

1つに，有期雇用の本来的な姿は，臨時的な，あるいは明確な期間の定めのある仕事・業務に対応するために利用される点にある。2012年の労契法改正は，出口規制にすぎず，活用自体を制限する入口規制が行われていない。この点で有期雇用の活用には，何らかの合理的な事由を求めるべきである。

2つに，有期雇用が無期雇用に転換する期間が5年とされているが，それは長すぎる。ドイツや韓国では2年であるから，その短縮を検討すべきである。2年継続して雇用したら，労働者の能力判断は十分に可能となる。

3つに，有期雇用の正社員化の道は用意されていない。一定年数を経た有期雇用については，積極的に正社員化になる方策を講じることを使用者に求めるべきである。この点は，若年者が有期雇用で入職するケースを考えれば，重要性が理解していただけるだろう。

3　労働条件の格差

（1）賃金格差

「等しいものを等しく扱う」というのは，社会的正義の要請するところである。しかし，性による，あるいは雇用形態の違いによるその例外が顕著に見られる。こうした差異の取り扱いが，常識的な許容限度を超えると，正義感への懐疑や人間の尊厳への侵害の認識が生まれる。

たとえば2011年の調査で，正規職員・男性の月給ベースでの平均収入を100と

第5章　非正規雇用

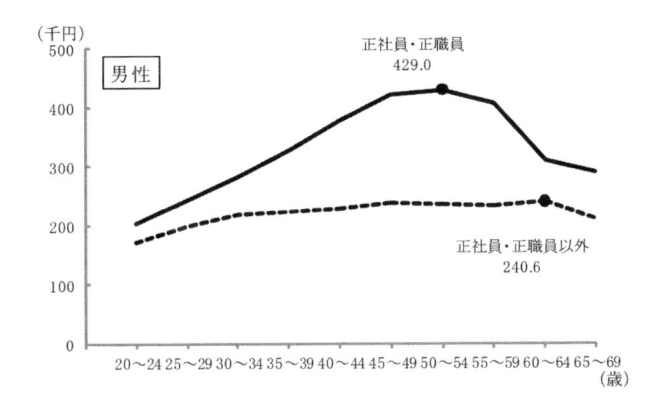

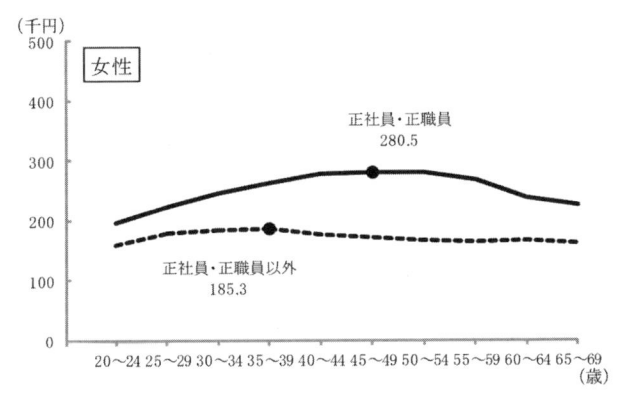

図1-5-2　雇用形態，性，年齢階級別賃金

男性：正社員・正職員 429.0／正社員・正職員以外 240.6

女性：正社員・正職員 280.5／正社員・正職員以外 185.3

（出所）厚生労働省「平成23年賃金構造基本統計調査」．

したときの正規職員・女性のそれは約73であるのに対し，非正規職員・男性のそれは65，非正規職員・女性のそれは51と極端な差がある（図1-5-2参照）。これには年齢も関係しているが，正規職員が非正規職員より平均で5歳若く（非正規労働者には高齢者が多く含まれているからと推測できる），逆に勤続年数では約2倍となっている。こうした賃金格差に，さらにボーナスや退職金の差別，福利厚生や他の労働条件格差が付け加わる。

　正規雇用と非正規雇用の賃金格差は，いくつかの要因が絡み合って生じる[3]。まず，正規雇用はほとんどが年功型の職能給，月給制，賞与や退職金の支給があるのに対して，非正規雇用の多くは時間給制，昇給がないかわずかで，賞与や退

職金も支給されないか、わずかしか支給されない。また、非正規雇用の多くは、単純職やキャリア形成ができない職務に従事していると考えられ（現実にはそうではないケースも多くあるが）、そう扱われている。そのために非正規職から正規職への移行は、極めて困難となる。

（2）格差の是正

1990年代には、非正規労働者の賃金は、当該地域の市場に対応したもので、勤続年数と関係なく決定されると考えられ、これを立法で変える必要はないとの意見が強かった。立法消極主義と言ってよい。しかし、雇用社会ではワーキングプア層が急増し、その最大要因がパートタイム労働者の増加にあり、これへの何らかの対策が必要になってきた。

こうして2007年と2013年にパート法等の改正が、また2012年に労契法改正が行われ、均衡処遇や不合理な差別禁止の規定（労契法第20条、パート法第8条、第9条）が導入されてきた。しかし、これでも非正規雇用の待遇改善には十分ではない。一般社員（通常の労働者）との間で差別が禁止される対象者は、たとえばパート労働者については、その全体の数％に限定され、その他についてはソフトローである均衡処遇が使用者に求められているに過ぎないからである。

非正規雇用の多くを占めるパートタイム労働者について言えば、通常の労働者と「業務の内容」「当該業務に伴う責任の程度」「当該職務の内容及び配置の変更の範囲」その他の諸事情を考慮して不合理な差別が禁止されるに過ぎない（パート法第8条）。職務分析の手法が確立していない日本において、労働者はいかにしてこの「不合理性」を立証できるのか。1日8時間勤務する労働者にボーナスを支給するが、1日6時間しか勤務しない労働者にボーナスを全く支給しない制度も、多くの場合「不合理」とされない可能性が高い。

ワーキングプア層を縮減し、差別感を解消するためには、時間比例の一定割合を超えた格差については（たとえば1日6時間勤務するパート労働者については、通常の労働者と収入の格差が5割を下回る場合）、むしろその合理的な（積極的な）理由を使用者に立証（説明）させることを求めるべきである。これと同時に、非正規雇用について、一定の条件を付して正規化の途を開く措置を使用者に求めることなども検討すべきである。

4　労働者派遣の問題

(1) 法改正

　派遣労働者数は，常時雇用労働者（常用型）が約80万人，登録者（登録型）が約172万人（常用換算で約46万人）であるから[4]，全労働者に占める割合は2％強と，他の非正規雇用と比べてそれほど多くはない。しかし，労働者派遣法のあり方は，国の雇用政策を考える際の重要な指針となる。

　労働法では直接雇用（使用する労働者を直接雇用する）が原則であり，労働者派遣はその例外的な雇用形態である。そのために発足当初は，対象が専門職種（当初は13でその後に26に拡大）に限られていた。労働市場や雇用社会に悪影響を及ぼさない配慮がされていたと言える。

　労働者派遣法はその後1999年改正で，特定の専門職でのみ労働者派遣が可能な制度（ポジティブリスト方式）から，原則自由で例外的に認められない業務を掲げる制度（ネガティブリスト方式）に変更され，2003年には禁止業務であった製造業での派遣も可能とされた。この政策は，人材会社育成政策であるが，2008年のリーマン・ショックでその矛盾が露呈し，民主党政権下で2012年に労働者派遣法が改正され，労働者権が強化された。とりわけ禁止業務での派遣，許容期間を超えた派遣，派遣先での派遣労働者の特定・指定等の違法派遣の場合に，派遣先企業との間での労働契約の成立が認められる（法的には派遣先が労働契約の申込みをしたものとみなす制度）。

　ところが，2015年に労働者派遣の根本的な考え方を変更する労働者派遣法の改正が行なわれた。26専門業務（派遣期間上限なし）とその他の業務（3年の派遣期間上限）という区別を廃止し，派遣元で有期労働契約で雇用されている派遣労働者については，個人単位と事業所単位での期間制限があるが（ただし派遣先の過半数組合等の意見聴取で延長が可能），無期雇用の派遣労働者にはこうした制限が課されない。同法改正では，派遣元でのキャリア形成の義務づけや派遣労働者の均衡待遇の強化等が図られているが，重要な点は業務の区別の廃止と派遣期間の規制の変更である。このことによって，労働者派遣は直接雇用原則の例外（常用代替の制限）であるという基本哲学が変更されてしまった。

（2）労働者派遣の積極的活用

安倍内閣は，労働者派遣法の改正を「派遣労働者のキャリアアップなどを通じ，生産性の向上に資するもの」，「正社員を希望する派遣労働者について正社員の道が開けるようにするとともに，自らの働き方として派遣を積極的に選択している方については待遇の改善を図ること」を目的としていると述べている[5]。しかし，今回の労働者派遣法の改正は，主として人材派遣業界からの強い要望に従って行われており[6]，そこでは労働者の保護というよりは，労働力需給調整機能としての派遣業界の積極的育成政策としての性格が強く出ている。それと同時に派遣先にとっては，厳しい制限が次第に撤廃されることにより，労働者派遣をより利用しやすくなっている。

労働者派遣法が制定された当初の哲学を大切にし，派遣先にとって利用しやすい雇用形態ではなく，労働者にとって保護が適切に図れる制度に改めるべきである。そのためには専門業務を対象業務の原則とし，労働者派遣の本来的な定義（自らすでに雇っている労働者を派遣する）から外れる登録型派遣については制限を加え，派遣先による派遣労働者の特定を禁止し，さらに派遣先労働者との均等待遇を徹底するなどの規制が必要である。こうした規制に反する場合には，直ちに派遣先との間の労働契約の成立を擬制すべきである。

5 社会保険等の問題

（1）社会保険の問題

雇用保険の加入条件（1週間の所定労働時間が20時間以上で，31日以上雇用される見込みがあること），健康保険や厚生年金保険の加入条件（1日または1週間の労働時間が正社員の概ね4分の3以上であり，1ヵ月の労働日数が正社員の概ね4分の3以上であること）を満たさない非正規労働者は，こうした保険の対象とはならない。その結果，労働保険・社会保険から排除され，失業しても何らの手当が支給されない状態が生じる（図1-5-3[7]参照）。

現在の社会保険は，男性＝主たる働き手・家計維持者で，女性＝補助的働き手・家計補助者というモデルで設計されているが，それは時代遅れとなっている。

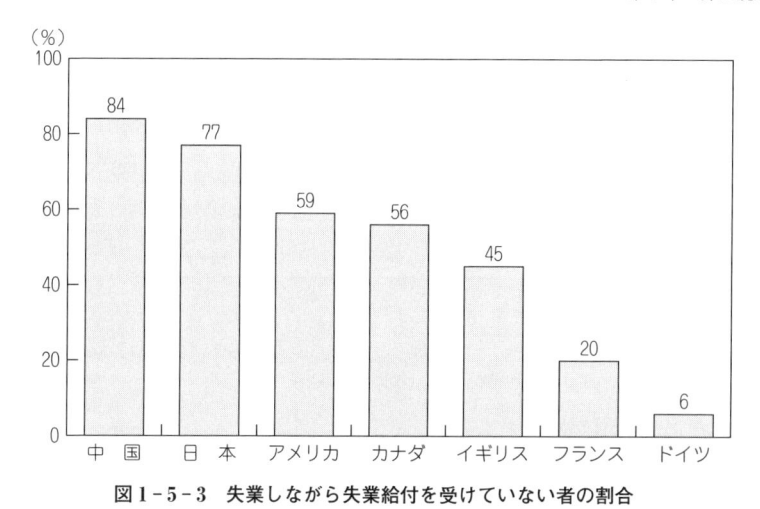

図1-5-3　失業しながら失業給付を受けていない者の割合

（％）／中国 84／日本 77／アメリカ 59／カナダ 56／イギリス 45／フランス 20／ドイツ 6

（出所）ILO, The financial and economic crisis: A decent work response, 2009.

（2）最低賃金

　2015年10月段階での全国の地域別最低賃金は，最低の693円（高知，宮崎，沖縄）から最高の907円（東京）まである。筆者の住む愛知県は820円であるが，これでフルタイム，週休2日で勤務し，賞与がないとすると年収は170万円弱となる。ここから税金や社会保険料を控除することになるから，主たる生計維持者と同居していないと生活できない。

　こうした最低賃金額は，男性稼ぎ主モデルを念頭に置いて設定されるものであり，今日，多くの稼ぎ主自身が非正規雇用となっている実態に適合していない。日本のみならず，アメリカやドイツなどでも，貧困（ワーキングプア）問題から最低賃金の見直しが問題となっている[8]。

（3）健康問題

　非正規労働者が置かれている労働環境は，健康にも悪影響を与えている。たとえば，非正規労働者は製造業では下請けや孫請け企業に多く，怪我や健康障害の可能性の高い危険・有害業務に従事させられている。非正規労働者は，このように健康障害の危険性が高いにもかかわらず，職場での安全衛生対策が十分に講じられていない。安全衛生教育が不十分であったり，健康診断が行われても，非正

規労働者の業務や作業状態と対応せず，医務室等の福利厚生サービスが受けにくい実態にある。このため，心身の不調・異常に上司や同僚が早めに気づきサポートする可能性も低くなっている。また，派遣労働者のように，この者を現実に使用している派遣先での対策が不可欠であるにもかかわらず，それが講じにくい仕組みになっている労働者が増加している[9]。

6 課題と解決の方向

以上のことから，解決すべき課題は明確である。
（ア）非正規雇用の雇用不安をなくす。
（イ）不正義と感じるような労働条件格差をなくすか，格差を縮める努力をする。
（ウ）労働保険や社会保険の加入条件を改め，働き方にニュートラルな仕組みを目指す。
（エ）正規労働者に与えられている各種の福祉・健康維持のための施策を，非正規雇用にも拡大する。

以下では，（ア）（イ）に絞って，解決の方向性を提示したい。ポイントは，以下の4点に要約できる。

第一に，非正規雇用問題の対には，正規雇用の「働く過剰」の問題がある。つまり，過労死となるまで，あるいはその危険水域まで働いている状況を抜本的に改善することである。こうした「働く過剰」が，ある意味では大量の非正規雇用を生み出す要因ともなっている。雇用の二極化であり，中間層の減少・弱体化ともいえる。

「働く過剰」の改善策としては，時間外労働を含めた毎日の最長労働時間を，たとえば10時間に制限すること，これを超えた時間外労働については割増率を50％（現行では25％）にすること，労働の終了から翌日の労働の開始までの間に，たとえば11時間というような休息時間を設けること，年休取得率を80％以上にすることを使用者に義務づけること，といった抜本的な法改正を真剣に考えるべきである。割増率の規定を除いて，現行の労働基準法にはそもそもこうした規制が欠けている。

第二に，労働法システムを設計する際にモデルとなるような正規雇用の働き方

を，時間以外の面からも大幅に変えなければならない。それは，何時，どこでも，会社の命令（人事命令権の行使）一つで異動できること，家族的責任は女性の役割だと考えていること，こうした意識に支えられている企業文化・労働文化を変えることでもある。

　法律論で言えば，たとえばパートタイム労働者の均等待遇や均衡処遇を考える際の相手方たる「通常の労働者」（パート労働法第8条，第9条等）について，現在考えられているのは，猛烈な働き方をしている正社員である（専門家しか上れない急峻な山地モデル）。しかし，こうした高い要求水準を設定しないことが必要である。むしろ所定労働時間内で働き，家族的責任と調和させながら転勤等の異動をしたり，休業を取得する，その意味でノーマル（標準的）に働く労働者を，比較の対象として想定することが重要である（少し頑張れば誰もが山行できる，なだらかな丘陵地モデル）。

　第三に，以上のことを前提に，同一（価値）労働同一賃金の原則の導入を図ることが必要である。同原則を導入するための準備作業として，職務分析の手法を研究していかなければならないが，その作業はすでに進められている[10]。同じ仕事，あるいは同じような価値の仕事をしていながら，賃金をはじめとした労働条件で差が出ることは，人間の尊厳（憲法第13条）を損ねる要因でもあるからである。合理性のない差別を禁止する「均等処遇」の規定は，「通常の労働者」（パート労働法第8条参照）として先のような労働者を念頭に考えるべきである。

　第四に，希望する非正規雇用が正規雇用に移行できるような施策を講じる必要がある。具体的には，新規採用の一定割合について，現に雇用されている非正規労働者から登用する仕組みで，内部労働市場での移行型モデルといえる。正規雇用と非正規雇用が，同じ企業内で，架橋がない，分断された市場を形成している姿を変えなければならない。

　非正規雇用問題は，正規雇用問題と一緒に解決しなければならない。猛烈社員型正規雇用モデルは，健康面，ワークライフバランス面からも，改められるべきである。こうして新たに想定できる標準的な労働者モデルを参考にしながら，非正規雇用の労働条件・待遇改善を図る必要がある。かくして中間層を厚くする政策が，人的資源を大切にし，持続可能な雇用社会と労働法システムを作ることになる。

第Ⅰ部　今，雇用の場で何が起こっているか？

注・参照文献

［1］総務省・労働力調査では，2015年2月の段階で37.6％である（パート，アルバイト，派遣労働者，契約社員，嘱託等呼称による数値）。女性ではその割合は57％である．

［2］厚生労働省「有期労働契約研究会報告書」（平成22年9月10日）の統計では，2009年段階での有期契約労働者数は，総雇用者の13.8％とされているが，22.2％との推計数値も示されている。前者だとすると，非正規雇用の1/2.5が，後者だと1/1.5が，有期雇用となる．

［3］性を理由とした労働条件の差別は雇用機会均等法で禁止しているが，男女間では職域が異なっていたり，妊娠・出産等を契機として多くの女性が離職したり，女性に非正規職が多い等が複合的に関係して男女間の労働条件格差が生まれている．

［4］厚生労働省「平成25年度　労働者派遣事業報告書の集計結果」（平成27年3月27日）．

［5］2015年2月17日の参議院本会議での発言．

［6］たとえば日本人材派遣業協会が2013年7月に厚生労働大臣に提出した「労働者派遣制度のあり方についての要望書」を参照．

［7］同図は，2008年秋のリーマン・ショック後の調査であるが，ここで示されている失業者には雇用保険を受給していながら，支給期間を超えて失業している者も含まれる．

［8］たとえばドイツでは法律により最低賃金制度が導入され（それまでは労働協約とその拡張適用で対応），2015年1月から8.5ユーロとなる．この額は同国の賃金水準の中央値の51％分に相当し，他の欧州諸国との対比では，スペインや英国より高く，フランスやベルギーよりは低い（URL　http://www.cnn.co.jp/business/35050421.html）。先に計算した愛知県の年収170万円は，20代男性正社員・30代女性正社員の年収の中央値350万円（http://doda.jp/guide/heikin/2012/age/）の約半分ということになる．

［9］矢野栄二・井上まり子編『非正規雇用と労働者の健康』（労働科学研究所，2011年）の諸論考，日本学術会議／労働雇用環境と働く人の生活・健康・安全委員会提言『労働・雇用と安全衛生に関わるシステムの再構築を』（平成23年4月20日）を参照．

［10］森ます美・浅倉むつ子編『同一価値労働同一賃金原則の実施システム』（有斐閣，2010年），遠藤公嗣『同一価値労働同一賃金をめざす職務分析』（旬報社，2013年）等を参照．

第Ⅱ部
職場の環境安全問題とリスク管理・マネジメント

　日本の労働災害は今なお多数発生している。第Ⅱ部では労働災害の予防と健康保護に結びつける効果的な方策を，建設，化学物質や石綿アスベスト，放射線リスクなどを例に挙げて示す。安全対策や健康障害の予防を進めるためには，まず第一に現状を正確に把握することが望まれるが，これまで日本では休業4日以上の業務上疾病しか公表されていない。実際，国際比較から見ると業務上疾病を過少評価しているのではないか？　労働安全衛生法のもとで政府統計は実態を正確に把握していないのではないか？という懸念が示されている。改善が望まれる。

　また職域にとどまらず"塀（企業）の外"の環境問題として周辺地域の重大な公害を引き起こした大阪尼崎のクボタ工場周辺の石綿アスベスト問題は，リスク評価・リスク管理と予防のための対策という意味で企業と政府，関係学会にも大きな責任と課題を投げかけている。

第1章
日本の労働安全衛生統計・調査と予防活動

小木和孝

　様々な業種に共通して，労働安全衛生統計と調査の活用により，労働災害・職業性疾病の予防対策を推進していくことが急務となっている。それには，労働災害・職業性疾病の実態と，実効ある予防活動の普及と効果についての調査結果が業種間で共有されていることが欠かせない。わが国では，休業4日未満の労働災害については，集計・分析が行われていないほか，公表されている休業4日以上の労働災害，業務上疾病の発生件数と労働災害保険補償件数については，毎年大きな差があるまま，推移している。未公表の資料を含めて，実態と予防効果についての集計・分析を統合して整備を図る必要がある。死亡災害，休業4日以上の傷害の発生件数は下げ止まり傾向にあり，業務上疾病は，最近の動向と国際比較から見て，過少報告の現状にある。労働安全衛生統計を有効な予防対策の計画・実施に活かせるよう再整備し，予防活動に役立つ調査を一層進める時期にある。

1　労働安全衛生統計・調査による現状把握

　労働安全衛生統計は，労働災害・職業性疾病の現状把握と分析に，またその予防のための労働条件・職場環境の改善に重要な役割を果たしている。労働災害と職業性疾病はどの産業でも多数報告されており，とりわけ近年は過重労働による健康問題，職場間の大きな格差とともに，社会全体で取り組む大きな課題となっている。公表されている休業4日以上の死傷病についても，国際的に見て改善を要する水準にあり，職業病の過少報告も各国に共通した切実な問題として重視されている。

　ILOは，2002年に労働災害と職業病の記録と届出に関する議定書と勧告を採択し，労働災害・職業病の届出・集計の改善を各国に呼びかけている[1]。ILOによる2013年の労働安全衛生世界デー（4月28日）のテーマは「職業病の予防」で，実態の把握と予防対策の強化を緊急の課題としてあらためて提唱してい

る[2]。世界デーのテーマは，2014年化学物質の安全な使用，2015年職場における予防文化の構築とこの国際課題を継承している点が注目される。この国際共通課題の根拠として，ILOは，年間32万人が労働災害で死亡し，202万人が職業病で死亡していると推定し，国ごとの労働災害・職業病の報告制度およびそれとリンクした一次予防対策推進のための政策・法制度の確立を提唱している。国別の労働災害・職業病統計には工業国を含めて，差が大きいが，工業国の死亡災害については，報告制度の特性を反映して，ILO推計値がほぼ各国の公表件数と見合っている。しかし，労働災害，職業病の発生状況については，国による差が依然として大きく，日本の現状についても，統計の取り方の再検討，予防に結びつく分析の改善が必要と指摘されている。

わが国には，労働災害の総発生件数として公表されているデータは存在していない。公表されている休業4日以上の労働災害，職業病についても，集計方法による差があり，休業4日未満については十分把握され公表されているとは言い難い段階にある。したがって，把握されている統計値の分析・利用にも制約があり，集計・分析のあり方と有効な予防対策に結びつく利用について，国際動向も参照しながら再検討していく必要がある。とりわけ，休業4日未満の労働災害および職業病を含めた集計システムの再整備，職業病統計における過少報告の改善，有効な予防対策の計画・実施に役立つ統計・調査の拡充を進めていくことが重要な課題となっている。

わが国の場合，労働災害・職業病統計の情報源としては，労働安全衛生規則第97条に基づいて事業者が届け出た「労働者死傷病報告」による届出件数と，労働災害保険法による補償件数の2つがある。届出件数は暦年単位で集計され，休業4日以上の死傷災害のみ公表され，現場で確認できる急性の疾病が大半を占め，離退職後に発症した疾病は含まれず，また，通勤災害は含まれない。これに対して，補償件数は年度単位で集計され，不休災害を含み，通勤災害と多くの慢性疾病，離退職後に発症した疾病も含まれる。労働災害発生状況は，厚生労働省のホームページ，特に「職場の安全サイト」で見られるほか[3]，毎年刊行される冊子「安全の指標」と「労働衛生のしおり」に公表される[4][5]。これらによる労働災害と業務上疾病の発生件数は，1972年の労働安全衛生法の施行以後は漸減してきたが，近年は下げ止まりの傾向にあるが，特に職業性疾病に当たる業務上疾病件数については，その実態は必ずしも明らかではない。表2-1-1に示すよ

表2-1-1 休業4日以上死傷災害と業務上疾病の公表・届出・補償件数

年	公表件数	届出件数	公表との差	補償件数	公表との差
休業4日以上死傷災害					
2000	133,948	139,974	6,026	−	−
2005	120,354	133,050	12,696	138,444	18,090
2010	107,759	116,733	8,974	123,592	15,833
2011	111,349	117,958	6,609	123,619	12,270
2012	データなし	119,576	−	123,862	−
休業4日以上業務上疾病					
2005	8,226	7,413	△813	9,264	1,038
2007	8,684	8,099	△585	10,456	1,772
2009	7,491	6,968	△523	8,862	1,371
2010	8,111	8,111	0	9,457	1,346
2011	7,779	7,779	0	9,176	1,397
2012	7,743	7,743	0	9,143	1,400

(注) 2011年休業4日以上死傷災害は震災関連を含まない．

うに，「労働衛生のしおり」による公表件数，「職場の安全サイト」の労働者死傷病報告による届出件数，補償件数の間に毎年際立った差があり，公表件数の内訳けが必ずしも明らかではないことが背景にある．最近になって，データの公開の仕方が変更されているため，死傷災害では2012年以降「公表件数」がなくなり「届出件数」に統一され，業務上疾病では2010年以降「公表件数」に統一されている．こうした事情をふまえて，労働災害・職業性疾病の発生状況についての現状把握とその予防活動への活用のためには，集計・分析について再整備する必要が指摘されている[6]．

統計値に基づく予防目標として，2008〜2012年度の第11次労働災害防止計画は休業4日以上の死傷者数について15％以上減少させることを目標にしたが，2010〜2011年と2年連続で増加し，目標は達成できなかった．第12次労働災害防止計画で2012年と比較して2017年までにさらに15％減少が新たな目標として掲げられている．単に目標件数を掲げるだけでなく，報告制度の改革と一層の予防活動推進とがともに必要である．一方，総務省が2007年の「労働安全等に関する行政評価・監視結果に基づく勧告」で，労働災害の発生実態の把握・分析および労働災害防止に関する目標設定の適切化がなされていないと指摘し，休業4日未満

表2-1-2 死亡災害・休業4日以上死傷災害・その他の比較

年度	業種	労災保険新規受給者 人数	死亡災害 人数	死亡災害 指数	休業4日以上 人数	休業4日以上 指数	休業3日以下・不休 人数	休業3日以下・不休 指数
2005	全業種	608,030	1,514	1.0	118,840	78.5	487,676	322.1
2010	全業種	574,958	1,195	1.0	106,564	89.2	467,199	391.0
2011	全業種	614,914	1,024	1.0	110,325	107.7	507,326	495.4
2012	全業種	606,886	1,093	1.0	119,576	109.2	486,217	444.8
2012	製造業	137,926	199	1.0	28,291	142.2	109,436	549.9
2012	鉱業	671	6	1.0	197	32.8	468	78.0
2012	建設業	57,721	367	1.0	17,073	46.5	40,281	109.8
2012	運輸業	40,469	152	1.0	17,315	113.9	23,002	151.3
2012	林業	3,279	37	1.0	1,897	51.3	1,345	36.4
2012	その他	366,820	332	1.0	54,803	165.1	253,298	762.9

の死傷病報告についても集計・解析を行うことを勧告した。休業4日未満を加えると労災死傷者数が増加傾向を示すとも見られており，その分析が欠かせないが，その後も公表されていない。

休業4日以上と4日未満労働災害データについて独立行政法人労働安全衛生総合研究所が4都県分を2008年に調査した結果，4日未満には切傷，はさまれ，一酸化炭素中毒，熱中症など特徴的なものが多く発生していることが報告されている。この報告でも，4日未満労働災害データが今後の防止対策の検討に有用であると認め，労働者私傷病報告の様式に職業分類，事故の型，起因物等を加える改善を求めている。

表2-1-2に示すように，休業4日未満の労働災害が労災保険新規受給者で見て4日以上の4倍はあり，休業4日未満データの集計・公表・分析が現場の予防活動にとって極めて重要であることが確認できる。業務上疾病として公表されているデータも，表2-1-1に示したように補償件数との差が大きく，休業4日未満の業務上疾病の集計・分析と合わせての再検討が急務となっている。

休業4日未満の職業病データが公表されてなく，解析が行われていないことは，極めて深刻な問題である。職業病については，その原因・関連要因と予防対策の解明が特に重要であり，4日未満データを含めた集計・解析の体制づくりが急務である。全国と業種別集計にとどまらずに，発生状況別の調査を行って予防策の

計画的実施を促進するアクティブ・サーベイランスが伴う必要がある。普及途上にある労働安全衛生マネジメントシステムで，予防策の段階的実施で安全・健康面にともに力点をおく現場改善が重視されており，労働災害・職業病の総発生件数をふまえた統計・調査データの活用は，今後大きな役割を果たしていくことは疑いない。

2　職業病統計に見る予防課題

　職業病統計としては，わが国では「労働衛生のしおり」による休業4日以上の業務上疾病発生件数の年次推移が引用されることが多いが，それは休業4日未満のデータが公表されていないからである。また，ILO推計値と比較して検証する上でも総発生件数と死亡データあるいは発生状況を示すデータが重要であるが，ともに明らかにされていない。休業4日以上の業務上疾病発生件数の推移をみて，職業病件数の増減を引用したり論じたりすることができないことは，明らかである。職業病統計におけるこれら不十分な点と，データの予防策への活用について，進展を図ることがぜひ必要である[6]。わが国の明らかな過少報告と見られる統計の現状について抜本的な改善が求められる。

　「労働衛生のしおり」による公表件数の出所は，「業務上疾病調」で，「暦年中発生した疾病で翌年3月までに把握した休業4日以上のもの」とされている。この公表件数は，労働者死傷病報告届をそのまま集計しているのではなく，例えば，「非災害性腰痛」（労働基準法施行規則別表による分類）として届けられた「腰痛」を，事情を確認して「負傷による腰痛」に振り替えたもの，また「じん肺およびその合併症」については，届出件数ではなく労災保険給付データを使っているなどと説明されたことがあると知られている。補償件数については，厚生労働省ホームページ等に掲載されていない。2010年に8,111件，2011年に7,779件記載されていて，公表件数として2000年以降はほぼ同水準にある。2011年の疾病分類別件数は，負傷に起因する疾病5,654，物理的因子による疾病651，作業態様に起因する疾病381，化学物質による疾病262，じん肺およびじん肺合併症439，その他の疾病392だった。物理的因子による疾病が2010年以降に増えているが，他の分類別件数は横ばいしている。

　業務上疾病で届出件数が公表件数より少ない点については，なお実態を明らか

表2-1-3 疾病別の業務上疾病認定件数と請求件数に対する認定率

年	脳・心臓疾患		精神障害等		上肢障害		中皮腫		石綿肺がん	
	認定数	認定率	認定数	認定率	認定数	認定率	認定数	認定率	認定数	認定率
2000	85	13.8	36	17	507	80.9	34	−	18	−
2005	330	38.0	127	19.4	711	71.7	502	46.4	213	30.4
2010	285	35.5	308	26.1	707	68.3	498	90.2	424	83.3

(注) 認定率は請求件数に対する支給決定件数の%.

表2-1-4 日本と欧州諸国の労働者10万人当たり業務上疾病件数

年	日本	ドイツ	フランス	イタリア	スイス	スウェーデン	デンマーク	フィンランド
1990	25.6	35.1	44.2	113.1	162.4	1241.7	90.0	159.9
1995	18.4	65.7	75.7	40.4	138.1	258.2	131.5	114.5
2000	17.7	48.7	166.8	42.5	118.6	138.5	124.1	74.2
2005	18.0	45.8	290.7	41.5	98.6	277.4	97.8	−

にしていく必要がある。また急性疾病と慢性疾病の作業関連性の認識の難しさの違いがあることが，公表件数と補償件数の差の背景にあると思われる。職業がんについては，公表・届出件数は年10件またはそれ未満しかなく，他方近年の補償件数は1,000件を上回っているというような大きな違いがある。表2-1-3に，現在のところ年度別に支給決定件数だけでなく請求件数についても集計していることがわかっている疾病の主なものについて認定率の経緯を示した。

　脳・心臓疾患，精神障害等，中皮腫や石綿肺がんについて認定率が2000年代になってから急増したことが知られる。非災害性腰痛，上肢障害など以前から注目されている疾病では，認定率が60〜80％前後で推移してきたことと比べ，これら近年注目されている疾病では認定状況が著しく異なることがわかる。社会的関心により，請求と認定が進むからだと見られる。脳・心臓疾患，精神障害等や中皮腫，石綿肺がんで認定数が大きく増加していることは，職業性の疾病として認められる上で，医療上も社会的にも制約があり，認定に至るのが一部にとどまりがちである経緯を反映している。職業病が社会病とされる背景と，過少報告にとどまる事情を読み取ることができる。わが国では，この職業病の過少報告が他の工業国にくらべて，さらに深刻であることをうかがわせるのが表2-1-4に示す国際比較である。

労働者10万人当たりの業務上疾病件数は，わが国のみ，とりわけ少ない。労働災害，特に職業病の国際比較には，比較可能なかたちで各国統計の性格と集計内容を理解することが欠かせないので，単純に比較することはできないが，日本の件数が際立って少ないことが注目される。この少なさが職場環境が特別に良いことに対応しているとは考えにくい。上述のように，国内で近年件数が急増しつつある疾病がある一方，休業4日未満が把握されてないことに注意する必要がある。またじん肺等の従来から認定件数の多い職業病ではない場合に統計上に現れないまま推移していることも指摘できる。その一端を示すのが，職業病全体の発生率が4倍近いフィンランドと職業性呼吸器疾患の発生率を日本と比較した場合についての産業医科大学の研究報告である[8]。日本の場合にアレルギー性肺胞炎，ぜんそく，アレルギー性鼻炎がほとんど報告されてなく，中皮腫，肺がん件数もようやく最近になって増えてきたことが大きな差をもたらしており，他の疾病分類でも職業病をみつける体制の遅れが日本にあることが指摘できる。フィンランドの場合，職業保健サービスを小規模事業所を含め提供する義務が全事業者に課せられていて，そのサービス内容も健康診断に偏る日本と異なり有害環境の予防対策に重点を置くことが職業病の発見と対策に貢献しているからと見られる。日本の職業病が他の工業国に比べていっそう過少報告に推移していることに留意すべきである。

わが国で特に深刻な状況を改善するには，総合的な職業病の発見と補償・医療についての体制整備が必要である。疾病分類別の国際比較も参照しながら，職業による労働環境を適切に評価して診断を行う体制，補償申請と認定の促進，休業4日以下と不休の場合を含む集計と分析，職業病の深刻さについての意識向上を総合的に推進していくことが統計整備とあいまって行われていかなければならない。

3 効果的な予防策に結びつく統計・調査へ

労働安全衛生統計を予防活動の推進に活用するには，現状の統計の取り方を検討して再整備するとともに，予防対策に結びつく解析と現場調査を進める必要があることが，以上から明らかである。農業，水産業，自営業など労働災害統計に含まれない分野についての集計・分析も必要である。

2013〜2017年の第12次労働災害防止計画では，「労働災害，業務上疾病発生状

況の変化に合わせた対策の重点化」が「科学的根拠，国際動向を踏まえた施策推進」とともに6つの重点施策に掲げられており，さらに統計と調査の整備を図って予防対策を充実させていくことが求められている[7]。2007年の総務省勧告で指摘されていた業種別の目標が示されている。労働災害発生件数の目標では，2017年15％以上減少が2020年3割減に向けた中間目標と位置づけられた。さらに，メンタルヘルスに取り組む事業場2017年80％以上（2020年100％），週労働時間60時間以上雇用者の割合2017年30％減（2020年5割減），職場で受動喫煙を受けている労働者の割合2017年15％以下（2020年0％）の目標が設定されている。他方，休業4日未満の労働災害データの利用については進展が見られず，伝統的な職業病である粉じん，振動，騒音による健康障害防止対策はほとんど触れられていない。重点施策の内容充実に向けて，労働災害・業務上疾病統計の再整備を図り，効果的な予防対策に結びつけていく必要がある。

　日本産業衛生学会は2008年に札幌で「我が国の労働安全衛生統計の現状と利活用の課題」をテーマに日本学術会議と共催の市民公開シンポジウムを開催して，統計の再整備の方向を検討した[8]。日本学術会議基礎医学委員会・健康・生活科学委員会合同パブリックヘルス科学委員会は同年に「保健医療分野における政府統計・行政資料データの利活用について」と題した提言を発表し，政府統計・行政資料の整備と充実については，長期にわたる個人健康情報の活用，がん登録をはじめとする疾病登録制度の整備，労働衛生統計の整備などを提言している[6]。「労働衛生統計の整備と充実」については，特に，すべての労災補償制度を統合して全体像を報告する労働災害統計システムや，産業別・職業別等の作業環境を整理蓄積して作業―ばく露マトリックスとしてデータベース化することなどを提案している。まだ統合されていない現状の政府統計，その事故の型別や起因物別発生状況などにとどまる分析から転換していく必要が強く指摘されている。

　このように，労働安全衛生統計を整備するために，労働災害補償制度を統合して全体像を集計・解析する労働災害・職業病統計システムを早期に構築していく時期にある。職業性のばく露が解析できるがん登録をはじめとする疾病登録制度とそのデータベースの利用促進も意義が大きい。それと並行して，業種別，雇用形態別の現場状況に見合って有効な予防対策を推進する上で欠かせないのが，蓄積される統計結果の分析と就業状況別の現場調査とによる有効な予防対策の解明である。特に，職業病・作業関連疾患のサーベイランスで過少評価が問題とされ

てきたことを踏まえて，認定されたものの統計利用だけでなく，診断あるいは申請数を対象とした精度のよいアクティブ・サーベイランスが重視されている[9]。ウェブ・ベースの集計も期待されている。効果的な職業性疾病サーベイランスを業種と地域を限って計画的に行うことは，特に重要である。

それぞれの職場条件で必要な予防対策を講じていくには，労働者の参加が伴わなければならないことも，これらの施策と並んで強調されなければならない。小規模事業場を含め，統計・調査の活用にも視野を広げての職場リスク管理における参画を推進する必要がある。すべての職場における職業保健サービスの拡充が欠かせない。統計・調査に基づく，どういう情報が労働者参加による予防対策に役立つかの検証が求められる。現場における労働災害・職業病情報の活用のすぐれた事例を視野に入れて，労働安全衛生統計の統合・整備と対策指向の調査活動の推進とをともに図っていく必要がある。

参照文献

［１］ 高橋謙（2002）「労働災害と職業病の記録と届出――議定書・勧告採択の経緯と意義」『世界の労働』52(10)：58-61.
［２］ ILO理事会（2013）「職業病」『ILO駐日事務所メールマガジン・トピック解説』133号.
　　　http://www.ilo.org/public/japanese/region/asro/tokyo/feature/2013-04.htm（2015.4.15）
［３］ 厚生労働省：労働災害統計，職場の安全サイト
　　　http://anzeninfo.mhlw.go.jp/anzentok/anst00.htm（2015.4.15）
［４］ 中央労働災害防止協会（2012）『安全の指標』平成24年度．中央労働災害防止協会．
［５］ 中央労働災害防止協会（2012）『労働衛生のしおり』平成24年度．中央労働災害防止協会．
［６］ 古谷杉郎（2013）「労働安全衛生政府統計の概要と活用」小木和孝（編集代表）『産業安全保健ハンドブック』労働科学研究所，306-309.
［７］ 全国労働安全衛生センター連絡会議（2013）「特集／第12次労働災害防止計画」『安全センター情報』404：2-28.
［８］ 岸玲子編（2009）『「人間らしい労働」と「生活の質」の調和――働き方の新しい制度設計を考える』労働科学研究所．
［９］ 毛利一平・坂本龍雄・牧祥・小川康恭（2011）「作業関連疾患のアクティブ・サーベイランス――Web情報システムの開発と活用」『労働安全衛生総合研究所特別研究報告』41：101-106.

第 2 章

危険有害な労働環境の現状と今後の改善方策

久永直見

　　　日本の労働災害は，いまなお多数発生している。その背景には，危険有
　　害な労働環境の改善が十分でないことがある。本章では，現在の労働災害
　　の発生状況を概観し，次に改善すべき課題を示す具体例として，保健衛生
　　業における腰痛，建築業における粉じん・騒音・手腕振動，印刷業におけ
　　る胆管がんを紹介した。その上で今後の改善方策として学術会議提言が指
　　摘した事項とともに学校教育に安全衛生を組み込むことの重要性を述べた。

1　危険有害な労働環境は減ったのか？

　労災統計によれば，日本の労災保険新規受給者数は，1968年の172万人をピークとして減少してきたが，近年は次第に減少幅が小さくなっている。ここでは，2000年から2013年までの特徴を概観してみよう。

　2013年の労災保険新規受給者数は60万2,927人で，そのうち業務災害が53万4,049人，通勤災害が6万8,878人である。業務災害の内訳は，休業4日以上11万8,157人（うち死亡1,030人），不休・休業3日以下41万5,892人である。これらの人数を，2000年を100とした割合で見ると，新規受給者総数は100％，業務災害は96％，通勤災害は142％，休業4日以上は88％，死亡は55％，不休・休業3日以下は99％となる。通勤災害以外は減っているが，なお，多数の労災が発生している。2014年の休業4日以上の労災の型別内訳は，転倒22.6％，墜落17.2％，挟まれ・巻き込まれ12.7％，動作の反動・無理な動作11.9％，切れ・こすれ7.3％，交通事故6.9％，飛来・落下5.7％，激突4.7％，激突され4.3％，その他6.7％である。労働災害の大半は事故であり，現在も，職場には，転倒，墜落などが起きる危険な環境が多いことがわかる。2013年の産業別の死傷千人率は，林業28.7，陸上貨物運輸業8.3，鉱業12.0，建設業5.0，製造業2.8で，産業間の格差が大きい。

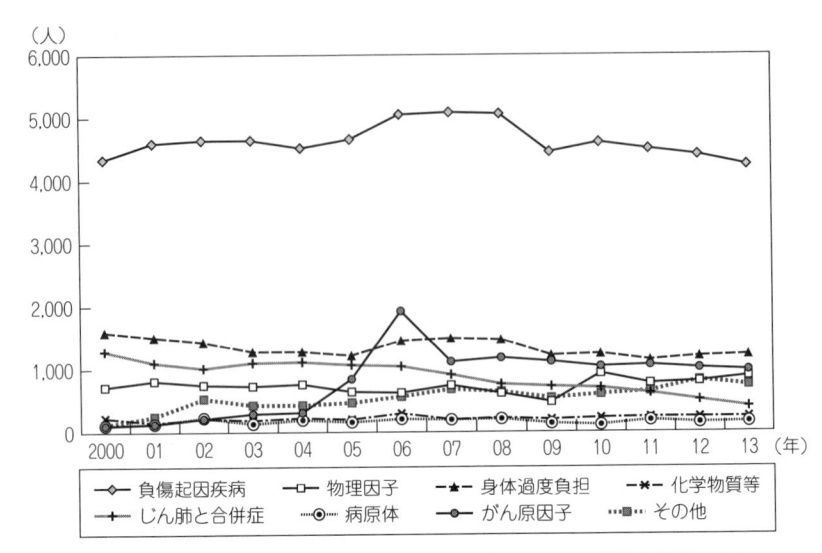

第Ⅱ部　職場の環境安全問題とリスク管理・マネジメント

図2-2-1　2000年度から2013年度までの休業4日以上の業務上疾病による労災保険新規支給決定人数の推移

(出所) 全国労働安全衛生センター連絡会議による厚労省資料の集計から作図.

　業務上疾病を見ると2013年度の休業4日以上の労災保険新規支給決定者の総数は8,872人で，内訳は，多い順に，負傷に起因する疾病（腰痛，頭蓋内出血，眼内異物等）4,261人，身体に過度の負担のかかる労働態様に起因する疾病（振動障害，頸肩腕障害等）1,221人，がん原因子（化学物質，粉じん，放射線起因等）による疾病987人，物理因子による疾病（熱中症，騒音性難聴等）879人，じん肺とその合併症（肺がん除く）400人，化学物質等による疾病218人，細菌・ウィルス等の病原体による疾病160人となり，ほかに「その他の業務起因が明らかな疾病」746人である。それぞれの疾病の2000年から2013年までの推移（図2-2-1）を見ると，がん原因子による疾病は2005年から顕著に増え，「その他の業務起因が明らかな疾病」は増加し，物理因子による疾病は減少傾向を示したのち増加して2013年は2000年の水準を超え，じん肺と合併症は漸減している。がんの増加は石綿，その他の業務起因が明らかな疾病の増加は脳・心血管疾患と精神障害，物理因子の増加は熱中症の増加によっている。これらは，現在の職場でも，重量物取扱い，反復動作，有害物，暑熱，騒音，振動などによる疾病が発生しうる有害な環境が少なくないことを示す。

2 労働環境改善の課題

前節で述べたように日本の労働災害による死傷は長期的には減少しているが，現在でも多数の事故や疾病が発生しており，その抑制が重要な課題である。事故や疾病の多発が続く背景としては，産業構造の変化に伴って新たに成長してきた産業における安全衛生対策の遅れ，明らかに危険有害な作業が十分な対策なしになされている例があること，法定の最低基準も守らない事業所の存在，有害性情報の少ない化学物質の職場への導入等がある。本節では具体例を挙げて述べる。

（1）保健衛生業における腰痛

厚労省が発表する業種別・疾病別業務上疾病発生状況に保健衛生業が登場したのは1993年である。そこで，それ以降の年の休業4日以上の負傷に起因する腰痛と負傷によらない業務上の腰痛の合計人数の推移を業種別に示すと図2-2-2のようになる。人数の多い順に業種を見ると当初は製造業，運輸交通業，商業金融広告業，建設業であったが，現在では保健衛生業，商業金融広告業，製造業，運輸交通業となっている。図2-2-2に示した期間で全国の保健衛生業の民営事業所雇用者数（常用と臨時の計）が分かる1996年（事業所企業統計調査，212万3,323人）と2014年（経済センサス基礎調査，719万1,248人）を比べると，後者は前者の3.4倍である。2014年の保健衛生業のうち老人福祉介護事業の雇用者は，223万人に上る。図2-2-2に示した保健衛生業における腰痛の2014年の人数（1,359人）は，1996年（341人）の4.0倍であり，雇用者数の増加率以上の増え方である。2009年における民営事業所雇用者1万人当たりの休業4日以上の業務上腰痛患者数を計算すると，保健衛生業は2.1人，製造業は0.8人，建設業は0.6人で，明らかに保健衛生業が高率である。これは，新規成長産業における安全衛生の強化の重要性を示す例であろう。

（2）建築業における粉じん・騒音・手腕振動

筆者らが建築業における石綿含有建材の使用とその健康影響を調べ始めたのは1986年であった。その頃ですら，石綿含有建材はもう使われていないとの誤認が一般には多かった。しかし，現実は違っており，図2-2-3のような高濃度の石

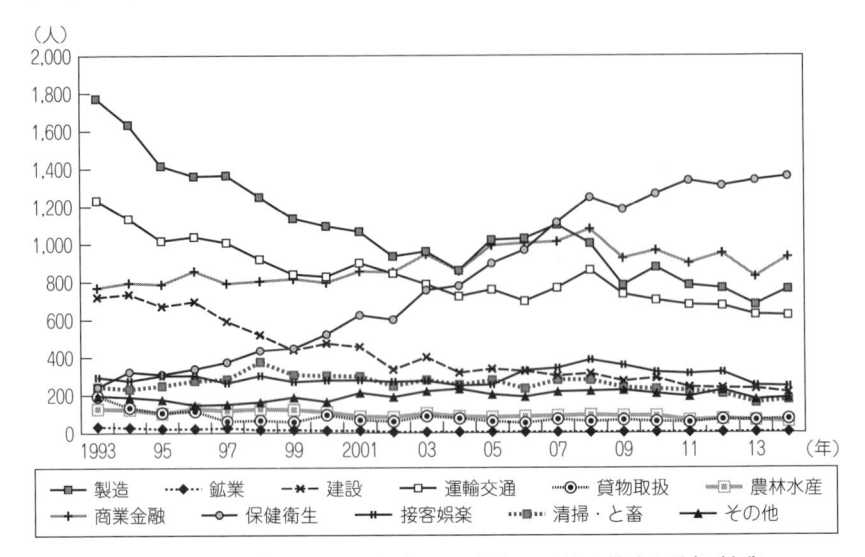

第Ⅱ部　職場の環境安全問題とリスク管理・マネジメント

図2-2-2　1993年度から2014年度までの休業4日以上の業務上腰痛（負傷による腰痛と負傷によらない腰痛の合計）の人数の推移

(出所) 厚労省業務上疾病調から作図.

綿粉じん曝露がしばしばあった。建材メーカーは石綿の発がん性を知っていたにも拘らず，現場では一目瞭然の有害作業が普通にあったのである。2014年度の中皮腫と石綿肺がんの労災補償人数中，建設業が各々53％と55％を占めるのは，こうした労働の結果であろう。2004年に石綿含有建材の使用が禁止されたが，蛇紋岩の使用や建物解体・改築での石綿曝露は今も続く。

　2012年に筆者らは，建築現場における粉じん・騒音・手腕振動曝露を調査した。その契機は，某建設国民健康保険組合が2006～2010年に実施した成人病健康診断時の問診票データの年毎の多重ロジスティック回帰分析で，過去にほこりをひどく吸う仕事がしばしばあった人の息切れの訴えは，そうでない人の2.5～5.0倍，騒音工具と振動工具の両方使用者の聴力低下の訴えは，ともに不使用者の3.0～4.1倍高率との結果を得たことである。現場調査の結果は，コンクリートブレーカー，グラインダー等の工具を使う際の粉じん・騒音・振動曝露は高度であること（図2-2-4）を示した。これに対しては，個々の事業主，労働者が可能な措置を講じることはもちろんだが，建築需要減と業者間競争の激化のもと十分な対策なしに工事をする業界事情や工具の改善等，国，建築業界，工具メーカー

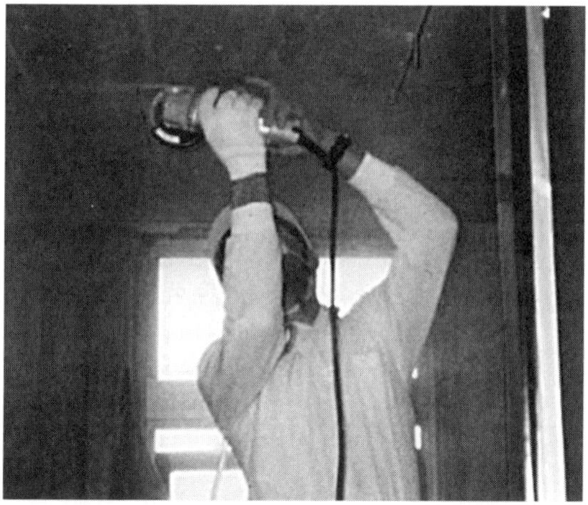

第 2 章　危険有害な労働環境の現状と今後の改善方策

図 2 - 2 - 3
ディスクグラインダーで石綿含有天井板を切断。鼻先の気中石綿粉じん濃度は125本/mlで今の管理濃度0.15本/mlの833倍。ガーゼマスク使用。1987年撮影。

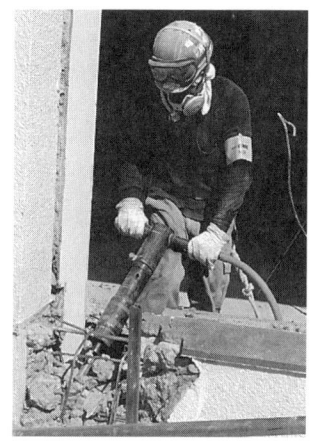

図 2 - 2 - 4
コンクリートブレーカーで壁を撤去。耳元騒音109デシベル，手腕振動20m/sec^2，鼻先の気中総粉じん20mg/m^3，吸入性粉じん2.9mg/m^3。日本産業衛生学会の許容基準でいうと，騒音は15分，手腕振動は10分が1日許容時間で，粉じんは基準超。耳栓なし。2012年撮影。

レベルの対策が不可欠である。

（3）印刷業における胆管がん

　2012年の日本産業衛生学会で産業医大の熊谷信二らが，大阪のオフセット印刷工場で胆管がんが多発し，標準化死亡比は595に上ること，有機溶剤成分の1, 2 - ジクロロプロパンとジクロロメタンが原因の可能性が高いこと等を報告した[1]。これは世界初の発見であり，このような事態に至った理由としては，当該企業における換気不良の室内での多量の有機溶剤の使用，産業医選任，作業環境測定，安全衛生教育の未実施等の問題だけでなく，労働基準監督の不徹底，有機溶剤中毒予防規則の対象物質の少なさ，中小企業における安全衛生の遅れ，国の化学物質対策の弱点などが指摘されている[2]。

　日本の印刷業には，1950年代にベンゼンによる造血器障害[3]，1960年代に，これも世界初の発見であったn-ヘキサンによる多発神経炎[4]，そして後者は2002年にも大阪で同僚4人発症[5]といった有機溶剤中毒の歴史がある。今回の

胆管がんは，その延長線上に生じたもので，業務上疾病の反復を生む構造が続いていると言えよう。

もう一つ注意すべき点は，今回，胆管がんの原因と疑われている物質が，オゾン層破壊性のために使えなくなったフロン，1,1,1-トリクロロエタン等の代替品に属することである。オゾン層破壊性物質代替品による生殖，造血，肝，皮膚粘膜，神経等の障害は世界各地で発生している[6]。地球保護のための代替品が労働者を傷つけているのであり，職場に導入される有害性情報の乏しい物質の安全衛生管理のあり方も問われている。

3　今後の改善方策

職場の危険有害環境を改善するための方策について，2011年の日本学術会議提言「労働・雇用と安全衛生に関わるシステムの再構築を」では，労災を未然に防ぐ一次予防に力点を置いた体系的予防システムの構築が急務で，①法規遵守と現場の自主的活動の推進，②訓練・教育，③改善事例の収集・普及，④人と機械等を一システムと考えて行うリスク評価，⑤労働者の知る権利の法制化，⑥休業3日以内も含めた労災発生状況の分析，⑦作業環境測定や特殊健康診断の対象物質の拡大，⑧作業環境測定結果報告の義務化，⑨国が行う安全衛生関係調査の対象に9人以下の小規模事業場と自営業を含める，⑩メーカーに機器や化学製品等の安全使用のための情報提供を義務付けること等を挙げている。筆者は，これらに加えて，学校における安全衛生教育を強化し，卒後の安全健康な労働とユーザーに安全健康な製品づくりにつなぐことが重要と考える。ことに大学では，2004年の国立大学法人化以来，私学も含めて安全衛生活動が活発化し，学生への安全衛生教育も充実してきている。安全衛生は就職してからという常識を脱し，学校から本格的に始めることの意義は大きいであろう。

注・参照文献

[1] 熊谷信二ほか（2012）「オフセット校正印刷労働者に多発している肝内・肝外胆管癌」『産衛誌』54臨時増刊：297.

[2] 片岡明彦（2012）「迅速な認定から労災時効の撤廃，化学物質対策改善へ」『安全センター情報』通巻398号：2-24.

［3］原一郎（1961）「有機溶剤取扱者の健康管理」『産業医学』3：231-236.
［4］山田信也（1967）「n-ヘキサン取扱者に発生した多発性神経炎の原因の追求とその症例について」『産業医学』9：651-659.
［5］寺田央ほか（2013）「ノルマルヘキサン中毒性多発神経炎に対するリハビリテーション経験」『リハ医学』40：増刊s413.
［6］久永直見（2013）「胆管がん事件の背景と意味」『安全センター情報』通巻403号：11-15.

第 3 章

産業環境の変化と労働災害管理システム
―― 建設プロジェクトに見る労働環境改善への取り組みについて

草柳俊二

　途上国，先進国を問わず，建設産業はどの国においても労働災害の発生率が最も高い産業となっている。
　日本の建設産業は，1960年代に入り，アメリカで生まれた「Safety first：安全第一」を産業の共通標語として定着させ，労働災害の発生防止活動に真剣に取り組むようになった。この運動と相まって，公的発注機関は労働災害を発生させた企業を一定期間入札に参加させない「指名停止制度」を導入し，現場責任者等に対しても労働安全衛生法違反での刑事処分といった厳しい制度が導入された。
　「安全第一」のスローガンは全国の建設現場に掲げられ，労働者の災害発生防止に関する意識が向上し，1970年代中頃から著しい成果が表れ始めてきた。だが，災害発生率は1980年代中頃から今日に至るまで，約30年間，横ばい状態となっている。この状態を打開するには，労働環境改善の原点に戻って状況を見直すことが求められている。

1　わが国の労働災害の発生状況と変遷

　2008年2月に厚生労働省は「第11次労働災害防止計画（案）」を発表した。この計画では，対2007年比で死亡者数を20％以上，死傷者数を15％以上減少させるという目標値が設定されていた。しかし，2008年から2011年の4年間の死亡者数の減少は目標を下回り19.2％，死傷者数の減少は6.7％となっている。厚生労働省はさらに，2012年11月に2013〜2017年の5年間を対象とする「第12次労働災害防止計画（骨子案）」を発表し，2008年比で労働災害による死亡者数の30％減，休業4日以上の死傷者数を22.5％減少させる達成目標を定めた。この計画では同時に，労災多発業種である第三次産業と陸上貨物運送事業，および重篤災害多発の建設業を重点管理業種としている。
　1960年代初頭から70年代初頭にかけての全産業の労働災害による死亡者数は年

間6,000人以上であり，最大値は1961年の6,712人であった。しかし，1973年の第1次オイルショック以降，死亡者数は急激に減少に転じ，80年代初頭には約半分の3,000人程度となった。減少の背景にはオイルショックによる景気低迷，特に建設産業は建設投資の増加が止まり，いわゆる「建設冬の時代」に入ったこともあった。しかし，1980年代半ばから始まったバブル経済時代に移っても死亡数は減少を続け，1990年代末には2,000人以下となり，2010年代には1,000人程度（東日本大震災を直接の原因した死亡者数は除く）にまで減少している。

また，死傷災害発生状況（死亡・休業4日以上の死傷者数）を見ると，1970年代末には年間約35万人であった。だが，80年代以降は死亡数と同様に減少しが進み，90年代初頭には20万人以下となり，2000年代に入り12万人程度にまで減少している。

しかし，注視しなければならない点がある。それは一度に3人以上が被災する重大災害発生件数の増加である。第1次オイルショック以前，重大災害は年間平均400件近く発生していたが，1985年度に141件となる。だが，これ以降は徐々に増加し，1990年代後半には年間平均220件となり，2000年代に入るとさらに上昇し，現在では年間300件程度となっている。重大災害は発生率が低くとも社会に与えるインパクトは大きい。なぜ，重大災害が増加傾向にあるのか，問題は何か。考えらえるは熟練技能者の離職による職場の技能・技術の低下である。

2　建設産業の労働災害の状況

図2-3-1は国家の発展と建設産業の関連を見いだすために建設投資額，国民1人当たりの総生産（GDP/Capita），そして社会保障給付額の変遷を示したものである。1945年8月太平洋戦争が終結した。終戦から約10年，1956年の経済白書には"最早，戦後ではない"という言葉が記された。しかし，1960年中頃まで，わが国のGDP/Capitaは800ドル以下であり，国連や世界銀行の社会的・経済発展区分で言えば後発開発途上国：LDC（Least Developed Country）の範疇にあった。

しかし，10年後の1970年代の初頭には日本のGDP/Capitaは3,000ドルを超え，低中所得国（Lower Middle Income Country）の範疇を飛び越え高中所得国（Upper Middle Income Country）となった。1980年代に入ると10,000ドルを超え，瞬く間

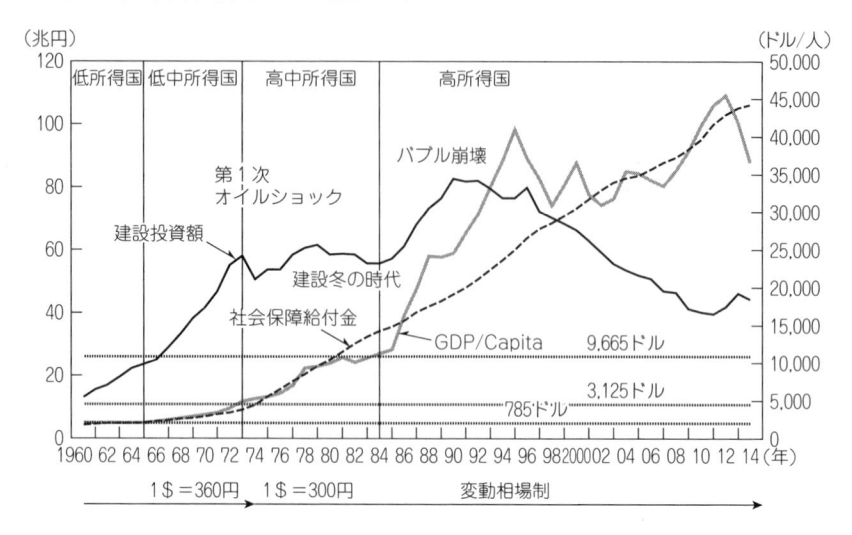

図 2-3-1　建設産業の果たしてきた役割（GDP／1人・建設投資額・社会保障給付金）

に高所得国（High Income Country）の仲間入りを果たした。日本はわずか20年間で後発開発途上国から高所得国の仲間入りを果たし，世界諸国が"20世紀の奇跡"と驚嘆した飛躍的経済発展を遂げた。この発展を可能にしたのは迅速な社会基盤（Infrastructure）整備であり，建設産業は経済発展の基盤形成を担ったわけである。しかし，建設投資が急増した1960年代から70年代初頭にかけての建設産業の労働災害の状況は，死傷者数が年間平均12万人もあり全産業の30％，死亡数は年間平均2,500人にも及び，全産業の労働災害による死亡者の実に40％近い割合となっていた。

労働災害を発生させた企業への指名停止措置や現場責任者に対する刑事責任といった，他国に見られない施策が取られ始めていたが，建設産業の労働安全に関わる管理技術は低い状態であったと言える。

3　建設産業の重大災害の増加が語るもの

建設産業の死亡災害の発生率を見ると，全産業の動向と同様に1973年の第1次オイルショック以降，年間平均2,500人レベルから1,500人レベルに急激に減少している。1980年代初頭から1990年代後半まで年間平均1,000人レベル，2000年代

はさらに減少を続け，現在では年間平均500人以下になっている。しかし，重大災害の年間発生件数は1980年代初頭から1990年代後半まで平均85件程度であったが，2000年代に入ると徐々にその数が上昇し始め，現在では100件を超えるようになってきている。建設プロジェクトでの労働災害の発生は以下の4つの要因が考えられる。

1) 訓練不足：作業者が，従事する作業を遂行するために必要な能力，あるいは必要な知識が不足している。
2) 教育不足：作業者が，従事する作業を遂行するために不可欠な安全確保に関する知識が不足している。
3) 監督不足：事前調査・準備，指示・監督，意思疎通に関する監督者の能力不足。不適格な指導・指示命令。
4) 計画不足：作業遂行に必要な資材，機材，仮設構造物や作業計画に関し，現場の技術者の能力が不足している。

上述の4つの要因は1)から4)へ移行するに従い，発生する労働災害の大きさが拡大していくことになる。一度に複数の死傷者を出す重大災害は，ほとんどの場合，1)あるいは2)の原因，すなわち，死傷者自身の技能力や注意不足等が原因ではなく，3)の監督不足，や4)の計画不足が発生原因となっている。1990年代以降，建設工事での重大災害事故の発生原因を分析してみると，計画に関する基本的技術の欠如によるものが多く含まれていることがわかる。

問題は，上述の4つの要因は1)から4)へ移行するに従い，設置基準の強化や労働基準監督署の監督・指導の強化といった労働災害防止施策が機能しにくい範囲となっていくということである。言い換えれば，従来の行政主導の罰則適用型の労働災害防止施策では対応し難い労働災害要因が，じわじわと拡大しているということになる。今後は，この実態を踏まえた労働災害施策が必要となってくる。

建設産業における，現場の管理技術の低下はバブル経済期に発生したと考えられる。急激な事業量増加に伴い，大手建設企業は，自身が行っていた業務を専門業者や下請企業に任せるようになった。

この現象は，1950年代に建設技術の実行主体が公的発注者から大手建設企業に移行していった過程と同じように見えるが，本質は異なるものであった。建設構造物を完成させるためには多種多様な要素技術が必要であり，これを統合する技術がなければならない。1950年代の公的発注者から大手建設企業への建設技術移

行は，要素技術から統合技術まで，工事の完成に必要な技術の"一括移行"であった。

一方，バブル経済時の大手企業から専門企業，下請企業への建設技術の移行は要素技術を漸次移行して行く形であった。大手建設企業はゼネコン（General Contractor）と呼ばれるように，総合技術を売りものにしている。大手建設企業は，要素技術を下請に移行すれば経営効率も高くなるし，総合技術を保持していれば問題ないと考えていた。だが，それは間違いであった。総合技術とは要素技術という基盤を持って形成されるものであり，要素技術を失うことは総合技術を失う結果となる。大手建設企業から，各種要素技術を作り上げてきた世代の職員が退職し始めると，保有技術の空洞化が急速に進行していった。

建設工事の総合技術とは，各種要素技術の統合形であると同時に，工事全体を俯瞰的に見つめ遂行する技術であり，その低下は不安定な労働環境を作り出すことになる。2000年代に入り，日本の建設企業が海外工事で重大災害を発生させている。これらの事故を分析してみると，そのほとんどが，施工計画や仮設設計に関する基本技術の欠如が要因となっている。日本国内では技術力をもった専門企業等の下請企業が存在するが，能力を有した企業がほとんどいない海外現場では，日本の建設企業の総合技術の空洞化が如実に表れてくる。わが国の建設産業の労働災害防止活動は，産業構造の変化を踏まえた対策が必要となっているということである。

4 わが国の労働災害管理の実態

わが国の労働災害防止活動では，安全を優先すれば生産性が低下するといった意見が聞かれる。こういった意見が生まれる原因は何か。それは生産性向上管理，安全管理，そして作業環境管理のつながりに関する論理が明確に整理されていないからであると考えられる。

図2-3-2はわが国の安全管理の実態を図化したものである。図のように，わが国では，生産性向上管理，安全管理，作業環境管理はそれぞれ独立した形態となっているため，相互補完関係にあるいった認識よりも，利害相反関係にあるといった意識の方が強くなってしまう。

米国をはじめとした先進諸国では，1960年代に入り建設分野の根幹技術として

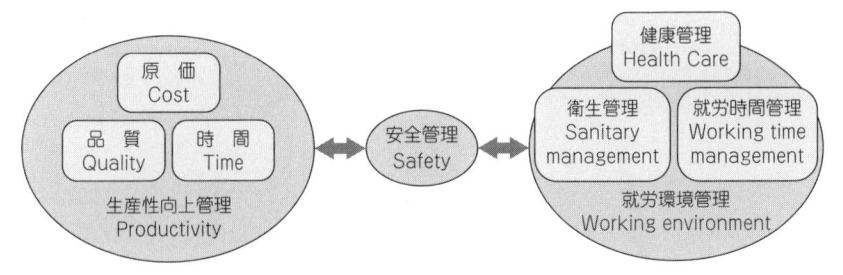

図 2-3-2　わが国の労働災害管理の実態

建設マネジメント（Construction management）という技術領域が形成され始めた。建設マネジメントはプロジェクトを迅速かつ的確に遂行するためのものであり，プロジェクトの調達（入札・発注）や契約システムから，品質管理，生産性向上管理，安全管理，作業環境管理等を構造化し，相関性に関わる論理を整えて行くためのマネジメント技術体系と言ってよい。このように，他の先進諸国では建設マネジメントの分野で生産性向上，安全，作業環境の管理を構造化し，相互補完の論理整備なされてきた。ちなみに，わが国でも1990年代に入り，建設マネジメントに関する関心が高まり，様々な活動が始まったが，労働安全に関わる取り組みは未だ発展途上の状態にある。

5　新しい労働環境整備システムに関する動き

企業にとって労働災害は大きなリスクであり，特に重大災害の発生は経営の根幹を揺り動かすことになる。1990年代に入り，欧州諸国では労働者の安全，健康，作業環境管理に関する新しい動きが始まった。従来，建設マネジメント分野において，労働者の安全，健康，作業環境等の管理に関する論理の整備が進められてきたが，欧米企業は社会的責任（CSR: Corporate Social Responsibility）の高まりや，リスク管理といった観点からこれらの問題を重要な経営基盤として見つめ直すようになった。石油関連企業は HSE（Health, Safety, Environment）といった企業経営戦略を打ち出した。国際規格 OHSAS18001は，労働安全衛生マネジメントシステム（Occupational Health & Safety Management System）といった概念に基づくものであり，欧米では多くの企業がこのシステムをマネジメントツールとして取り入れている。

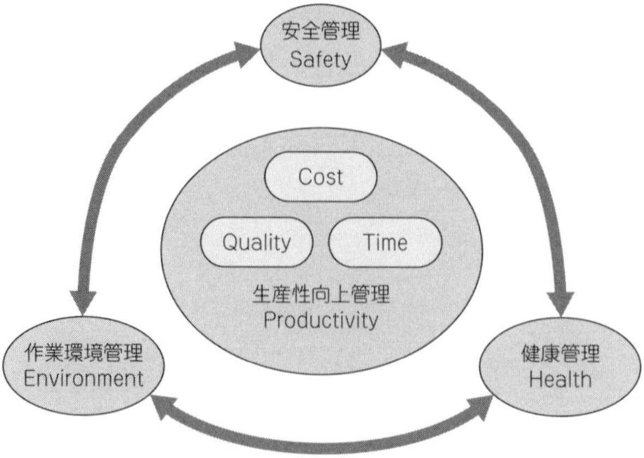

第Ⅱ部　職場の環境安全問題とリスク管理・マネジメント

図2-3-3　新たな労働安全環境管理の概念

　わが国の労働災害管理に対する取り組みは，未だに行政主体の罰則適用の感が強い。このため，未だに安全管理や作業環境管理は企業にとって行政から課せられた義務といった見方がなされている。建設工事での現状を見ると，現場の若年技術者達は，安全管理に関わる各種報告書類作りに多くの時間を費やしている。問題はこれらの報告書の実効性であり，現場の実態と乖離したものがかなり見受けられる。なぜ，実態と乖離した報告書類が増えるのか，「安全第一」の標語は，現場で働く者に取っては"やらされるもの"になっていないか，自らやるものにするためにはどのようにすべきかを企業経営者はしっかりと考えなければならない。

　図2-3-3は先に述べたHSEの取り組みを生産性管理機能と連動させた活動の概念図である。本来，安全管理は，作業環境管理，健康管理と一体になって取り組まなければ向上しないものであり，これら3つ活動は生産性を向上させるための基盤として位置付けられるべきものである。

6　おわりに

　わが国は，1950年代後半から労使一体となって品質向上と生産性向上活動を進め，独自に生み出したQCサークル活動によって世界最高の製品ブランドを作り出した。この活動は，品質の向上と生産性の向上が経営者だけではなく，労働

者にとっても労働意欲の向上を生み出すものであることを世界に知らしめた。今，わが国が進めなければならない労働災害防止活動は"行政から課せられた課題"といった概念を変え，企業自体が，マネジメントツールとして取り組む方向へと転換して行く時と考える。QC サークル活動の知見をもってすれば，HSE をより発展させた独自の労働災害防止システムをわが国が構築してゆくことは可能と考える。

参照文献
[1] 国土交通省「建設投資見通し」(各年度)
[2] 季刊『国民経済計算』内閣府経済社会総合研究所．
[3] 厚生労働省「労働災害統計」(各年度)

第4章
放射線作業者の健康と健康リスク管理

武林　亨

　労働者の健康をどのように護るのか。産業の発達とともに直面してきたこの課題に対して，産業衛生分野では様々なアプローチが取り入れられてきた。有害要因下での作業に伴う健康リスクに対しては，工程への新規の導入あるいは日常管理において，健康影響に関する科学的なエビデンスやばく露に対する客観的な測定技法をベースとしたリスク評価を行い，そのリスクの程度に応じた管理を行うアプローチが提唱され，実践されている。本章では，放射線を取り上げ，発がん性が認められる要因に対する健康リスクの管理のあり方について考える。

1　健康リスク評価とリスク管理の枠組み

　有害要因による健康リスクを適切に管理するためには，科学的知見に基づくリスク評価に立脚することが不可欠であり，その一連のプロセスを示した枠組みとして最も知られているのが，全米研究評議会による「Risk Assessment in the Federal Government: Managing the Process」(1983年）であろう[1]。
　リスク評価は，有害性同定（定性的な有害性の種類），量反応性評価（有害性発生確率と量との関係），ばく露量評価の3つのプロセスとして提示されている。リスク要因が，発がん性を有するか否かでアプローチが大きく異なるが，ここで取り上げる電離放射線（以下，放射線）のようにヒト発がん性のある有害要因の場合，最近の研究の進歩から，一定程度の遺伝子障害については修復機能が働くとの議論もあるが，リスク管理において一定程度安全側の立場に立つことからも，遺伝子傷害性が弱いなどの一部の状況を除いては，少しでも存在すれば有害事象は発生し，その量が増加すれば健康有害事象発生の可能性（確率）が増加すると考えることが基本となる。量反応性評価において，疫学研究の知見がある場合にはその結果が優先されるが，多くの場合，リスク管理が想定されるよりも高いば

第4章　放射線作業者の健康と健康リスク管理

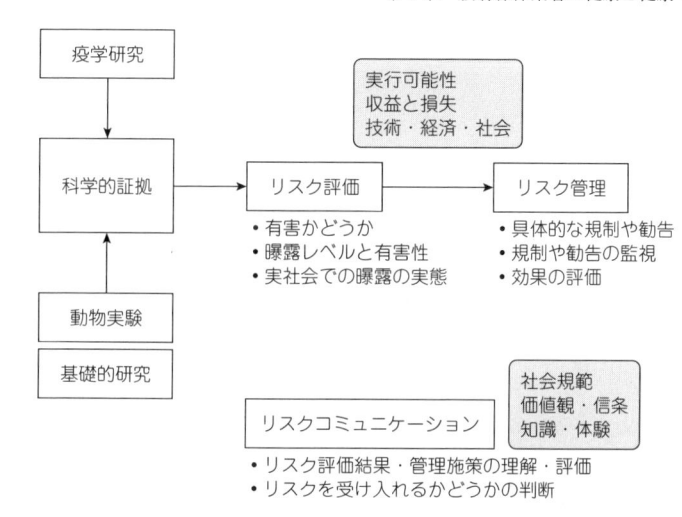

図2-4-1　リスク評価，リスク管理の枠組み

く露レベルでの知見に基づくことになるため，中・高用量（線量）領域での量反応関係に基づいて，数学モデルによる低用量領域へのあてはめが行われることとなる。

　ばく露量評価は，集団でのばく露の実態を明らかにするもので，量反応性評価の情報と合わせれば，その集団でのリスクの大きさを定量化することが可能となり，リスク判定と呼ばれる。その結果を踏まえて行われるのがリスク管理である。実行可能性，利益と損失のバランスといった技術的，社会的状況を考慮に入れた上で実行されるプロセスであり，社会全体での議論と合意が重要である。社会そして個人が定量化された健康リスクのレベルを知り，その受容あるいは低減へ向けたアクションを取るためには，一連のプロセスの透明性や当事者間の信頼の醸成が必要であり，リスク評価やリスク管理に関する双方向性の情報のやりとり，すなわちリスクコミュニケーションを適切に進めることが不可欠である。一連のプロセスを図2-4-1に示した。

2　放射線作業従事者の健康リスク管理の体系とリスク評価

（1）国際放射線防護委員会による防護体系とリスク評価

　放射線の作業に従事する労働者の健康リスク管理は，確率的影響と呼ばれる発

がんリスクの低減と、確定的影響と呼ばれる白内障などの健康影響の発生の防止を考慮に入れた防護の体系が国際的に確立されている。最も広く受け入れられているのが、国際放射線防護委員会（ICRP）による勧告である。

その原則（防護体系）を以下に示す。

1. 行為の正当化：放射線ばく露を伴う行為は、それによる損失に比べて便益の方が大きい場合でなければ行ってはならない
2. 防護の最適化：経済的および社会的要因を考慮して合理的に達成できるかぎりばく露を抑える（as low as reasonably achievable：ALARA の原則）
3. 線量限度：職業ばく露および公衆ばく露における個人の線量の制限を設定し、個人が線量限度以上にばく露しないように管理すべきである

確定的影響の発生は完全に防護し、確率的影響に関しては一定の範囲に抑えるという考え方の下、放射線防護の正当化と最適化が図られ、放射線作業者のばく露管理を行う際の数値として線量限度が勧告されている[2]。

ICRP1990年勧告（ICRP 60）[2]では、職業ばく露における線量限度として、いかなる 1 年間にも50mSvを超えるべきではないという付加条件つきで、5 年間の平均値が年当たり20mSv（5 年間で100mSv）という実効線量限度を勧告しているが、同時に、「線量限度は、経済的および社会的要因を考慮に加えた上、合理的に達成しうる限り低いレベル（as low as reasonably achievable, economic and social factors being taken into account）の線量の達成を目指す防護体系の一部を構成しているに過ぎず、目標と見てはならない。委員会の見解では、線量限度は、規則的な、長期に及ぶ、そして計画的な職業ばく露が、ちょうどぎりぎり耐えうると合理的にみなすことのできる点（reasonably be regarded as only just tolerable）を表している」としている。

ここでは、職業ばく露における線量限度を「これを超えれば個人に対する影響は容認不可と広くみなされるであろうレベル」とし、ばく露（あるいはリスク）の耐容性の程度を、容認不可（unacceptable；いかなる合理的な根拠に基づいてもばく露は受け入れることができない）、耐容可（tolerable；歓迎されないが合理的に耐えられる）、容認可（acceptable；一層の改善なしに、すなわち防護が最適化されていた時に受け入れられる）に 3 分類し、容認不可と耐容可との境界値を勧告値として提示することを示している。この点は、ICRP勧告のリスク管理ポリシーとして、見落としてはならない重要な点である。

線量限度は，確率的影響の場合には一定の健康影響発生リスクレベルに対応した値として設定されるが，その際に，容認可のリスクレベルではなく耐容可のリスクレベルが採用されていることを意味している。当然，目指すべきは容認可のリスクレベルを下回るようばく露をコントロールすることであり，ICRP勧告は「委員会は，毎年ほぼ均等にばく露したとして全就労期間中に受ける実効線量が約1Svを超えないように，そしてそのようなレベルに線量限度を定めるべきであり，また放射線防護体系の適用によってこの値に近づくことは稀にしかないようにすべきであるという判断に達した」とも述べている。

繰り返しになるが，科学的な評価としてのリスク評価結果をリスク管理へつなげる際には，社会的，技術的な判断の要素が考慮に入れられる。ICRP勧告においては，放射線ばく露による死亡のリスクは，次のように評価されている：18歳から40年間にわたって年実効線量50mSvにばく露し続けた場合の放射線ばく露に起因する寄与死亡確率は8.6%（18歳における平均余命の平均損失1.1年），累積線量1Sv，就労期間50年を仮定した場合（年実効線量20mSvに相当）は，寄与死亡確率3.6%（18歳における平均余命の平均損失0.5年）である。この結果をベースとして，リスク管理に際してICRPは，前者（年実効線量50mSv・40年間で放射線が原因となる死亡が合計で8.6%増加）は容認不可のリスクレベル，後者（年実効線量20mSv・50年で3.6%増加）は耐容可のリスクレベルをもたらすと判断していることになる。

（2）日本産業衛生学会によるリスク評価

日本産業衛生学会は，産業医学の専門家による学術団体であり，有害要因に対する現場のリスク管理に資する科学的リスク評価の結果を「許容濃度等の勧告」として公表する活動を続けている。

同学会は，2012年に，放射線への職業性ばく露による過剰がん死亡に関するリスク評価結果を公表した[3]。評価に際し，詳細な文献レビューを行った上で，日本人の完全生命表，年齢階級別がん死亡率データを用いてリスクを推定しているところに特徴がある。

低線量・低線量率の外部ばく露によるがんリスクと電離放射線ばく露との（線）量反応関係を検討した幅広い疫学研究（国際がん研究機関による原子力作業従事者のプール解析をはじめとする放射線作業従事者の調査に加え，高バック

グランド放射線地域住民，テチャ川流域住民，^{60}Co で汚染された建材を使ったビル住民の調査等）を評価したが，現時点ではこれらから低線量・低線量率のばく露によるがんリスクに関して明確な結論を得ることは難しいと判断，原爆被ばく者のコホート研究のデータをベースに，原子放射線の影響に関する国連科学委員会（UNSCEAR）が作成した統計モデル（2006年版）を用いて白血病と固形がんの過剰発がん生涯リスクを計算している。

　その結果は，年齢と性別によって異なるばく露シナリオごとに求められているが，たとえば，18～67歳までの50年間の連続ばく露では，男性では，年30.7mSvが過剰発がん死亡リスク5％に相当しており（DDREF=1の場合は年16.4mSv），前出の ICRP によるリスク評価と概ね同程度のリスクと捉えることができる。

　評価の詳細は，日本産業衛生学会の Web サイトあるいは文献3を直接参照いただきたい。参考までに，評価の前提条件を以下に記しておく。

1. 生涯は100歳までとし，がんの潜伏期は固形がん10年，白血病2年とする。
2. 線量反応関係について，直線閾値なしモデルを否定する根拠はないと判断されたことから，がんの過剰相対リスク（相対リスク―1）とばく露線量が比例関係で表されるとする。
3. 単位線量当たりの生物学的効果は，低線量・低線量率の放射線ばく露では高線量・高線量率と比較して低いことが観察されていることから，固形がんについては，そのことを考慮しない場合（DDREF, Dose and dose-rate effectiveness factor=1）の場合と，ICRP に従って，低線量・低線量率のばく露の場合には線量当たりのがんリスクが半分になると仮定した場合（DDREF=2）の2通りで，がんの過剰相対リスクを計算する。
4. 低 LET 放射線（X線，γ線）における線量・反応関係に基づいて評価を行っており，内部ばく露がある場合，α線等の影響が考えられる場合には本勧告は適用されない。
5. ばく露のシナリオは，発がんリスクが，性別，年齢によって異なることから，男女別，年齢別（18, 18, 28, 38, 48, 58歳からのばく露開始）に，(1)その年齢における単回ばく露，(2)その年齢から67歳まで毎年一定線量のばく露（10～50年間の継続的なばく露に相当），(3)その年齢から10年間，毎年一定線量のばく露，(4)その年齢から5年間，毎年一定線量のばく露，

の計4通りとする。

3 放射線作業従事者の健康リスク管理の実際

　ICRPの2007年勧告（ICRP103）では，1990年勧告を受け継いだ上で，防護の最適化により重点を置き，3つの放射線ばく露の状況（計画ばく露，緊急時ばく露，現存ばく露）に応じたアプローチを提示している[4]。長期的な回復作業や，長期的な改善作業や影響を受けた場所での長期の雇用によって生じる職業ばく露は，緊急時ばく露や現存ばく露ではなく，計画職業ばく露の一部として扱うべきとされている。

　発がん性を有する有害要因の健康リスクは，ばく露量との間に閾値なしモデルを想定する限りゼロにすることは極めて困難であるから，社会として受け入れ可能なリスクレベルを設定し，そのレベルに該当する線量を上限とした放射線防護の体系を構築していくこととなる。職業性放射線ばく露に対するこれからのリスク管理を考えるに際して，あらためて放射線ばく露のリスク管理の考え方の再確認を行うべきであろう。

　ICRPの年20mSvという実効線量限度は，その値を下回れば良いとするような容認可能なレベルではなく，放射線防護体系の適用によってこの値に近づくことは稀にしかないようにすべきであるという判断のもとで，ちょうどぎりぎり耐えうると合理的にみなすことのできるレベルとして提示されていた。真の目標は「経済的および社会的要因を考慮に加えた上，合理的に達成しうる限り低いレベルの線量達成」である。一方，米国放射線防護委員会（NCRP）は，放射線の健康影響に関する線量・反応関係はICRPと同じ評価を採用しているが，耐容性の議論の代わりに，平均しておよそ10^{-4}レベルの政府機関やサービス業等における年間の致死的事故の発生確率との比較に基づき，累積10（mSv）×年齢（年）を年間リスクレベル10^{-4}-10^{-3}に相当する線量限度としている。これは実際には，平均的な作業者ではその1/4-1/6（2×10^{-5}-2×10^{-4}）程度のリスクになると見込まれることを根拠としているという[5]。

　英国においても，18歳以上の労働者の線量限度は年20mSv[6]とされている。これは，欧州議会指令書96/29/EURATOM（電離放射線からの作業者と一般公衆の健康防護に対する基本安全基準）を受けて設定されたものであるが，もともと

英国では，今日の有害要因のリスク管理のあり方に関する最も根本的で重要な枠組みが形作られてきた。これについて触れておく。

1972年のローベンス委員会報告「Safety and Health at Work」と，それを受けた1974年の労働安全衛生法制定，安全衛生庁（HSE）発足は，細分化された行政組織，法令，規則によるシステムから，労使双方による自主的な取り組みが機能する目標設定型で包括的な法令によるシステムへと転換させる原動力となり，有害要因の管理においても，リスク評価，リスク管理での自主的な取り組みが進むこととなった。その根底にあるのが，ローベンス報告に示された「合理的に実行可能な限り（so far as is reasonably practicable）健康と安全を守り」，「合理的に実行可能な限り（as low as is reasonably practicable，ALARP）リスクを低減させる」という考え方である。このような大きな流れを受け，HSEは1988年に原発施設の放射線リスクを取り上げ，「The tolerability of risk from nuclear stations」（改訂版1992年）を発行[7]．ALARPと耐容性（tolerability）の関係について考察を行っており，その結果が，前出のICRPの放射線防護体系にも受け継がれている。

リスク管理が適切に機能するためには，その枠組みが社会全体にきちんと理解されていなければならない。とりわけ発がん影響は確率影響であり，受け入れ可能なリスクレベルの設定の議論が，社会全体としての総意であることが欠かせない。原発事故現場の処理という大きな課題を抱えるわが国において，その最前線に立つ労働者の健康をどう護るのか。そこには，社会規範，価値観，知識等，様々な要素への考慮が欠かせない。現在，国際的に多くの国が採用している線量限度の背景にあるリスク管理の考え方をいま一度確認した上で，職場と労働者の信頼関係構築を促すコミュニケーションを丹念に積み重ねていくことが求められている。

参照文献

[1] National Research Council (1983) *Risk Assessment in the Federal Government: Managing the Process*, NRC, Washington D.C..

[2] International Commission on Radiological Protection (1991) 1990 Recommendations of the ICRP. ICRP Publication 60. Ann. ICRP 1991 ; 21 (1-3).

[3] 日本産業衛生学会（2012）「許容濃度等の提案（2012年度）および許容濃度の暫定

値の提案理由（2012 年度）」『産業衛生学雑誌』54：194-266.
［4］ICRP (2007) The 2007 Recommendations of the ICRP, ICRP Publication 103. Ann. ICRP 2007; 37 (2-4).
［5］NCRP (1993) Limitations of Exposure to Ionizing Radiation, NCRP Report No116. National Council on Radiation Protection and Measurements, Bethesda, MD.
［6］HSE. Ionising Radiations Regulations 1999.
　　http://www.legislation.gov.uk/uksi/1999/3232/made (accessed 1 Dec 2012)
［7］HSE. The tolerability of risk from nuclear power stations.
　　http://www.hse.gov.uk/nuclear/tolerability.pdf (accessed 1 Dec 2012)

第5章

公害から見た労働者災害──アスベスト災害を中心に

宮本憲一

　2014年10月9日大阪府泉南地区石綿災害について，最高裁は初めて被害の国の責任を認める画期的な判決を下した。この判決を出すにあたって最高裁は「労働環境を整備し，生命，身体に対する危害を防止するため，国は技術の進歩や科学的知識に合うように適時適切に規制権限を行使すべきだ」とし，また「規制権限の不行使が供される限度を逸脱して著しく合理性を欠くと認められたときはその不行使による被害を受けた者との関係では違法」とした。これは規制の基準を行政の裁量や費用と便益の比較衡量に任せず，被害者の基本的人権擁護に措く公害裁判のこれまでの成果が，労災にも採用されたと言ってよい。公害裁判では1970年代から国の責任が問われ，一進一退してきているが，じん肺裁判以後，労災においてもそれが訴求され，じん肺裁判では3分の1の国の責任が認められ，この石綿裁判では一挙に2分の1まで国の責任が認められた。このように労働者災害補償保険法（労災補償法と略す）によって救済されているはずの労災がなぜ裁判で国の責任が問われるのか，このように行政救済ができず，裁判にするのは明らかに公害の救済問題の影響を受けている。本章ではこのような状況を生み出した石綿災害を中心に公害と労働災害との共通性と相違などを論じたい。

1　公害の労災への衝撃──クボタ・ショックで顕在化した石綿災害

（1）クボタ・ショック

　2005年6月29日機械メーカー・クボタ尼崎工場周辺に居住する3人の中皮腫患者が支援団体とともにクボタを告発することによって，クボタの石綿災害のみならず，100年以上にわたる石綿災害が初めて明らかになった。その後の研究調査で，2015年6月現在クボタの尼崎工場の石綿被害者482人，死者434人（内従業員死者163人，療養中21人，住民死者271人，療養中27人）という恐るべき災害が明

らかになった。クボタは毒性の強い青石綿（クロシドライト）を1957～75年に約9万トン，白石綿（クリソタイル）を1954～2001年に146万トンを使用し，上下水道排水管・導入管などの石綿パイプや建材などを製造していた。尼崎工場の従業員527人中石綿疾患者184人（35％）うち死亡者163人（31％），まさに労働戦士の全滅に近い惨状である。このルーズな労働環境から拡散した石綿が周辺住民を公害として襲ったのである。先述の死者に療養中の患者を入れると従業員の犠牲者よりも多く300人近い犠牲者が出ているのであり，水俣病に続く世界的な公害事件である。クボタは水俣病のように裁判が提起されれば，社会的な紛糾になることを恐れ，被害者組織と交渉し，半径1.5km以内に居住していて，中皮腫や石綿肺がんと認定された患者に対して，2,500～4,600万円の見舞金を出している。しかしこの措置に納得のいかぬ患者は裁判を起こしたが，ほとんどの患者はこの見舞金契約を受けている。このためクボタの法的責任は果たされていない。

　政府は石綿の使用の全面禁止をするとともに世論の反撃が強くなることを恐れて，十分な調査をしないまま2006年2月に「石綿による健康被害の救済に関する法律」（新法）を制定し，もれなく石綿被害者を救済することにした。しかしこの時期には政府は石綿被害について法的責任はないという態度を取っており，また公害健康被害補償法（公健法と略す）のように民事裁判に代わって行政救済をするというものではなかったので，医療費以外の補償は労災補償に比べて10分の1の極めて低額のものであった。この費用はPPP（汚染者負担原則）を適用することが難しいので，救済基金をつくり，石綿が3,000種類の商品に使われ，多くの企業がそのメリットを受けたという理由で，264万業者から一律労災保険料の100分の0.05の料率で4年間300億円を徴収し，1951～2004年間に累計1万トン以上使ったクボタなど4社から年3億3,800万円を特別徴収している。

（2）驚くべき被害の顕在化

　政府はこれとともに疫学の調査を始めたが，これは大変不十分なものである。石綿の被害が明らかになり，救済が確実になったので，初めて全国的に潜在患者が顕在化した。表2-5-1は労働衛生センターによる石綿被害のうち中皮腫と石綿肺がんについて，労災保険・船員保険と「新法」によって補償・救済を受けた状況の推移である。クボタの労災と周辺の公害患者が顕在化しただけでなく，これまで隠れていた全国の石綿被害者が明らかになりつつある。これは公害の法則

表 2-5-1　中皮腫・石綿肺がん補償・救済状況　　（単位：人）

	推定死亡者数	労災保険	船員保険	新法労災時効救済	新法死亡後救済	新法生存中救済	補償・救済合計
～1994	11,055	203					203
～2004	21,039	653	1				654
2005	2,733	715	6				721
2006	3,150	1,784	23	842	1,477	632	4,758
2007	3,204	1,002	12	95	292	453	1,854
2008	3,510	1,062	9	112	463	528	2,174
2009	3,468	1,019	9	95	737	479	2,339
2010	3,627	922	11	37	75	629	1,674
2011	3,774	944	9	34	66	590	1,643
2012	4,200	924	11	167	310	682	2,094
2013	4,230	910	11	21	34	627	1,603
合計	63,990	10,138	102	1,403	3,454	4,620	19,717

(出所)『労働衛生センター情報』2015年1～2月号より作成.

のようなものであって，被害者が勇気をもって，人権侵害を訴え，それが社会的に認められて救済制度が確立すると，初めて被害の全体像が姿を現すのである。石綿被害の場合，公害告発が多くの潜在労災被害者までも顕在化した。

　石綿労災認定患者は94年までにわずか203人，1995年から2004年までの10年間で653人（年平均65人）に過ぎなかった。ところがクボタ・ショックの2005年には1年間でそれまでの10倍以上の715人が認定され，さらに2006年になると30倍近い1,784人が認定されている。2005～2013年で労災（労働保険＋船員保険）は9,402人（年1,045人）に上っている。他方救済法（表の新法）の2006～13年認定患者は9,477人（年平均1,053人）で両者を合わせて1万8,879人で，年約2,000人の認定患者が出ている。実はこれでも石綿被害者がすべて救済されたとは言えない。統計的には中皮腫の死亡者は公表されているので，それを土台にその約2倍の石綿肺がん患者が出るとして労働衛生センターが推定した死亡者は，2013年までに6万3,990人に上る。これまでに補償・救済された被害者は1万9,717人であるから，救済率は30.8％に過ぎず，約70％の被害者が救済されないまま死亡していると推定される。

　なぜこのような悲劇が生じているのか。石綿は髪の毛の5,000分の1の太さで，大気中に飛散し，それを吸い込むと肺組織などに刺さり，深刻な疾患，石綿肺，肺がん，中皮腫（胸膜や腹膜にできる悪性腫瘍），悪性でない胸膜プラークなどを発症する。石綿による中皮腫・肺がんは暴露してから10～50年を経て発病する。

大気汚染公害のようなフロー公害でなく，ストック（蓄積）公害である。この長い年月のため発病した時の原因が不明な場合が多く，訴求ができない場合があるため，患者が潜伏した。しかしそれだけではない。日本の労働者は企業主義である場合が多く，労災を表沙汰にしない場合がある。

石綿は「奇跡の鉱物」と言われるように植物繊維のように自由に加工でき，耐熱性，耐火性，防音性，耐摩耗性，耐薬品性，絶縁性，耐腐食性などの優れた物理的性格をもっている。しかも安価である。代替品の価格は時期や対象によって違うが，80年代から代替されたビニロンはkg当たり400〜500円であるが，石綿は50〜60円で，しかもビニロンは保水性を高めるために補助材が必要であった。このため高度成長期には大量高熱のエネルギーを使う重化学工業，電力（特に原発）で使用された。火災や災害危険度の多い人口密集地域の高層セメント・ビルディングを中心に耐火木造住宅にいたるまでの建材に使われた。軍艦，ロケット，航空機，大砲，などの近代兵器や宇宙利用機器，さらに自動車のブレーキ，耐火服，化粧品などの日常品にいたるまで，約3,000種の商品に使われた。約1,000万トンが使われ，建材に80％使われ，なお500万トンが建材に蓄積されている。

（3）企業・政府と学界の責任

石綿の有害性はかなり早くから指摘されていた。世界的には1900年代初頭に石綿肺，1950年代に石綿肺がん，中皮腫は1960年代に医学的知見は確立していた。日本の場合，1937〜40年に厚生省保険院は石綿織物の中心地であった大阪府泉南地区などを調査し，「アスベスト工場における石綿肺の発生状況に関する報告書」を発表している。この結果1,574人の労働者の25.9％が石綿肺になり，20〜25年勤務者は100％石綿肺疾患者になっているという恐るべき結果を報告している。戦後も1952〜56年の調査で石綿肺発生の報告があり，1960年には石綿合併肺がんの報告がある。政府はこの年に「じん肺法」を制定し，石綿を有害物質として認定したが，1970年になっても150事業場中30％が旧安全衛生規則を守っていない。70年代前半には死病である中皮腫の発生が報告されている。1971年には特定化学物質等予防規制（略して特化則）を制定し，局所排気装置設置の義務付けや屋内作業場の石綿粉じん濃度の測定の義務付けが行われた。1974年には職業ガン条約が結ばれた。以後石綿の危険性が高まり，75年特化則の改正などの規制の強化が進んだ。76年最も危険な青石綿の使用規制や石綿含有量5％の吹付石綿禁止など

表 2-5-2　各国の石綿消費量の推移

(単位 トン)

	1960	1970	1980	1990	2000	2007
中　国	81,288	172,737	150,000	185,748	382,315	626,000
インド	23,652	49,792	96,892	118,964	145,030	302,000
日　本	92,483	319,473	398,877	292,701	85,440	58
米　国	643,462	668,129	358,708	32,456	1,134	916
英　国	163,019	149,895	93,526	15,731	268	187
ロシア	453,384	680,589	1,470,000	2,151,800	449,239	280,000
世　界	2,178,681	3,543,889	4,728,619	3,963,873	2,035,150	2,080,000

(注) 消費量＝(産出量＋輸入量)－輸出量.
(出所) U.S. Geological Survey, Worldwide Asbestos Supply and Consumption Trends from 1900 to 2003. Ibid. 2007より作成.

の措置が取られたが，実際にはモニタリングはしていない。

　原子力ムラのような日本の学界の閉鎖性の欠陥と政官財学癒着の構造が石綿対策にも表れた。医学界では先述のように早くから有害性が明らかにされていたにもかかわらず，建築など工学系にはこの情報は最近まで届いていなかった。このため建築基準法では石綿の使用が奨励されており，事実上1989年まで一番危険な石綿の吹付が行われていた。1986年にILOは青石綿禁止条約を採択したが，日本は青石綿を87年にようやく禁止した。1987年管理使用が認められていた白石綿による中皮腫が発見された。1983年にはアイスランド，84年ノルウェー，86年デンマーク，スウェーデンが石綿の原則使用禁止をした。表2-5-2のように他の欧米諸国も80～90年にかけて急激に使用を制限した。しかし日本では白石綿は管理使用をすれば，がんの発生率は低いとして，80年代は年平均30～40万トン，1990年でも29万トンという先進国中最大の使用をした。1993年ドイツ，イタリア，96年フランス，99年イギリスとEUが石綿の全面禁止をした。しかし日本は白石綿の輸入は95年19万トンにのぼり，それから減少したものの2000年8.5万トン，2004年原則禁止といいながら8,000トンを輸入し，2006年クボタ・ショックでようやく業界の反対を押し切って，全面禁止をした。

　この間に，アメリカでは石綿災害の裁判は6万件，原告60万人，被告企業83業種6,000社，補償金の支払い額は540億ドルにのぼる大事件が進行し，その情報は70年代末には日本にも到着していた。また80年代に入ると学校や保育所などで吹付石綿に対する恐怖から，対策を求める声が高まった。また学界からも筆者を含めて，この時期には石綿の危険とその使用禁止を求める意見が出始めた。政府も

初めて，1985年工場周辺の石綿の飛散状況を調べ始めたが，安全基準を達成しているとして，すでに労働災害が報告されているクボタ，ニチアスなどの工場周辺の住民健康調査をしなかった。マスメディアも85年のアメリカ航空母艦ミッドウェーの横須賀市での解体工事に伴うアスベストの処理を巡る事件の報道など，一時期は関心を示したが，すぐに消えてしまった。1995年阪神淡路大震災では，石綿対策は手遅れとなり，すでに解体に従事した5名の労災死亡が出て，まだ増える傾向にある。このようにクボタ・ショックで公害の被害者の勇気ある行動がなければ，日本の石綿労災・公害対策は始まらなかったのである。先述のようにまだ500万トン以上の石綿が建材などに蓄積されている，東日本大震災でも十分な予防が行われなかった。今後の解体作業を中心に被害は続き，2050年までは少なくとも石綿被害による認定死者は毎年1,000人を超えるであろう。

　クボタ・ショック以後，2005年7月から2013年度まで11回にわたり，厚労省は「石綿暴露作業による労災認定等事業場」を公表している。これは潜在化している石綿暴露の労働者と周辺住民への注意や，地方公共団体への情報を促す目的であり，工場名を明示している。2013年度では石綿労災認定工場は1,005，公表事業場は957，内建設業579（57.6％），製造業341（33.9％）となっている。労災認定1,108人内死亡292人，救済法救済24人となっている。労災事業所と認定件数の都道府県内訳では東京125事業場127人，大阪91事業98人，神奈川76事業場87人，兵庫63事業78人等大都市圏に集中している。しかし石綿は3,000種類の商品に使われていて，関係事業所や被害者は全国に散布している。建設業者や製造業者に労災認定が多いが，清掃関係公務員，教職員，看護師，商店主，映画・演劇関係者，作家など全業種に及んでいる。労災被害者とほぼ同数の労働者家族，鉱山・工場・解体現場の周辺住民の公害被害者が出ている。

　先の最高裁判決で石綿労災に関する国の法的責任は医学的に石綿被害の確定した1958年から特化則で防止制定を義務づけた1971年の間の被害については認められたが，その後も被害が増えているので，少なくとも全面使用禁止をした2006年までは，国の責任があるのでないか。その意味ではまだ石綿公害については国の法的責任が全面的には明らかになっていない。建設労働者の労災裁判では，一人親方の補償がされていない。また建材のメーカー，商社等アメリカなどでは拡大生産者責任として訴求されている企業の責任が，日本では確立していない。フランスの救済法に比べて，日本の救済法は補償の水準は低い。今後も建築物解体な

どから被害が発生する可能性が高い。アスベスト・フリー社会を創るために，オーストラリアのようにアスベスト対策法を作る必要があるのではないか。

2 労災から公害へ——水俣病・イタイイタイ病などの教訓

（1）戦後公害の性格：人格権侵害

　石綿労災問題では石綿公害の社会的先導性を述べたが，戦後の公害特に4大公害の原因究明と救済は労災から学んだと言ってよい。同時にそれは後述のように政府と結んだ医学界の誤りを招く原因でもあった。戦後の公害問題は戦前のそれとは異なっていた。戦前の公害は主として，工業化・都市化に伴う特定地域の農漁業の被害であった。健康の被害もあったのだが，それは社会問題とならなかった。これに対して，戦後の公害問題は農漁業の被害から始まったが，主たる被害は人間の生命・健康・生活環境の侵害であり，しかもそれは特定地域ではなく，全国に被害が広がった。水俣病のようにチッソの犯罪と言えるような公害もあったが，政治経済システムのもたらす被害である。これまでの公害は財産権＝主として物権の損害であったが，戦後の被害は基本的人権＝人格権の侵害である。産業間の紛争ではなく，企業と市民の対立である。それは企業の利潤追求から起こるだけでなく，人権と環境という公共財を守護・保全すべき政府・自治体が経済成長政策のために企業と癒着して，安全や環境保全を怠り，さらに空港や道路などの公共事業で，自ら公害を出すような政策をとるために被害が発生するのである。このように戦後の日本人は人間の生命・健康・生活環境侵害という公害の新局面に直面した。1960年末まで日本と同じように欧米諸国には環境省（庁）も環境法制もなく，大学や研究機関には公衆衛生部門以外に学部や研究科はなかった。このため公害の原因を明らかにし，裁判の法理を作り，あるいは行政の救済制度を作るには，極めて困難で独創性が要求され，その際に参考になったのが労働災害の病像と救済制度である。

（2）病像の類推

　水俣病はアセトアルデヒドの生産過程で触媒として使用された水銀が塩化メチール水銀を副生し，それが水俣湾から不知火海に流出し，それに加えて，工場排水によって底質に大量に堆積した無機水銀が有機水銀に転化し，これらに汚染

された魚介類を食べた人に起こる神経疾患である。これは最初の公害であり、原因＝病像が解明されて対策が取られるためには長い時間がかかった。チッソのアセトアルデヒドの生産は1932年から行われ、漁業被害も繰り返し起こり、戦前に患者が発生した可能性があるが、公式の発見は1956年5月である。8月には熊本大学医学部は県の依頼で、研究班をつくり、2ヵ月後には伝染病でなく、水俣湾産魚介類に含まれる神経親和性の強い毒物による中毒と結論した。これで直ちに水俣湾の魚介類の捕獲をやめれば、多くの患者が生まれずに済んだに違いない。熊本県漁業課は国にそれを要望したのだが、水俣湾のすべての魚が汚染されていることが証明されていないことを理由に、国は規制をしなかった。チッソは有害な物質は流していないとして、秘密裏に調査を続けるが、生産停止などの措置は取らなかった。このため、熊本大学研究班は原因物質を探さねばならず、マンガンついでセレンやタリウムなどの重金属が疑われた。1959年3月、武内忠雄熊大教授はイギリスの農薬の生産工場で有機水銀中毒による労働者患者の症状が水俣病症候群と類似していることを『熊本医学会雑誌』に発表した。これは発見者の名前を付けてハンター・ラッセル症候群と名付けられている。7月には排水溝から湾内にかけて大量の水銀を発見したので、水俣病は有機水銀中毒であると発表した。しかしチッソは無機水銀を使っているが、生産工程での有機水銀発生を否定した。実はこの時期にチッソ附属病院長細川一がアセトアルデヒド・酢酸工場の排水による食餌を使って猫が水俣病の発病を確認していたのだが、工場長はこれを認めず、この結果は発表されなかった。それどころか工業化学の権威者清浦雷作などがアミン説や爆薬説を出して、有機水銀説を否定した。このため熊本大学研究班は苦労して工学的な実験をし、1962～3年にかけて、アセトアルデヒドの生産過程で有機水銀が発生することを証明し、国際学界でも承認された。にもかかわらず、政府はこれをすぐに認めず、チッソが生産をやめた1968年にようやく水俣病を公害と認めたのである。このように苦労したが、水俣病は労働災害から類推して病像と原因を確定したのである。これはイタイイタイ病の場合も同様で、吉岡金市がフランスのカドミウム電池工場の慢性的労働災害がイタイイタイ病に類似していることからカドミウム中毒であることを確定した。

(3) 両者の病像の違い

　労災と公害の病像は違う。労災の場合は高濃度の有害物の大気中の暴露だが水

俣病もイタイイタイ病も微量の汚染物の環境汚染，食物連鎖—生物濃縮による食物や水の経口摂取による。したがって，魚介類あるいは米・水の摂取量などによって病像は多様であり，労災の場合と病像は違う。この日本で初めて見つかった公害の病像は労災とは違っているのであって，現場で被害者を診断した医師が初めて認識しうるものである。ところが，政府の水俣病の認定基準はハンター・ラッセル症候群によっている。水俣病は四肢末梢の感覚障害や全身症状を共通の症状としている。しかし政府の判定基準は四肢末梢以外に視野狭窄，運動障害など複数の症状を必要とする。このように重度の病像に限定したのはチッソの経営や国の予算の限界を考慮した補償の在り方に制限されたためである。原田正純をはじめ多くの水俣病患者を診察した現場の医師が確定した水俣病の病像を最高裁は認めたが，政府が認めぬために，いまだに紛争が続いている。つまり，労災と公害は連続し共通の性格があると同時に，環境災害としての公害は労災と異なる独自の問題があるのである。

　また救済に関して，1974年，四日市裁判の判決の影響で，世界で初めて公健法が制定され，労災補償法に準拠して作られた。しかし1988年にこれが大気汚染患者の適用をやめ機能停止をしているため，石綿被害の救済法が作られた。しかし公害の救済制度をどうするかは，いまなお残された課題である。

参照文献

[1] Miyamoto, K., Morinaga, K., Mori, K. eds. (2011) *Asbestos Disaster, Lessons from Japan's Experience*, Springer.
[2] 髙村学人（2009）「フランスにおけるアスベスト被害者補償基金の現状と課題」『環境と公害』38(4)：14-19.
[3] 原田正純（1994）『慢性水俣病・何が病像論なのか』実教出版.
[4] 宮本憲一（2014）『戦後日本公害史論』岩波書店.
[5] 村山武彦（2002）「アスベスト汚染による将来リスクの定量的予測に関する一考察」『環境と公害』32(2)：31-38.
[6] 森永謙二編（2002）『職業性石綿暴露と石綿関連疾患＝基礎知識と労災補償』三信図書.

第Ⅲ部
労働と関係する病気の予防と働く人の健康増進

　職場の長時間労働やストレスはどのように循環器疾患や糖尿病と関係しているのだろうか？　日本ではなぜ印刷工場で胆管がんが集中発生したのだろうか？　一方，働く年齢層の自殺数は高止まりの様相である。特に増加する非正規雇用労働者は正規雇用に比べて抑うつや不安が高いと言われる。そこで企業におけるこれからのメンタルヘルス対策のあり方を予防や健康増進の立場で考えよう。

　生産年齢人口は顕著に減少している中で，子どもを産み育てながら働き続ける女性労働者の比率は年々増え続けている。高齢で働く労働者も増え国際的にもワークアビリテイ（労働適応能力）の評価が注目されている。第Ⅲ部ではすべての働く人々の労働と密接に関係する病気の予防と健康増進の方策を考える。

第1章

労働関連疾患としての循環器疾患，糖尿病，不眠症などの実態，予防対策

吉岡英治／西條泰明／岸 - 金堂玲子

　労働関連疾患とは，様々な労働要因により，発症が早まったり，症状が増悪したりする可能性のある疾患で，高血圧などの循環器疾患や腰痛などの筋骨格系疾患，うつ病などの精神疾患が例として挙げられる。職場の要因としては，長時間勤務，交代制勤務，職業性ストレス，職位，単身赴任などがこれまでの疫学調査により指摘されている。

　今後の日本における労働関連疾患に関する課題としては，以下が挙げられる。(1)健康障害リスクとなる労働環境に関して，さらに疫学調査を推進し予防策を見つける。(2)働く人のより健康な労働生活の優先順位を国の健康政策全体の中で，現在より上位に位置づける。(3)産業保健活動の科学的評価を適切に実施し，産業保健に関する事業や政策の質を高めていく。(4)健康障害リスクの大きい環境に置かれている長時間労働者の職場改善を進めるとともに，非正規雇用者，零細中小企業などへも適切な産業保健サービスを提供できる体制を早急に整える。

1　労働者の健康状態の現状

　労働安全衛生法に基づく定期健康診断の有所見率は，近年急上昇している。すなわち，平成6年には有所見率35.2％であったが，平成11年には42.9％，平成20年には51.3％となり，それ以降も高い水準である。平成26年の有所見率は53.2％であり，項目別では血中脂質（32.7％）が最も高い値で，次いで血圧（15.1％），肝機能検査（14.6％）となっている。また，過重労働による健康障害が現在日本で大きな問題となっており，厚生労働省は「過重労働による健康障害を防止するための総合対策」（2002）を策定し対策を推進している。しかしながら，平成26年度の「脳血管疾患及び虚血性心疾患等」による労災支給決定件数は277件で，平成19年度（392件）に比べると減少しているとはいえ，現状も決して低い水準とは言えない状況である。

2 労働関連疾患とは

　1976年，WHO総会で提唱され，1982年に設置されたWHO・ILO合同専門委員会で採択された報告では，それまでのじん肺や化学物質による中毒・振動病など労働との関連が明確な古典的な職業病の予防とともに，循環器疾患や筋骨格系疾患など働く人の素因や生活習慣とも関連があるが労働条件や作業が疾病の発症を早めたり増悪させたりする可能性のある疾患をwork related diseases（労働関連疾患，あるいは作業関連疾患と訳される）と定義付け，その予防の重要性が示されている。同報告は，職場に広がる様々なリスク要因と健康障害との関連性を疫学研究によって明らかにし，働く人の疾病の予防対策に生かすことの重要性を世界的に明らかにしていると言える。

　これまで職域における疫学調査によって，循環器疾患（高血圧症，虚血性心疾患など），脳血管疾患（脳梗塞，脳出血など），脂質異常症，肝疾患，呼吸器疾患，糖尿病，精神疾患（うつ病など），筋骨格系疾患など様々な疾患が，労働関連疾患であることが指摘されている[1]。そして，循環器疾患，糖尿病，不眠症のリスクとなる労働要因として，長時間勤務，交代性勤務，職業性ストレス，職業階層，単身赴任などが指摘されている[1][2]。

3 長時間勤務と労働関連疾患

　過重労働による健康障害の労災認定基準である「脳血管疾患及び虚血性心疾患等の労災認定基準」（2001）では，長時間勤務が重要な負荷要因とされている。しかしながら，長時間労働が健康に及ぼす影響に関するレビューでは，虚血性心疾患，高血圧，糖尿病は，長時間勤務によりリスクが上昇するという報告が見られるものの，これらはまだ報告数が少なく，しかも必ずしも適切な研究デザインで実施されたものではないため，これらのエビデンスは確定的なものではないとしている[3]。

　ただし過重労働から，過労死など重篤な健康障害に至る重要な経路として，睡眠不足による疲労の蓄積が重要や役割を担っていることが指摘されている[4]。短時間睡眠は循環器疾患，糖尿病のリスクであるため，日本の長時間労働者は睡

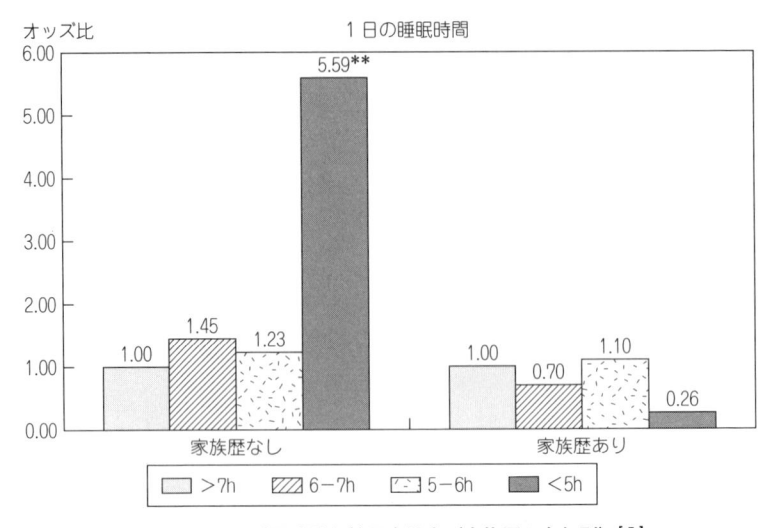

第Ⅲ部 労働と関係する病気の予防と働く人の健康増進

図3-1-1 睡眠時間と糖尿病発症（家族歴の有無別）[5]

（注）年齢，性，BMI，喫煙，飲酒，労働時間，労働ストレス，教育，シフトワークで調整
＊＊：$p<0.01$

眠不足（短時間睡眠）を介して，循環器疾患や糖尿病リスクが高くなっている可能性がある。

　我々も，北海道内の公務員を対象として，労働要因が健康に及ぼす影響に関する前向き追跡研究を実施しており，そこで睡眠時間と2型糖尿病罹患との関連を解析して報告している[5]。その結果，2型糖尿病の家族歴のない労働者で7時間以上の睡眠時間のものと比較して，5時間以下の睡眠時間のもので有意に糖尿病罹患リスクが高くなっていた（図3-1-1）。一方，家族歴のある労働者においては，短時間睡眠が糖尿病罹患リスクを高めるということはなかった。

4　職業性ストレスと労働関連疾患

　職業性ストレスとは，「仕事の心理的又は社会的な特徴や環境によって起きる身体的・精神的な反応のことであり，特に健康に影響を与える可能性のあるもの」をいう[6]。職業性ストレスに関しては，様々なストレスモデルが提唱されている。疫学調査ではこれらのモデルに基づき作成された自記式質問票（または面接）により，職業性ストレスを評価する。代表的な職業性ストレスモデルであ

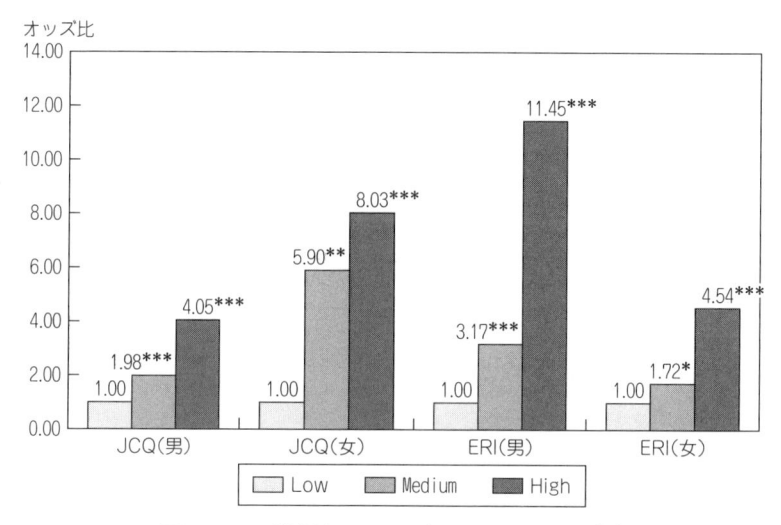

図 3-1-2　職業性ストレス（JCQ, ERI）と不眠[14]

（注）年齢，教育，職位，運動，喫煙，飲酒，労働時間シフトワーク，休暇で調整
＊: $p<0.05$ (vs. low). ＊＊: $p<0.01$ (vs. low). ＊＊＊: $p<0.001$ (vs. low).
JCQ: Job Content Questionnaire, ERI: Effort Reward Imbalance.

る Job Content Questionnaire（JCQ）は，標準化された職業性ストレスの測定法として Karasek[7] により開発され，「仕事要求度」と「仕事裁量度」という 2 つのストレス要因を測定する。仕事要求度は量的負担，役割ストレスなど作業に関わる業務負担を定量化したものであり，仕事裁量度は仕事上の技能の幅と決定権とを合わせたものである。このモデルでは，高い仕事要求度と低い仕事裁量度で特徴づけられるグループは「高ストレイン群」と呼ばれ，心理的なストレス反応が高くなるとされる。努力報酬不均衡モデル（ERI）は，ドイツの社会学者 Siegrist[8] によって提唱されたストレスモデルである。このモデルは，「努力」と「報酬」という 2 つのストレス要因と，「オーバーコミットメント（仕事への没入や評価に対する過度の反応など）」という 1 つの修飾要因を測定するものである。報酬には，給与だけでなく将来の見込み，周囲からの評価などが含まれる。仕事上の努力の程度に対してその仕事から得られる報酬が不足していると感じる場合に「努力—報酬不均衡」となり，より大きなストレス反応が発生すると考える。さらに労働者が「オーバーコミットメント」である場合は，「努力—報酬不均衡」状態に対して，より鋭敏にストレス反応が発生するとしている。

JCQモデル,ERIモデルの循環器疾患への影響に関するメタアナリシスでは,ともに高ストレス状態で疾患リスクが上昇すると報告されている[9][10]。糖尿病への影響は,これまでのところ一致した結果が得られておらず,メタアナリシスの結果でも高ストレスの糖尿病リスクへの影響は有意なものではないと報告されている[11]。睡眠障害に関しては,高ストレスがリスクを高めることが報告されている[12][13]。我々が実施した北海道内の労働者を対象とした職業性ストレスと不眠の疫学調査でも,職業性ストレスとしてJCQモデルとERIモデルを採用しており,この2つのモデルの影響の違いを検証した[14]。不眠の評価はアテネ不眠尺度で行った。ストレスへのばく露量に応じて,労働者を高ストレス群,中ストレス群,低ストレス群と三分して,横断的に不眠リスクを解析した。その結果,低ストレス群と比較した高ストレス群の不眠リスク(オッズ比)は,JCQモデルで男性4.05,女性8.03,ERIモデルで男性11.45,女性4.54となった(図3-1-2)。JCQモデル,ERIモデルのいずれにおいても高ストレスばく露は有意に不眠リスクを増加させたが,男性ではERIモデル,女性ではJCQモデルの影響がより大きかった。

5 交代制勤務と労働関連疾患

交代性勤務者における不眠の報告は,欧米や日本においてこれまで多数見られており[15],概日リズム睡眠障害の1つであるとされている。交代制勤務の心血管疾患への影響に関しては,34研究のメタアナリシスの結果,冠動脈疾患のリスクを有意に上昇させたと報告されている[16]。交代制勤務と糖尿病リスクに関しても検討されているが,結果は必ずしも一致していない[17]。しかしながら,睡眠時間や睡眠の質が糖尿病リスクを高めるため[5],睡眠障害を介して交代性勤務が糖尿病リスクを高めるという可能性は十分にあると考えられ,今後さらに検討が必要であろう。

■その他(単身赴任,職業階層に関して)

平賀ら[18]によると,男性労働者1,570名における単身赴任群と家族同居群の比較では,30代と40代の高血圧有病率でのみ有意差を認め,肥満,糖尿病,高脂血症では有意差は認められなかった。しかしながら,単身赴任の男性労働者におい

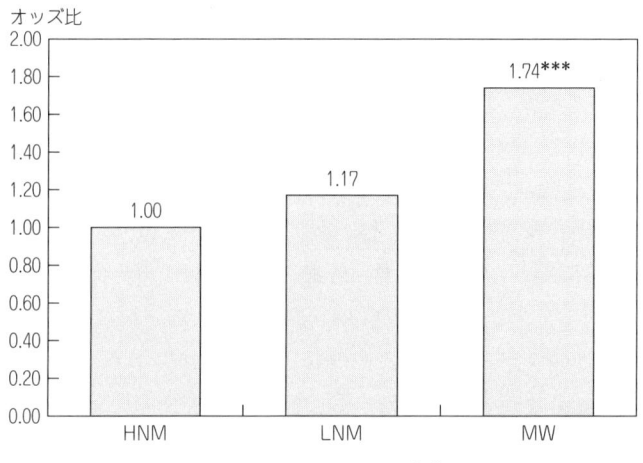

第1章 労働関連疾患としての循環器疾患，糖尿病，不眠症などの実態，予防対策

図3-1-3　職位と不眠[20]

（注）年齢，教育，職位，運動，喫煙，飲酒，労働時間シフトワーク，休暇で調整
***: $p < 0.001$ (vs. HNM).
HNM: High level of Non-Manual workers, LNM: Low level of Non-Manual workers, MW: Manual Workers.

ては食生活が外食，ファストフード，テイクアウト食品への依存が高くなり，生活習慣病のリスクが高くなることは十分考えられる。この分野での知見はまだ不足しており，単身赴任労働者の健康管理，健康指導のために今後もさらに調査が必要であろう。

　職業階層や収入，学歴といった社会経済状態も人々の健康に影響を及ぼす因子であることが多くの疫学研究で指摘されている[19]。我々の調査においても，職位と不眠に関して男性労働者約4000名を横断的に検討している[20]。職位は，職種と職階から，Higher level of non-manual workers (HNM), Lower level of non-manual workers (LNM), Manual workers (MW) と分類した。その結果，HNMと比較して，MWの不眠リスク（オッズ比）は1.74と有意に大きくなっていた（図3-1-3）。

6　労働関連疾患に関する今後の課題

　わが国における労働関連疾患をめぐる状況から，今後の課題として次の4点を指摘できる。

（1）これまで疫学研究の結果，長時間勤務（またはその結果としての短時間睡眠）や，職業性ストレス，交代制勤務，単身赴任，低い職業階層といった労働要因が，循環器疾患，糖尿病，不眠症の危険因子である可能性が指摘されている。しかし現状では職業性ストレス以外の要因に関しては，いまだ疫学的知見が十分とは言えない。今後，様々な労働要因の健康リスクについて，さらに疫学調査を実施し，検討していく必要があるだろう。

（2）政府，地方公共団体，経済界，労働界の合意により，「仕事と生活の調和（ワーク・ライフ・バランス）憲章」が2007年に策定された。しかしながら，ワークライフバランスの向上のための取り組みは，個人あるいは1企業の努力では限界がある。すなわち，ワークライフバランスの向上のためには，日本の21世紀の国づくりの理念を明確にし，国の健康政策全体の中で健康な労働生活の優先順位を現在より上位に位置づける必要があるだろう。これまで日本の健康づくり政策において，労働条件や労働環境の改善はほとんど位置づけられていなかった。その結果として，「より健康な職場づくり（労働時間など安全衛生を目的とした環境改善対策）」よりも，むしろ「職場での健康づくり（個々の生活習慣病対策）」が主題となり，栄養指導や運動指導が中心になされてきていた。「健康日本21（第一次）」では，栄養，運動，喫煙などの生活習慣の改善は強調されているものの，長時間労働などの労働実態を踏まえた労働関連疾患に対する予防対策は取り上げられていなかった。しかしながら，平成25年度から開始された「健康日本21（第二次）」には基本方針として「健康を支え，守るための社会環境の整備」が含まれており，今後に期待をしたい。

（3）職域の健康診断，保健指導において，これまでは必ずしも適切な事業評価が行われていないため，蓄積されてきた知見が十分に活かされていない。2008年4月より組合管掌健康保険を含む公的医療保険加入者全員を対象として，メタボリックシンドロームを主たるターゲットとした特定健康診査・特定保健指導が行われている。このような展開においても，産業保健における事業の科学的評価を組織的に実施し，これからの事業や政策の質を高めていくべきである。

（4）日本の産業保健の大きな問題として，大企業に勤務する正規雇用者と比較して，中小企業の労働者や非正規雇用者などに対しては産業保健サービスが十分カバーされていない状況がある。このため今後，健康障害リスクの大きい環境に置かれている長時間労働者の職場改善を進めるとともに，非正規雇用者，

第1章　労働関連疾患としての循環器疾患,糖尿病,不眠症などの実態,予防対策

零細中小企業などへも適切な産業保健サービスを提供できるような体制を早急に整え,労働関連疾患の予防に取り組んでいく必要がある。

参照文献

［1］和田攻（2007）「メタボリックシンドロームと産業医学」『産業医学レビュー』19(4)：187-246.

［2］中田光紀（2003）「職域における睡眠の疫学研究」『産業精神保健』11(2)：104-109.

［3］van der Hulst, M. (2003) "Long workhours and health," *Scandinavian Journal of Work, Environment & Health*, 29(3)：171-188.

［4］岩崎健二（2008）「長時間労働と健康問題」『日本労働研究雑誌』575：39-48.

［5］Kita, T. et al. (2012) "Short sleep duration and poor sleep quality increase the risk of diabetes in Japanese workers with no family history of diabetes," *Diabetes Care*, 35(2)：313-318.

［6］川上憲人（2007）「職業性ストレスと精神障害の疫学」『産業精神保健マニュアル』中山書店, 24-33.

［7］Karasek, Robert A. (1979) "Job Demands, Job Decision Latitude, and Mental Strain: Implications for Job Redesign," *Administrative Science Quarterly*, 24(2)：285-308.

［8］Siegrist, J. (1996) "Adverse health effects of high-effort/low-reward conditions," *J Occup Health Psychol*, 1(1)：27-41.

［9］Kivimäki, M. et al. (2006) "Work stress in the etiology of coronary heart disease - a meta-analysis," *Scandinavian Journal of Work, Environment & Health*, 32(6)：431-442.

［10］Kivimäki, M. et al. (2012) "Job strain as a risk factor for coronary heart disease: a collaborative meta-analysis of individual participant data," *Lancet*, 380(9852)：1491-1497.

［11］Cosgrove, M. P. et al. (2012) "Work-related stress and Type 2 diabetes: systematic review and meta-analysis," *Occup Med* (Lond), 62(3)：167-173.

［12］Åkerstedt, T. et al. (2002) "Sleep disturbances, work stress and work hours A cross-sectional study," *J Psychosom Res*, 53(3)：741-748.

［13］Ota, A. et al. (2005) "Association between psychosocial job characteristics and insomnia: an investigation using two relevant job stress models — the demand-control-support (DCS) model and the effort-reward imbalance (ERI) model," *Sleep Med*, 6(4)：353-358.

[14] Utsugi, M. et al. (2005) "Relationships of occupational stress to insomnia and short sleep in Japanese workers," *Sleep*, 28(6): 728-735.

[15] 井上幸紀 (2007)「夜勤・交代制勤務」『産業精神保健マニュアル』中山書店, 439-444.

[16] Vyas M. V. et al. (2012) "Shift work and vascular events: systematic review and meta-analysis," *BMJ*, 345: e4800.

[17] Wang, X. S. et al. (2011) "Shift work and chronic disease: the epidemiological evidence," *Occup Med* (Lond), 61(2): 78-89.

[18] 平賀裕之ほか (2006)「単身赴任と生活習慣病」『心臓』38(5): 437-442.

[19] 近藤克則 (2005)『健康格差社会』医学書院.

[20] Yoshioka, E. et al. (2013) "Effect of the Interaction Between Employment Level and Psychosocial Work Environment on Insomnia in Male Japanese Public Service Workers," *Int J Behav Med*, 20(3): 355-364.

第2章

印刷労働者の胆管がん多発はなぜ起こったのか
——化学物質による健康障害を防止するために

熊谷信二

　2012年5月に，大阪市のオフセット校正印刷会社の従業員5人が胆管がんを発症していたことが明るみに出て大きな社会問題となった。その後，同社での患者は17人に達するとともに，他の印刷会社でも従業員が胆管がんを発症していることが判明した。厚生労働省は因果関係の調査を行い，「1,2-ジクロロプロパンに長期間，高濃度ばく露したことが原因で発症した蓋然性が極めて高い」として，労災に認定した。さらに，労働安全衛生法規の改正も行われた。一つの事例がきっかけとなり法改正にまで至ったわけであるが，それはこの事例が決して特異的なものではなく，普遍性をもっていたからと考えられる。本章では，なぜこのような事態が発生したのかを考えるとともに，予防のために何が必要かを提起する。

1　事件の発覚

　2011年3月に，「大阪市内のオフセット校正印刷会社において，校正印刷部門の複数の従業員（元従業員を含む）が肝がんや胆管がんを発症しているが，仕事が原因ではないか」という問い合わせが筆者にあった[1][2]。その後，連絡が取れた5人の患者の医療情報を確認したところ，全員が胆管がんであることが判明した。しかも診断年齢は25〜45歳であり，胆管がんの発症年齢としては極めて若かった。胆管がんのリスク因子には，膵・胆管合流異常，原発性硬化性胆管炎，胆石症，肝吸虫，ウイルス性肝炎，トロトラストなどがあるが[3]，これらの中で全員に共通するものはなかった。仕事で使用する化学物質に関する情報を収集したところ，患者全員がばく露されたものとして1,2-ジクロロプロパン（図3-2-1）が浮かび上がってきた。インキの洗浄剤として使用されており，高濃度になる可能性があったからである。

　同社の校正印刷部門の若い従業員5人が胆管がんを発症していること，事務営

1,2-ジクロロプロパン　　　ジクロロメタン

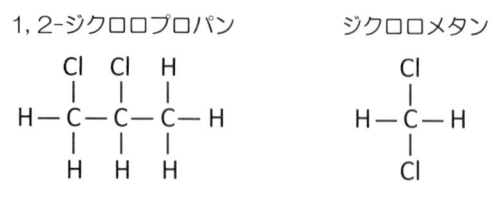

図3-2-1　ジクロロプロパンとジクロロメタンの構造式

業部門では発症したものがいないこと，そして共通する既知のリスク因子がないことから考えると，明らかに仕事が原因であると判断できた。原因物質として，1,2-ジクロロプロパンおよび，同時に使用されていたジクロロメタン（図3-2-1）が疑われるとして，2012年3月に労災申請を行った。その後，新たな患者情報が集まり，2014年12月現在で同社の胆管がん患者が17人に達し，うち9人がすでに死亡していることが判明している[4]。なぜこのような事態が発生し，そしてこれほど多数の患者が出るまで明るみにならなかったのであろうか。

2　経　緯

同社の創業は1969年である。その後，数回の移転を経て，1991年から現在の自社ビルで操業を始めた。校正印刷作業場は地下1階にあった。全体換気装置は設置されていたが，作業場からの排気の大部分を外気と混合して循環使用していたため，換気が不十分になっていた。校正印刷では洗浄剤を大量に使用するが，作業場内は洗浄剤の主成分である1,2-ジクロロプロパンやジクロロメタンなどが高濃度になっていたと推測される。従業員は目・鼻の刺激や吐き気を感じながら働いていた。実際に吐くこともあったという。

図3-2-2に胆管がん患者の発症経過を示す。1996年に最初の胆管がん患者が発生する。ほぼ同時期に急性肝炎患者も発生する。翌年には2番目の胆管がん患者が発生する。1999年には急性肝炎患者が発生するとともに，3番目の胆管がん患者が退職者の中から発生する。肝臓関連の重篤な疾患がこれほど頻発すれば，誰でも何かおかしいと思うだろう。事実，元従業員によると職場では「有機溶剤が原因ではないか」という声があったが，社長が「証拠もないのに，そんなことを言うな」と強い口調で言ったため，それ以降は有機溶剤が原因とは誰も言えな

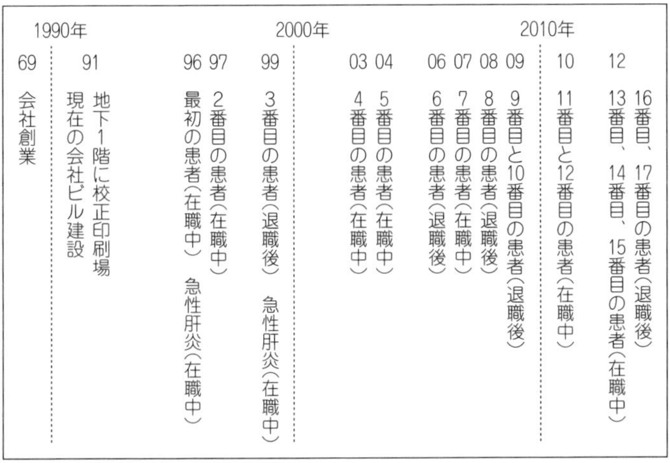

第2章　印刷労働者の胆管がん多発はなぜ起こったのか

1990年			2000年				2010年	
69	91	96 97	99	03 04	06 07	08 09	10	12
会社創業	地下1階に校正印刷場 現在の会社ビル建設	2番目の患者(在職中) 最初の患者(在職中) 急性肝炎(在職中)	3番目の患者(退職後) 急性肝炎(在職中)	5番目の患者(在職中) 4番目の患者(在職中)	7番目の患者(在職中) 6番目の患者(退職後)	9番目と10番目の患者(退職後) 8番目の患者(在職中)	11番目と12番目の患者(在職中)	16番目、17番目の患者(退職後) 13番目、14番目、15番目の患者(在職中)

図3-2-2　胆管がん患者の発症経過

くなったとのことである。

　それ以降も作業場の環境が変わらないため，2003年，2004年，2006年，2007年，2008年に1人ずつ，2009年および2010年には2人ずつの胆管がん患者が発生し，この時点で患者数は12人（在職中7人，退職後5人）に達した。そして死亡した患者の友人が「この会社をこのままにしていてはいけない」と決心し，元従業員から情報を集めて，労災支援団体に相談し，そこから筆者に問い合わせがきたのである。

3　事業主の責任

　この会社で使用していた洗浄剤は，1987年頃から1992年頃までは1,2-ジクロロプロパン（50〜60%），ジクロロメタン（15〜25%）および1,1,1-トリクロロエタン（15〜25%）の混合溶剤，1993年頃から1996年までは1,2-ジクロロプロパン（40〜50%），ジクロロメタン（40〜50%）およびミネラルスピリッツ（1〜10%）の混合溶剤，1996から2006年までは1,2-ジクロロプロパン（95〜98%）というように塩素系有機溶剤が続いた。そして2006年以降，塩素系以外の有機溶剤に変更している。

　これらの中で，当時の有機溶剤中毒予防規則で規制されていたものはジクロロ

メタン，1,1,1-トリクロロエタンおよびミネラルスピリットであり，前2者については，発生源への局所排気装置の設置，作業者への呼吸保護具の提供，作業環境測定と特殊健康診断の実施などが事業主に義務付けられている。1996年まではこれらの物質を使用していたが，作業場には全体換気装置は設置されていたものの，局所排気装置はなかったし，呼吸保護具も提供されず，作業環境測定および特殊健康診断も実施していなかった。事件発覚後，労働安全衛生総合研究所が模擬実験を行っているが，塩素系有機溶剤を使用していた時期には，1,2-ジクロロプロパンおよびジクロロメタンの作業環境濃度は極めて高かったことが推測される結果[5]となった。したがって，もしジクロロメタンを使用していた1996年以前に作業環境測定を実施しておれば，評価結果は第三管理区分となり，作業環境改善を必要とする事態になったはずである。

しかし1996年に，当時の有機溶剤中毒予防規則では規制されていなかった1,2-ジクロロプロパンだけの洗浄剤に切り替えられた。こうして有機溶剤中毒予防規則などの特別規則の適用を受けない状態となる。規制されていない化学物質だから自由に使用できるという安易な考えがあったことは想像に難くない。結果的には胆管がん患者の発生を促進したことになる。特別規則に該当しないものは低毒性であると考えたようであるが，その認識が間違っている。また溶剤納入業者に安全なものを納入するように指示したことで事足れりと考えていたようであるが，自分の会社の従業員に使用させるのであるから，自らが安全性を確認するべきであった。当時は1,2-ジクロロプロパンがヒトに胆管がんを発生させることは予見できなかったが，1980年代の動物実験ですでに発がん性があることが判明していたし[6][7]，またヒトの中毒事例で肝臓や腎臓に重篤な障害を起こすこともわかっていた[8][9][10]。したがって，事業主は，有機溶剤中毒予防規則で規制されていなくても，十分管理して使用するべきであったと言える。

労働安全衛生法第22条で「事業者は次の健康障害を防止するため必要な措置を講じなければならない」と定められ，そのひとつとして「原材料，ガス，蒸気，粉じん，酸素欠乏空気，病原体等による健康障害」があげられている。したがって，使用している化学物質が特別規則の対象の有無にかかわらず，従業員の健康障害を防止することが事業主に義務付けられているが，それだけでなく，従業員に健康障害が発生した場合は，事業主に結果責任があることを法的に規定する必要がある。そうすることで，化学物質の安易な使用を防ぐことができる。

また，2010年までに在職者だけでも7人が胆管がんを発症していたが，事業主は，2012年の問題発覚まで行政当局に相談しなかった。つまり職業性の健康障害の発生を認識していたけれども，あるいは疑っていたけれども，適切な対応をしなかったと言うことができる。したがって，仕事が原因と疑われる事例が発生した時には，事業主が労働基準監督署に届け出る義務を法的に定める必要がある。罰則付きにするべきであり，届け出なかったために被害が拡大した場合は，より重い刑罰とするべきである。

　2002年以降，同社は50人以上の事業所になったので，産業医の選任，衛生管理者の選任，衛生委員会の設置が必要であったが，それを怠っていた。もし産業医が選任されていれば，異常な事態に気が付いたと考えられるし，衛生委員会が設置されて適切に運営されていれば，労働者の意見が少しは取り入れたかもしれない。その意味でも事業主の責任は重い。

4　必要な法律の改定

　産業現場において化学物質による健康障害がなくならないのは，現行の化学物質管理に関する法体系の問題でもある。これまで職場での使用に関して法的に管理が義務付けられていた化学物質は，特別規則で規定された約100種類のみであった。安全データシート（Safety Data Sheet, SDS：化学物質の特性・毒性および取扱いに関する情報を記載した文書）の提供の義務付けについては，640種類の化学物質が対象であったが，その情報を使ってリスクアセスメントを実施するべきことが，2014年の労安法の改定でやっと義務付けられた。一歩前身である。しかしリスクアセスメントの結果に基づき管理することは努力義務に留まっており，適切な対策が実施されるかどうかが懸念される。

　また，法体系を整えても，遵守しない企業が存在する。胆管がん事件の際には，厚労省が全国の印刷業界の点検を行ったが，多くの企業の法違反が明らかになった。したがって，労働基準監督官による日頃の適切な監督・指導が不可欠である。また，今回の事例では，3つの法違反（産業医および衛生管理者の選任義務違反，衛生委員会の設置義務違反）により，各罰金50万円が科せられたが，17人ものがん患者を発生させたことを考えるならば，もっと重罰にできるように法改正が必要と考える。

SDSやラベルの成分表示に関する企業秘密をどこまで制限するかも重要である。現状では，企業の判断に任されており，特に新しい化学物質が使用されていなくとも企業秘密と表示したり，あるいは化学分析すれば簡単に成分が判明するような場合にも企業秘密と表示したりしていることがある。このような企業秘密は認めるべきではない。また，健康被害が出ている場合には企業秘密を認めるべきではない。さらに，販売会社が過去に販売した化学物質のSDSを長期間保存し，被害発生情報があればいつでも提供できるように法体系を整備するべきである。

　職業がんが他の健康影響と異なるところは潜伏期間の存在である。化学物質のばく露を受けてから非常に長い期間を経てから発症するので，退職後に発症することも多く，患者は仕事が原因ということに思い至らない。しかも仕事が原因と疑ったとしても，化学物質を取り扱った記録や記憶が曖昧になっていることが多く，労災認定の障害となっている。したがって，発がん物質を含め，毒性の強い化学物質を取り扱う場合には，作業記録を作成して長期間保存することを法的に義務付けることも重要である。

　さらにもう1つは職業がんの労災認定の時効の撤廃である。現行法では，死亡後5年を超えると，遺族は労災申請すらできない。職業がんには長い潜伏期間があることを考えると，労災申請に時効を作っていること自体が間違っている。この件に関しては，すでに石綿により発症する中皮腫や肺がんでも問題になっている。胆管がん事件は同様の問題を提起しているのであるから，早急に時効を撤廃する必要がある。

　今回の事例では，ある患者は病院で「同僚の中から4人の胆管がんが出ているが，仕事のせいじゃないか」と訴えた。その際，使っていた洗浄剤の商品名もあげている。その時，医療従事者が労働基準監督署に通報していたら，この事件の発覚はもっと早くなったはずであり，ひいては新規の患者の早期発見につながった可能性がある。したがって，医療従事者が異常を発見したら労働基準監督署に通報するシステムの確立が望まれる。個人情報の問題があるので，このようなシステムがなければ，医療従事者も通報しにくいと思うからである。

5　労働者の権利の明確化

　仕事で化学物質を使用して被害を受けるのは労働者であり，したがって労働者の権利を法的に明確にすることが必要である。まず自分が扱っている物質の成分と毒性を知る権利である。化学物質を販売する会社はSDSを販売先に提供するべきことが法律で定められているが，それは事業主に渡すのであって，事業主が労働者にそれを見せなければ，労働者はそれを知ることができない。また，今回の事例では，著者がSDSの提供を依頼した会社の中に，「販売先の会社にはSDSを提供するが，他には提供しない」というところがあった。確かに現行の法律では問題ないが，それでは被害が出ているときに原因究明の調査が進められない。したがって使用している労働者自身から依頼があれば，事業主を通さなくても販売会社は情報を提供するように義務付けるとともに，退職者からの依頼にも対応するよう法律を改定することが望まれる。

　次に，化学物質による健康影響を予防する権利である。これは当たり前の事であるが，働いている人がどういう場面で化学物質の高濃度ばく露を受けるかということを一番よく知っているので，対策を決定する場面に労働者が関与する権利を明文化する必要がある。

6　結　語

　健康障害を予防する上で，最も重要なのは事業主の安全衛生への姿勢である。従業員の健康に異常が疑われる場合は，すぐに症状を確認するとともに，原因に関する従業員の意見を聞くこと，さらには外部の専門家に相談するとともに，労働基準監督署にも報告に行くことが重要である。また，特別規則で規定されていないからと言って，低毒性と勘違いしないで，自分たちで毒性を確認する姿勢も必要である。化学品メーカーも自社製品の宣伝に「有機溶剤中毒予防規則に該当しません」などの言葉を用いるべきでない。また労働者には自分たちが取り扱う物質の安全性に関心をもつことが求められるし，積極的に職場改善に関わることが望まれる。

参照文献

[1] 熊谷信二・車谷典男（2012）「オフセット校正印刷労働者に多発している肝内・肝外胆管癌」『産衛誌』54（臨時増刊号）：297.

[2] Kumagai, S. et al. (2013) "Cholangiocarcinoma among offset colour proof-printing workers exposed to 1, 2 -dichloropropane and/or dichloromethane," *Occup Environ Med*, 70: 508-510.

[3] Khan, S. A. et al. (2005) "Cholangiocarcinoma," *Lancet*, 366: 1303-1314.

[4] Kubo, S. et al. (2014) "Case series of 17 patients with cholangiocarcinoma among young adult workers of a printing company in Japan," *J Hepatobiliary Pancreat Sci* 21: 479-488.

[5] 独立行政法人労働安全衛生総合研究所（2012）『災害調査報告書 A-2012-02 大阪府の印刷工場における疾病災害』独立行政法人労働安全衛生総合研究所．
http://www.mhlw.go.jp/stf/houdou/2r9852000002ioeh-att/2r9852000002ioik.pdf (2014. 12. 24).

[6] NTP (National Toxicology Program) (1986) "NTP Technical Report 306: Toxicology and carcinogenesis studies of dichloromethane in F344/N rats and B6C3Fi mice (inhalation studies)," U.S. Dept. Health and Human Services.

[7] NTP (National Toxicology Program) (1986) "NTP Technical Report 263: Toxicology and carcinogenesis studies of 1, 2 -dichloropropane in F344/N rats and B6C3Fi mice (gavage studies)," U.S. Dept. Health and Human Services.

[8] Plunkett, E. R. 編著，牛尾耕一監訳（1978）『新産業中毒マニュアル――化学物質等の衛生管理』日本メディカルセンター・出版部，184-185.

[9] 労働省安全衛生部（1999）『化学物質の危険・有害便覧』中央労働災害防止協会，444-445.

[10] Clayton, G. D., Clayton, F. E. 編，内藤裕史・横手規子監訳（2000）『化学物質毒性ハンドブックⅤ』丸善，354-361.

第 3 章

職場のメンタルヘルス──現状と課題

川上憲人

わが国では働く人の心の健康問題が増加していると言われ，働く人とその家族にとっても，企業としても，社会としても大きな懸案となっている。働く人の心の健康問題の増加の背景は何だろう。海外ではどのように働く人の心の健康問題に対策をしているのだろう。この章ではこうした疑問に回答する。

1　わが国の職場のメンタルヘルスの現状

職場における心の健康問題が高い水準で持続しているか，あるいは増加傾向にある。2012年の労働者健康状況調査では，仕事や職業生活での強い不安，悩み，ストレスがある労働者の割合は60.9％であり，2007年の調査の58％よりもやや増加した[1]。労働者の自殺も1998年に増加してから高止まりしている。警察庁統計によれば2014年に自殺した労働者（被用者・勤め人）は7,167人であった。労働者の自殺の原因・動機のうち勤務問題は，健康問題についで第2位である。勤務問題のうち最多は仕事疲れであり，2位が職場の人間関係となっている。2013年度に申請のあった労働災害補償請求の申請件数は，脳・心疾患が784件（うち認定306件），精神疾患等が1,409件（うち認定436件）であり，精神障害等による申請件数はこれまでの最高となった。

わが国では，2000年に厚生労働省による職場のメンタルヘルスに関する指針が公表されて以来，約10年間で職場のメンタルヘルス対策は急速に普及した。2002年から2012年にかけて職場のメンタルヘルス対策を実施する事業場の割合は23.5％から47.2％に増加している[1]。しかし増加するメンタルヘルス不調に対して対策は十分に追いついていない。また中小規模事業場におけるメンタルヘルス対策の実施率はまだ低いことも課題である。ここでは，職場のメンタルヘルスを取り巻く様々な状況を，国内および国際動向の両面から概観し，わが国の職場

のメンタルヘルスの課題を整理する。

2 わが国の職場のメンタルヘルスの課題

(1) 経営・職場組織要因と労働者のメンタルヘルス

　今日，雇用者と従業員の関係の変化，成果主義の導入など人事評価制度の変化などを背景として，コミュニケーションや助け合いといった職場の機能の低下が指摘されており，これが従業員のメンタルヘルスに影響を与えている可能性がある[2]。こうした側面への対策は，産業保健だけでなく，経営・人事の視点からの対策が必要になってくる。産業保健専門家が保健以外の領域の対策にどのように関われるかを検討するとともに，経営・人事の専門家や担当者にもより積極的に職場のメンタルヘルスに関わってもらう必要がある。これと関連してパワーハラスメント（権力を用いた嫌がらせ），社内暴力などの対人関係の問題も注目されており[3]，こうした問題に対しても職場のメンタルヘルスは対応を求められている。

(2) 増加する不安定雇用労働者

　非正規雇用（パートタイム，有期雇用，労働者派遣，アルバイト等）の全労働者中に占める割合は昨今では約3分の1にまで増加している（総務省平成19年就業構造基本調査）。最近ではわが国でもパートタイムや契約社員などの非正規雇用の労働者では，正規雇用の労働者にくらべて抑うつ・不安が高いことが報告されている[4]。非正規労働者については，職場での安全衛生面に限らず，労働条件一般において正規労働者との間に大きな格差がある。このために，1つの職場内で「格差」が生じることになる。このことが，正規社員，派遣社員，パート・アルバイトなどの異なった職場構成員の間での人間関係の問題を生み出すこともある。
　また失業者は自殺リスクの高い集団である[5]。職を失ったものは，パートやアルバイトを含む非正規雇用として再就職し，また再度失職することもある。世界的にも，国際競争や雇用の流動化の結果として不安定雇用（Precarious work），すなわち雇用の継続が不安定で，しばしば低い社会保障や低賃金といった雇用にある者が世界的に増加しており，今日の産業保健の大きな課題になっている。労

働者,不安定雇用から失業者に至るまでの広い範囲のスペクトル上にある者に対する健康と安全を産業保健の視点から考えることが必要である。

(3) 増加するメンタルヘルス不調の休業者への対策の必要性

メンタルヘルス不調が増加し,これにともなう休業者が増加しており,メンタルヘルス不調で休業した労働者の復職支援体制の充実も急務である。事業場の職場復帰支援プログラムを作成している事業場はわずかに6％であり(1),さらに一層の普及の推進が必要である。独立行政法人や民間医療機関により提供される,事業場外の職場復帰支援サービス(いわゆる「リワークプログラム」)は,メンタルヘルス不調による休業中の労働者の職場復帰支援のかなめとして期待されている。たとえば五十嵐は,自らのリワークプログラムの参加労働者649名中,プログラム脱落が139名あったものの,復職成功者が501名(77％)と,極めて良好な結果を報告している[6]。しかし科学的根拠はまだ十分ではない。またリワーク施設数や定員数も限られており,プログラムの内容や質にもばらつきがある。

3 職場のメンタルヘルスの国際動向

(1) 欧州における職業性ストレス対策の枠組み

欧州全体では4,000万人が職業性ストレスを経験しており,過去12ヵ月間に6％が身体的暴力の危険にさらされ,4％が暴力を受け,5％がいじめ(ハラスメント)を受けているとされる。欧州では,雇用者と労働者の代表(これらは「ソーシャルパートナー」と呼ばれる)による「社会的対話」と呼ばれる合議により,産業保健政策の方向が決定されている[7]。「職場で働く人々の安全と健康を向上させるための推進策の導入に関する欧州理事会枠組み規則」(89/391/EEC)は欧州の産業保健に関する基本的な合意の1つであり,この中で雇用者は,社会心理的リスクを含む労働者の健康リスクを評価・管理する義務があると規定されている。この規則と関連し,「職業性ストレスに関する枠組み合意」(2004)および「職場におけるハラスメントと暴力に関する枠組み合意」(2007)が公表されている。

欧州の中でも特に熱心に職業性ストレスの対策に取り組んでいる英国では,政

府機関である健康安全省（HSE）が職業性ストレスに対する職場での対策指針である Management standards for work-related stress を公表している[8]。この指針では6つの因子（仕事の要求度，個人の裁量度，職場の支援，職場環境，職場における役割，組織変革）の調査票が提供され，その改善方法として①危険因子の特定，②健康被害にあっている個人の特定とその発生機序，③健康被害への危険度の評価とそれに対する具体的な活動，④結果の記録，⑤実施評価と組織の取り組みの再検討が推奨されている。デンマークでは2002年からすべての企業に対して職場環境の評価を実施することが法的に義務づけられた[9]。1人以上従業員のいる企業に対しては職業性ストレスを含めた職場環境が労働環境局により事前連絡なく査察されることになっている。労働環境局による査察結果により職場環境に問題がある場合には，企業は改善命令を受けて改善計画を提出し，これを実施することが義務付けられている。最終的な成果は，企業ごとに緑，黄，赤色の3段階のシンボル（スマイルマーク）で評価され，労働環境局のWEBで公開され，安全衛生への取り組みの企業の評価指標として使用されている。

（2）職業性ストレス対策の欧州枠組み（PRIMA-EF）

欧州共通での職業性ストレス対策の具体的な枠組みを確立するために，欧州機関の助成をうけて European Framework for Psychosocial Risk Management (PRIMA-EF) プロジェクト（2007-2008）が実施された[10]。国や企業が行う職業性ストレス対策の評価する指標の開発，より具体的な職業性ストレスおよび職場の暴力・ハラスメントへの介入方法および良好実践事例の収集がなされた。PRIMA-EF では，企業の日常の生産活動の中で職場の心理社会的リスク要因を改善することを計画的に実施すること，また実施状況を心理社会的リスク要因，対策活動，結果指標の3側面から評価することが提案されている。PRIMA の実行ステップは，(1)リスクアセスメントおよび既存の活動の監査，(2)計画の策定，(3)リスクの軽減（計画の実施），(4)結果の評価，(5)組織学習というPDCAサイクルで実施される。PRIMA-EF に基づいて，英国規格協会は英国規格の前段階にあたる PAS1010 を公表している。この規格は，今後英国規格に昇格する可能性がある。

（3）英国国立医療技術評価機構（NICE）のガイドライン

これらとは別に，英国国立医療技術評価機構（NICE）は，2009年に公衆衛生ガイダンス No. 22「生産的で健康な職場環境による心の健康の推進：雇用者向けガイダンス」を公表した[11]。このガイドラインでは，ポジティブな心の健康を Mental well-being と呼び，個人が自分の可能性を高め，効率的・創造的に働き，他人と強い良好な関係を築き，地域社会に貢献するダイナミックな状態のことと定義している。こうしたポジティブな心の健康の増進が，労働者および経営活動の双方にとって重要であるとして，①従業員の心の健康（mental well-being）に向けて戦略的で調和のとれた対策を行う，②従業員の心の健康を増進しリスクをマネジメントする機会を把握する，③フレキシブルな労働を推進する，④管理監督者の役割を重視する，⑤中小企業を支援する，の5つを挙げ，職場のメンタルヘルスを日常の経営活動の中に組み込むことを勧めている。

（4）オランダの復職支援研究

オランダでは，メンタルヘルス不調による疾病休業への関心が高く，プライマリケア医や産業医さらにその他の専門職が多面的に関わり，休職者への休業中からの復職支援の効果に対して科学的な研究を進めている。これまでに実施された介入研究[12]では，特に産業医などによる復職支援の効果が確認されている。たとえば，適応障害による休職者を対象とした，休職者に段階的なストレスマネジメントを行うトレーニングを受けた産業医によるケアのランダム化比較試験では，通常の産業医によるケアと比較して休業開始3ヵ月の復職率が有意に高く，復職までの期間が有意に短かった。うつ病あるいは身体表現性障害による休職者に対する同様のクラスターランダム化比較試験でも，3ヵ月後の復職率は対照群の44％に対して，介入群は58％と有意に高かった。うつ病・不安障害やバーンアウトを理由とした自営業休職者に対する復職支援のランダム化比較試験では，①社会保険労務士（labor specialist）が実施する認知行動療法（CBT）によるストレスマネジメントと仕事への助言の組み合わせ，②職域の心理職が実施するCBT，および③一般医が行う通常ケアが比較され，①の群は，他の2つの群と比較して早く復帰することがわかった。オランダでは，これらの研究に基づいて，メンタルヘルス不調の休業者の復職支援のための産業医ガイドライン（2000年初版，2007年改訂）が作成されている。わが国にはこれに対応するレベルでのメンタルヘル

ス不調に対する復職支援に関する科学的根拠は存在しない。

4 わが国の職場のメンタルヘルス対策の新たな枠組みに向けて

　国際的動向と調和させながら，わが国における職場のメンタルヘルス対策の新しい枠組みを考えるべき時期にある。現在の推進力である過労自殺などの民事上のリスクマネジメントからの視点に加えて，企業における心理社会的な職場環境（職業性ストレス）の改善活動の強力な推進が必要である。このために，ポジティブな側面も踏まえた新しい職場のメンタルヘルスの概念的枠組みの確立，企業レベルでの職業性ストレスのモニタリングと職場環境改善の実施体制の確立と推進が求められる。また，こうした側面からの職場のメンタルヘルスの推進には，雇用・経営側および労働者代表のより積極的な参画が求められる。欧州のように明確なソーシャルパートナーとしての対話基盤がないわが国では，どうこれらのステークホルダーによる意思決定の場をどう設定するかも課題の1つである。メンタルヘルス不調の職場復帰支援については，一層の科学的根拠の蓄積が必要である。また労働者のメンタルヘルスは，わが国全体のうつ・自殺対策にも直結する課題である。その対策には産業保健を越えた視点が必要になる場合もある。職場のメンタルヘルスを国民の安全・安心，社会的包摂などのより広い視点から見直すことも必要である。

参照文献

[1] 厚生労働省大臣官房統計情報部（2013）「平成24年労働安全衛生特別調査（労働者健康状況調査）」.
　　http://www.mhlw.go.jp/toukei/list/dl/h24-46-50_05.pdf（2015.6.1）
[2] 内閣府（2007）「平成19年版国民生活白書」内閣府，127-132.
　　http://www5.cao.go.jp/seikatsu/whitepaper/h19/01_honpen/index.html（2015.6.1）
[3] 厚生労働省労働基準局労働条件政策課賃金時間室（2013）「職場のパワーハラスメントの予防・解決に向けた提言取りまとめ」.
[4] Inoue, A., Kawakami, N., Tsuchiya, M., Sakurai K., Hashimoto H. (2010). "Association of occupation, employment contract, and company size with mental health in a national representative sample of employees in Japan," *J Occup Health*, 52 (4)：227-240.

［ 5 ］ 金子善博（2003）「統計資料から考える自殺対策」本橋豊（編）『ライブ総合自殺対策学講義』（秋田医学叢書1）秋田魁新報社，109-134.
［ 6 ］ 五十嵐良雄（2011）「【気分障害のリワークの発展，現状と将来】医療機関におけるリワーク活動とうつ病リワーク研究の発展，今後の展望」『最新精神医学』16(2)：133-140.
［ 7 ］ 堤明純（2009）「事業場のメンタルヘルス対策の現状と将来」『産業医学レビュー21』(4)：271-291.
［ 8 ］ 柳田亜希子（2009）「産業ストレスの第一次予防の国際標準——イギリスにおける職業性ストレス予防のためのリスクマネージメントへの取り組み」『産業ストレス研究』16(4)：223-227.
［ 9 ］ 小田切優子・Bogehu, R. M. (2009)「産業ストレスの第一次予防の国際標準——デンマークにおける産業ストレス対策」『産業ストレス研究』16(4)：217-222.
[10] Leka, S., Cox, T. eds. (2008) "The European Framework for Psychosocial Risk Management: PRIMA-EF", WHO, Geneva. 邦訳「欧州における労働危機管理体制の手引：雇用者と労働者のための助言」(2009).
　　http://www-sdc.med.nagasaki-u.ac.jp/gcoe/publicity/prima2009.pdf（2015.6.1）
[11] UK National Institute for Health and Clinical Excellence (2009) "Promoting mental wellbeing through productive and healthy working conditions: guidance for employers", Public Health Guidance, 22.
　　http://www.nice.org.uk/PH22（2015.6.1）
[12] 時田征人・川上憲人（2012）「メンタルヘルス不調により休業した労働者への復職支援——オランダにおける効果評価研究」『産業医学ジャーナル』35(2)：108-110.

第4章

これからの職場のメンタルヘルス対策
―― 第1次予防への新しいアプローチと職場復帰への支援

川上憲人

　日本学術会議は，科学が文化国家の基礎であるという考え方の下，行政，産業および国民生活に科学を反映，浸透させることを目的として，1949年に政府から独立して職務を行う「特別の機関」として設立された。この日本学術会議の委員会から，わが国の働く人の心の健康づくりに関する新しい枠組みが提案されています。ここではその内容を解説する。

1　職場のメンタルヘルスについての3つの課題

　前章で述べたように，国際的動向と調和させながら，わが国における職場のメンタルヘルス対策の新しい枠組みを考えるべき時期にある。日本学術会議労働雇用環境と働く人の生活・健康・安全委員会は提言「労働・雇用と安全衛生に関わるシステムの再構築を――働く人の健康で安寧な生活を確保するために」を2011年4月20日に公表した[1]。この提言は，職場のメンタルヘルスについて3つの課題を挙げている。
① ステークホルダーが参加する討議の場の設置
　国際的動向を見据えながら，新しい職場のメンタルヘルスの方向性を確立するために，行政，労使代表，関連する研究者および産業保健専門職が参画する場を設け，職場のメンタルヘルスの具体的な枠組みの確立に向けての積極的な議論が早急に開始されるべきである。
② 日常の経営活動の中での職場のメンタルヘルスの推進
　職場のメンタルヘルス対策をすべての事業場，およびその労働者に普及・提供するために，日常の経営活動の中で労働者のメンタルヘルスを実現するべきである。すなわち，経営者，人事労務担当者，管理監督者などが日常の企業および職場の運営の中に，労働者のメンタルヘルスを保持・増進する要素を意図的に取り入れるべきである。

③ 精神障害により休業した労働者の職場復帰支援の重点化

　うつ病などの精神障害により休業した労働者が円滑に職場復帰することを支援するために，職場復帰支援プログラムの普及を推進する必要がある．

　ここでは，この提言に沿いながら，これからの職場のメンタルヘルスの方向性について述べる．

2　これからの職場のメンタルヘルス対策

(1) ステークホルダーが参加する討議の場の設置

　欧州では，雇用者と労働者の代表による「社会的対話」と呼ばれる合議により，産業保健政策の方向が決定されている[2]．一方，わが国の職場のメンタルヘルスは2000年以降，行政主導で進められ，一定の成果をあげてきた．しかしメンタルヘルス対策をさらに大きく普及させ，また一層複雑になる職場のメンタルヘルスの課題に対応するためには，行政，労使，専門家が参画する意見交換の場を設け，職場のメンタルヘルスの具体的な枠組みの確立に向けての議論の場をつくり，意見交換を活性化することが必要である．

　たとえば，平成21～23年度厚生労働科学研究費労働安全総合研究事業「労働者のメンタルヘルス不調の第一次予防の浸透手法に関する調査研究」[3]の中で，5回開催されたステークホルダー会議では，職場のメンタルヘルスに関わる様々な関係者，すなわち経営団体代表者，労働組合代表者，産業保健スタッフ（産業医，産業看護職，臨床心理士，衛生管理者），産業保健の教育研究機関の代表などが集まり，職場のメンタルヘルスの第一次予防のあり方について意見交換を行った．このステークホルダー会議では，グループワークにより集約された意見，考えをもとに，職場のメンタルヘルスの今後のあり方がテーマとなった．ステークホルダー会議の結論の1つとして，ポジティブなメンタルヘルスを目標とした「健康いきいき職場づくり」を新しい職場のメンタルヘルスの日本型枠組みとすることが提案されている[3]．この考え方は，英国国立医療技術評価機構（NICE）のガイドライン[4]におけるポジティブな心の健康（Mental well-being）と目標とした活動の提案や，一方，仕事に誇りややりがいを感じている「熱意」，仕事に熱心に取り組んでいる「没頭」，仕事から活力を得て活き活きしている「活力」からなるワーク・エンゲイジメント[5]について，ポジティブ心理学の側面から世

界的に研究が進んでいることとも一致するところである。職場のメンタルヘルスを，ポジティブな側面にまで拡大することにより，経営者や労働組合などがより関心をもち，これに関与するなる可能性がある[6]。

（2）日常の経営活動の中での職場のメンタルヘルスの推進

　職場のメンタルヘルスを日常の経営活動，生産活動の中につくりこんでゆくことは，その普及，定着，効果的運用に重要である。英国国立医療技術評価機構（NICE）のガイドライン[4]も職場のメンタルヘルス対策を日常の経営活動の中で実現することを提唱している。European Framework for Psychosocial Risk Management（PRIMA-EF）プロジェクト（2007-2008）[7]もまた職場のメンタルヘルス対策を職場の中でPDCAサイクルにより回すことを推奨している。職場のメンタルヘルスは，これまで産業保健の視点から，多くは専門職の手によって行われてきた。この視点を大きく変え，日常の経営・生産活動の中で経営者や管理監督者が業務の一部として職場のメンタルヘルスを実施することにより，職場のメンタルヘルスが実効性をもって普及する可能性がある。

　経営者，人事労務担当者，管理監督者などが日常の企業および職場の運営の中に，労働者のメンタルヘルスを保持・増進する要素を意図的に取り入れるべきである。このために，経営者，人事労務担当者，管理監督者などが人材マネジメントと労働者のメンタルヘルスとの関係を理解する必要がある。メンタルヘルスに関する知識を，経営者，人事労務担当者，管理監督者などが学ぶことができる機会を戦略的に増やすことが必要である。専門的な教育を提供する拠点機関を設置すること，経営者団体等が経営者向けの教育機会を増やす取組みを行うこと，職場のメンタルヘルスの基礎知識を明確にした上でこれを管理監督者の職能教育や資格認定の一部に含めることなどが期待される。前述の「健康いきいき職場づくり」[3][6]の提案では，ポジティブな心の健康づくりのために経営層が行う活動の例として，労働者を大切にするメッセージを含んだ経営方針や行動指針，より適切なマネジメントを実現するための人材育成方針，労働者の多様性に配慮した人事評価制度，ワークライフバランスを支援する施策，労働者への公平な情報提供，労働者の意見を円滑に聴取する仕組みづくり，などが挙げられている。また管理監督者が行う活動として，労働者の心の健康を増進するマネジメントスタイルを学び実践することが挙げられている。たとえば，部下への支援を行うこと，

労働者がお互いに認め合い助け合う職場づくりを進めること，仕事の意義・目標・役割の明確化，個別性に配慮した人材育成，仕事の割り当て，公正な態度，部下が意見をのべやすい職場づくり，親しみやすい態度をこころがけることなどである。経営者や管理監督者が本来の業務の一環としてこうした活動を行うことで，職場のメンタルヘルスを日常の経営・生産活動の中につくりこんでゆくことが可能になる。

経営・人事に，職場のメンタルヘルスに積極的に関わってもらうためには，インセンティブが必要である。1つには，職場のメンタルヘルスが経営にとって重要な柱であり，その対策が企業経営にメリットがあることを理解してもらうことが必要である。職場のメンタルヘルス対策の費用・便益や投資効率に関する情報を収集，整理し，これを経営者に提供することが必要である。もう1つは職場のメンタルヘルスに関する表彰制度である。前稿で紹介したように，デンマークでは職場環境査察の結果により，企業の職場環境づくりへの取り組みをスマイリーマークで評価し，労働環境局のホームページで公開している[8]。米国心理学会は，「心理的健康職場」（Psychologically Healthy Workplaces）の表彰制度として，心理的健康職場の5ヵ条として「従業員参画」「ワークライフバランス」「従業員の成長と発展」「健康と安全」「正当な評価」を基準として企業を選定し，表彰している[9]。これに参加する団体は，北米でこれまでに450以上にのぼっている。こうした表彰制度も経営者の活動を後押しする力となる可能性がある。

(3) ストレスチェック制度の課題

2014年の労働安全衛生法改正により，50人以上の労働者を常時雇用する事業場においてストレスチェックを実施することが義務化された[10]。この新しい制度では，労働者に対してストレスチェックを年1回受けさせ，労働者が事業場に申し出れば事業場が指定する医師による面接を受けることが事業者に義務づけられた。またストレスチェックの結果を集団分析し，職場環境改善につなげることが努力義務とされた。この制度は，「定期的に労働者のストレスの状況について検査を行い，本人にその結果を通知して自らのストレスの状況について気付きを促し，個人のメンタルヘルス不調のリスクを低減させるとともに，検査結果を集団ごとに集計・分析し，職場におけるストレス要因を評価し，職場環境の改善につなげることで，ストレスの要因そのものも低減させるものであり，さらにその中

で，メンタルヘルス不調のリスクの高い者を早期に発見し，医師による面接指導につなげることで，労働者のメンタルヘルス不調を未然に防止する取組」とされている。この制度が欧州を中心とした国際動向と異なる点は，労働者のストレス対処の促進および個別面接指導という個人向けのアプローチを主体においているところである。また努力義務化された職場環境の改善は欧州の動向と類似したアプローチであるが，まだ十分な手順や方法論が規定されていない。労働者が安心してこのストレスチェック制度に参加できるかどうかが制度の成否にかかっており，今後注視してゆく必要がある。

またストレスチェックを利用して第二次予防対策，たとえばうつ病の早期発見を行うことについても，この制度の検討において議論がなされた。うつ病のスクリーニング調査票に高得点だった者が保健指導や治療を受けた場合に効果的であるという研究成果は世界で1つある[11]。しかしこの研究では高得点者の90％が専門家または訓練を積んだケースワーカーから何らかの指導を受けていることを指摘しておきたい。米国予防医学作業部会は専門スタッフがいない場合には，うつ病のスクリーニングを定期的に実施することを推奨していない[12]。うつ病の早期発見のためにストレスチェックを利用することはこの制度上も推奨されていないが，専門スタッフのいない事業場では効率面からも推奨されないと考えられる。

（4）第三次予防の課題

うつ病などの精神障害により休業した労働者が円滑に職場復帰することを支援するための職場復帰支援プログラムを作成している事業場はわずかに6％であり，さらに一層の普及の推進が必要である。休業した労働者の職場復帰支援には一定の知識や経験が必要となる。そのため，事業場の活動を支援する事業場外機関の整備・充実が求められる。現在，独立行政法人や民間医療機関により，事業場外の職場復帰支援サービス（いわゆる「リワークプログラム」）等が提供されているがその施設数や定員数は限られており，プログラムの内容や質にもばらつきがある。労働者が直接利用するリワークプログラム等については，労働者が容易に利用できるようにするための施設数の確保や費用設定の検討，サービスの質の標準化，より有効なプログラムの開発とその効果の科学的検証に関する研究の推進が求められる。さらに第三次予防にはより多様な施策が求められるかもしれない。

英国では，80年の歴史をもつ休業診断書を，"Fit Note"とよばれる，患者が働けるかどうか，働けるとしたらどんな配慮があればいいかを書く形式に変更し，労働者の職場復帰を支援している[13]。このように，医療機関，支援機関，職場を含めた休業・復職制度全体の見直しが必要になるかもしれない。

(5) 不安定雇用者を職場のメンタルヘルス対策に含める

前章で述べたように，職を失ったものは，パートやアルバイトを含む非正規雇用として再就職し，再度失職することもある。雇用の安定性というスペクトラムの軸上に失業者から就労中の者を位置づけるとこうした不安定雇用にある労働者を可視化できる。これらの労働者は，程度の違いはあれ，社会保障や産業保健サービスの恩恵を制限された状態にある。現在，産業保健は就労中の者に対して提供される枠組みの上で提供されているが，これを拡大し失業者から就労者までの幅広い雇用スペクトルにある者を対象とするサービスを包含したものにできないか，検討する価値はある。たとえば，離職後半年間の健康診断・健康相談を元事業場または健診機関などで可能にする，離職後一定期間の健康保険の継続を認める，派遣社員のメンタルヘルスケアを派遣先で提供することなどである。

3 次の20年に向けての方向性

日本学術会議労働雇用環境と働く人の生活・健康・安全委員会による提言「労働・雇用と安全衛生に関わるシステムの再構築を——働く人の健康で安寧な生活を確保するために」[1]をもとに，これからのわが国の職場のメンタルヘルス対策のあり方について述べた。こうした多様な意見や視点を，労使，産業保健専門職，行政などのステークホルダーが参加した円卓会議などの場で広く意見交換し，次の10~20年を見据えたわが国の職場のメンタルヘルス対策の基本方針を定めることが必要となっている。

参照文献
[1] 日本学術会議労働雇用環境と働く人の生活・健康・安全委員会 (2011)「労働・雇用と安全衛生に関わるシステムの再構築を——働く人の健康で安寧な生活を確保するために」.

http://www.scj.go.jp/ja/info/kohyo/pdf/kohyo-21-t119-2.pdf（2015.6.1）
［２］堤明純（2009）「事業場のメンタルヘルス対策の現状と将来」『産業医学レビュー』21(4)：271-291.
［３］川上憲人（2012）「平成23年度厚生労働科学研究費労働安全総合研究事業 『労働者のメンタルヘルス不調の第一次予防の浸透手法に関する調査研究』（H21 - 労働 - 一般 - 001）総合報告書」．
　　　http://mental.m.u-tokyo.ac.jp/jstress/NBJSQ/労働安全衛生総合研究一次予防班H23総括分担研究報告書.pdf（2015.6.1）
［４］UK National Institute for Health and Clinical Excellence (2009) "Promoting mental wellbeing through productive and healthy working conditions: guidance for employers," *Public Health Guidance*, No. 22.
　　　http://www.nice.org.uk/PH22（2015.6.1）
［５］島津明人・江口尚（2012）「ワーク・エンゲイジメントに関する研究の現状と今後の展望」『産業医学レビュー』25：79-97.
［６］健康いきいき職場づくりフォーラム編（2014）「健康いきいき職場づくり――現場発組織変革のすすめ」『生産性出版』．
［７］Leka S., Cox T.(eds.) (2008) "The European Framework for Psychosocial Risk Management: PRIMA-EF", WHO, Geneva. 邦訳：「欧州における労働危機管理体制の手引：雇用者と労働者のための助言」(2009).
　　　http://www-sdc.med.nagasaki-u.ac.jp/gcoe/publicity/prima2009.pdf（2015.6.1）
［８］小田切優子・Bogehu, R. M.（2009）「産業ストレスの第一次予防の国際標準――デンマークにおける産業ストレス対策」『産業ストレス研究』16(4)：217-222.
［９］津野香奈美・川上憲人・井上彰臣（2011）「米国心理学会（APA）が実施している心理的健康職場づくり運動　取組みの現状とその有効性」『産業精神保健』19(4)：311-315.
［10］厚生労働省「ストレスチェック制度の概要」．
　　　http://www.mhlw.go.jp/bunya/roudoukijun/anzeneisei12/kouhousanpo/summary/（2015.6.1）
［11］Wang, P. S., Simon, G. E., Avorn J. et al. (2007) "Telephone screening, outreach, and care management for depressed workers and impact on clinical and work productivity outcomes: a randomized controlled trial", *JAMA*, 298(12)：1401-1411.
［12］U. S. Preventive Services Task Force (USPSTF) (2009) "U. S. Preventive Services Task Force (USPSTF) recommendations on screening for depression in adults".
　　　http://www.uspreventiveservicestaskforce.org/uspstf/uspsaddepr.htm（2015.6.1）
［13］"Dame Carol Black's Review of the health of Britain's working age population.

Working for a healthier tomorrow," London: TSO, 2008.
http://www.workingforhealth.gov.uk/documents/working-for-a-healthier-tomorrow-tagged.pdf（2015.6.1）

第5章

女性労働者の健康と安全

北原照代／岸 - 金堂玲子

わが国では，長らく「健康」「若年」「男性」労働者が労働者の健康と安全対策の中心であったが，今や，中高年そして女性の能力を活かせる対策が必要不可欠となっている。わが国では，女性の雇用者比率は年々上昇しているが，その労働実態は，諸外国と比べて遅れている面が多い。ここでは，わが国の働く女性の現状を概説した上で，女性の特性ゆえに生じる労働への影響と，労働が女性の健康・安全に及ぼす影響および事業者・労働者双方が知っておくべき関連法制度を述べる。

1 わが国における女性労働の現状

わが国の女性雇用者数は2,436万人（2014年）で，雇用者総数の43.6％を占め，1960年代から年々上昇している。少子高齢化により労働力率（15歳以上人口に占める労働力人口（就業者＋完全失業者））は男性では減少傾向，女性ではほぼ横ばいとなっている。

わが国における女性労働の特徴としては，①女性管理職の比率が諸外国に比し極端に低く，係長，課長，部長相当はそれぞれ12.7％，6.0％，3.6％に過ぎない（2013年雇用均等基本調査）。②女性雇用者の57％は週35時間未満のパートタイマー，アルバイト，派遣職員などで（2014年労働力調査），初職から非正規雇用が女性では50％を超えている。③男性との賃金格差が大きく，正規雇用で100：75（2014年賃金構造基本統計調査）。④共働きでも家事・育児・介護の担い手はもっぱら女性で，週当たりの家事従事時間は総平均で男性42分，女性3時間35分（2011年社会生活基本調査），などが挙げられる。

女性の年齢階級別労働力率（図3-5-1）を見ると，かつては25〜29歳および30〜34歳では低下する「M字型カーブ」を示してきた。近年は，「M字」の凹みが小さくなる傾向にあり，かつ，労働力率の低下がより高い年齢層にシフトして

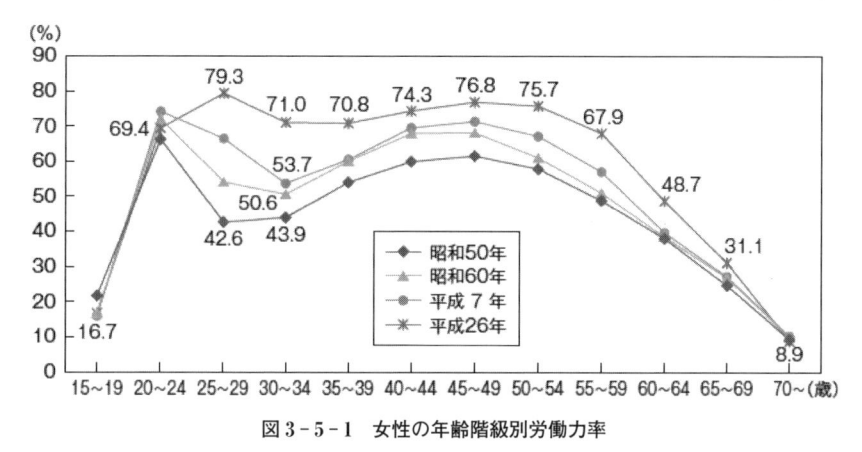

図3-5-1　女性の年齢階級別労働力率

（出所）内閣府男女共同参画局「男女共同参画白書 2015年版」．

いる。これは，未婚者の就労増加と晩婚化，育児をしながら就労継続を希望する女性の増加が背景にある。

　保育所入所待機児童数は過去最高だった2010年以降減少しているが，それでも2014年4月1日時点で2万1,371人が保育所に入ることができず，働く女性のニーズに追いついていない。また，育児休業取得率（2013年雇用均等基本調査）は，育児休業法改正により取得条件が緩和されてから9割近くに達したが，近年は80％前半に留まっており，特に30人未満の事業所での取得率が低い。さらに，わが国では男性の育児休暇取得率は非常に低く，全体で2.03％でしかない。

2　女性に生じやすいあるいは女性特有の症状による労働生活の質（QWL：Quality of Working Life）への影響

　生物学的に，女性と男性では，体力，筋力，心肺機能，基礎代謝量，血中ヘモグロビンおよび血清鉄濃度等に差がある。女性は男性に比べて貧血に陥りやすく，重筋労働等，体力的に激しく消耗する労働ではその影響が出やすい。
　女性特有の排卵後〜月経直前に生じる下腹部痛，腰痛，頭痛，めまい，吐き気，イライラ，集中力低下などの身体不調（月経前症候群），月経前〜開始時にかけての強い眠気や過眠（月経随伴睡眠障害），服薬や臥床が必要なほどの強い生理痛（月経困難症），および強い更年期障害症状などは，QWLを低下させる。

135

3 労働が女性の健康・安全に及ぼす影響

(1) 母性機能と次世代への影響

　労働により，胎児や母体は様々な影響を受けることが知られている。リスクとして，物理的要因（暑熱・寒冷，異常気圧，振動，騒音），化学的要因（有機溶剤，鉛，水銀，遺伝子毒性物質，胎児毒性物質），生物学的要因（細菌，ウィルス）といった労働環境，夜勤・交代制勤務，長時間労働，座位・立位作業，VDT作業，精神的ストレス，重筋労働といった労働態様が指摘されている[1]。事業者は，こうしたリスクを理解したうえで，法律・指針等に則った対策を講じる必要があり，労働者も制度を活用できるよう学習が求められる。

① 女性の夜勤・交代制勤務従事者の増加

　かつて，労働基準法では，いわゆる「女子保護規定」として，看護師等の例外を除き，女性労働者の時間外・休日労働，深夜業などが制限されていた。しかし，1997年に男女雇用機会均等法が抜本的に改正され雇用全般における女性に対する差別が禁止されたことに関係して，同規定は1999年に撤廃され，女性労働者も深夜勤務に従事できるようになった。2012年度の「労働者健康状況調査」では，女性労働者の19.3％が「過去6か月間における深夜業従事あり」と回答しているが，その労働実態の詳細も，健康影響の有無も，まだ明らかにされていない。

　医療職女性を対象とした調査（1974年，労働省）は40年前の調査であるが，夜勤・交代制勤務の影響として，月経周期の異常，月経困難症・月経痛，不正出血，妊娠するまでの月経周期数の延長（不妊）の可能性を示している。日勤者より夜勤や宿直勤，しかもその回数が多いほど，流早産率が高くなっており，宿直勤務の妊婦で未熟児が多いが，妊娠中の職場の配慮によりリスクの軽減が見られたとも報告されている。夜勤・交代制勤務に従事する女性労働者に対しては，母性機能に生じうるリスクを周知し，健康障害の予防対策と月経や妊娠経過の異常の把握を含めた健康管理が必要である。

② 女性の長時間労働と妊娠・出産

　長時間労働による妊娠経過や出産への影響も，古くから指摘されており，

1980～1982年のわが国の勤労妊婦3,689人を対象とした大規模調査[2]では，一日9時間以上働いている女性は，8時間以下の勤労女性や非就労女性と比べて，切迫流早産および流早産の頻度が高かった。海外の研究のレビューにおいても，長時間労働と早産および低出生体重との関連が示されている[3]。

③ 物理・化学的要因による母性への影響

物理的要因については，寒冷ばく露と月経困難症との関連[4]，全身振動ばく露と流産との関連[5]などが指摘されている。また，受動喫煙による種々の影響が指摘されており[6]，労働現場における禁煙の推進や分煙の徹底は，母性保護の観点からも重要である。電離放射線への被ばくによる生殖機能への影響として，男女とも一時的あるいは永久的な不妊を起こすことが知られており，妊娠中の女性が放射線にばく露するとばく露レベルによっては流産のリスクが高まる。

化学物質については，2014年，母性保護のために，女性労働基準規則の一部が改正され，妊娠や出産・授乳機能に影響のある25の化学物質が規制対象とされた。これらを扱う作業場のうち，作業環境測定による気中濃度の平均が規制を超える作業場（第3管理区分），および対象物質で汚染されたタンク内などでは，呼吸用保護具を着用した場合でも，妊娠の有無や年齢などにかかわらずすべての女性労働者の就業を禁止している。

（2）夜勤・交代制勤務と乳がん

夜勤・交代制勤務は，母性機能への影響のみならず，メラトニンや副腎皮質ホルモンなどの内分泌環境に影響を与える可能性が，近年指摘されている[7]。看護師や客室乗務員の調査で，深夜勤務は乳がんリスク増加と関連[8]，従事年数が長いと乳がんリスク高い[9]などの報告があり，2007年，国際がん研究機関（IARC）は，夜勤・交代勤務を「ヒトに対しておそらく発がん性がある」（グループ2A）と判定した。2008年には，デンマーク政府が，「少なくとも1週間に1度かつ20年間の夜勤経験があった乳がん患者」を労働災害として補償するとし，国際的に注目を集めた。発症メカニズムとして，夜間に光を浴びることによりメラトニンの分泌が抑制され，それがエストロゲンの分泌増加や免疫機能に影響して乳がんを発症させる「メラトニン仮説」が有力視されている[10]。乳がんの発症は，肥満，アルコール飲料の摂取，喫煙，晩婚化，非婚化など多く要因が

関連しているので，夜勤・交代制勤務との因果関係を検討するには十分な研究はまだ不足している。しかし，リスクの指摘を踏まえて，日本看護協会は，2013年に発表した「看護職の夜勤・交替制勤務に関するガイドライン」でこの問題に触れ，乳がん検診の促進や産業医からの適切なケア体制，夜勤体制や環境の見直しなどを提案している。

（3）女性の労働と筋骨格系障害

女性は，一般に男性と比べて肩幅が狭く，筋量が少ないため，同じ力が加わったときには女性の方が筋障害を生じやすいとされる。「職場における腰痛予防対策指針」(厚生労働省)においても，重量物の取扱いに関しては，女性の持ち上げ筋力は男性の60％程度であるとし，一定の基準を設けている。なお，「重量物取扱い業務」は，労働基準法・女性労働基準規則において女性の就労を制限している危険有害業務の一つであり，断続作業で30kg以上，継続作業で20kg以上の重量物取り扱いを禁止している。

① 福祉・医療分野での腰痛多発

業務に起因する腰痛は，全業務上疾病（労働災害認定されているもの）の60％を占め，最も大きい労働者の健康問題である。休業4日以上の業務上腰痛件数は，女性労働者の占める比率の高い保健衛生業で右肩上がりに増加している（図3-5-2）。特に，高齢者・障害者介護や看護の現場では，人力で抱え上げて移乗介助や入浴・排泄介助などを行う現状にあり，腰痛が多発している。2025年には高齢化率（65歳以上人口割合）が30％を超え，介護・看護のニーズがより増大すると見込まれるわが国において，介護・看護労働者の腰痛予防対策は喫緊の課題である。

海外では，福祉先進国と言われるデンマークでも，1980年代に介護労働者の腰痛による欠勤率増加が問題となった。対策として，介護を受ける人自身の残存機能を活かしつつ，スライディングボードやスライディングシートといった介助補助具を活用する「北欧式トランスファーテクニック」という負担の小さい移乗技術が開発され，普及している[11]。また，オーストラリアのビクトリア州では，看護師の深刻な腰痛問題に対し，1998年に「看護師の腰痛予防プロジェクト」が立ち上げられた[12]。「押す，引く，持ち上げる，ねじる，運ぶ，を過度な負担を

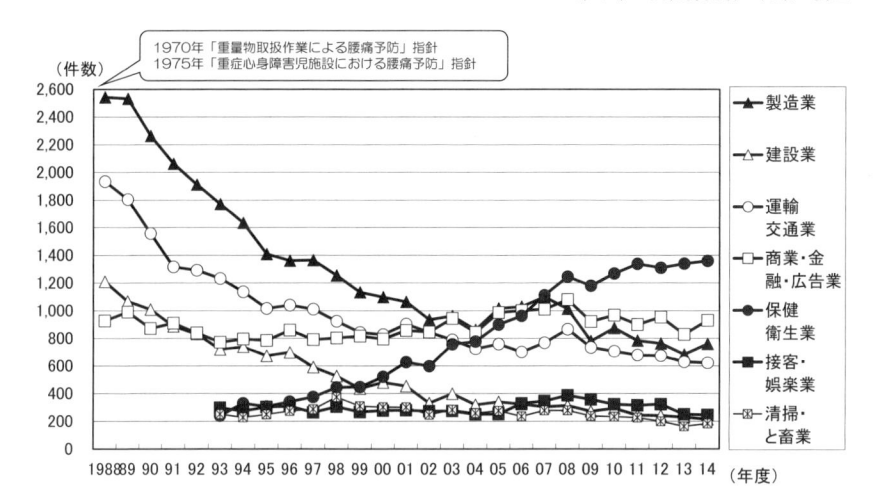

図3-5-2 主要業種別の業務上腰痛件数（休業4日以上）

（出所）厚生労働省「業務上疾病発生状況等調査」より北原作成.

伴う状態で，絶対に人力のみで行わない」という「ノーリフティングポリシー」に基づいた対策が推進された結果，実施後1年で，看護師の腰痛による労働災害としての保険請求が40％減少するといった成果を挙げている。

　こうした海外での動向を受け，わが国では，2013年6月，「職場における腰痛予防対策指針」が19年ぶりに改訂された。福祉・医療分野等における介護・看護作業での対策が大幅に書き加えられ，男女問わず，「原則として，人力による人の抱え上げは行わせないこと」とし，介助される人の残存機能を活用した介助方法や，介護機器の活用が求められている。「ノーリフティング」の原則は，介護・看護労働者の腰痛予防のみならず，褥瘡予防や拘縮の改善といったケアの向上にも効果を発揮しており，近年，わが国の介護・看護現場に実践が広がりつつある。

② 女性に多い頸肩腕障害

　頸肩腕障害は，1950年後半〜1960年代に，キーパンチャーやタイピストといった，わが国の女性事務労働者に多発した職業性疾患である。今なお，製造ライン作業，縫製作業，看護師，保育士，障害児施設職員，学校給食調理員，理美容師，ピッキング・サッキング作業者，果樹栽培従事者，手話通訳者，介護労働者，検

査技師，内視鏡検査担当医師，歯科医，VDT作業者など，上肢の反復作業，上肢の中空保持作業，頸部の拘束姿勢が多い作業に発生している。いまや事務作業の多くがVDT作業を伴い，また，様々な形態のIT機器の普及により，インターネットやメールの使用など，職場のみならずプライベートにおいても，端末操作を行っている状況にある。不適切な作業環境でのVDT作業や，長時間の連続作業により，頸肩腕障害や腱鞘炎といった筋骨格系障害，眼精疲労などの健康障害のリスクが高まる。

（4）女性労働者のメンタルヘルス

日本におけるうつ病の有病率は，女性の方が多いとされる。その要因として，女性特有のライフイベント（初潮，妊娠，出産，更年期），ホルモンバランスの変化によるストレス耐性の低下，睡眠不足等が挙げられている[13]。こうしたことから，ワークライフバランスをぎりぎり保っている女性労働者の場合，メンタルヘルス不全に陥るリスクは高まることが推測される。ストレスが大きくなる要因については，たとえば，仕事内容が男女で違う，自分の裁量で判断できない仕事が多い，上司や同僚のサポートが少ない，妻が仕事をもつことに対する夫の否定的な態度などが挙げられる。精神的ストレスよる健康影響に性差があるかどうかは，研究が不足しているが，女性差別的な社会環境，職場や家庭などの周りの理解度などは，女性労働者のメンタルヘルスに大きく影響すると考えられる。

4　働く女性が知っておきたい法律

（1）労働基準法

① 危険有害業務の就業制限（第64条の3）

　女性労働基準規則に，「女性および妊産婦等に対する就業制限業務」が定められている。

② 産前産後休業等（第65条）

　女性労働者は請求により産前6週（多胎妊娠は14週）の休暇が認められ，産後8週間は本人からの請求がなくても就業させてはいけない。

③ 妊産婦の時間外労働，休日労働，深夜業の制限（第66条第2項および第3項）

　妊産婦が請求した場合には，時間外労働，休日労働，又は深夜業をさせること

はできない。

④ 育児時間（第67条）

生後満１年に達しない生児を育てる女性は，１日２回各々少なくとも30分の育児時間を請求できる。

⑤ 坑内労働の就業制限（第64条の２）

妊婦および申し出た産婦を坑内業務に就かせてはならない。妊産婦以外の女性については，厚生労働省令に定める業務に就かせてはならない。

⑥ 生理休暇（第68条）

使用者は，生理日の就業が著しく困難な女子が休暇を請求したときは，その者を生理日に就業させてはならない。

（２）男女雇用機会均等法（1986年制定）

内容は，性別による差別の禁止，妊娠・出産等を理由とする不利益取扱いの禁止，セクシュアルハラスメント対策，母性健康管理措置，ポジティブアクションに対する国の援助，労働者と事業主との間に紛争が生じた場合の救済措置など。

母性健康管理措置にて事業主に利用の努力義務が課せられている「母性健康管理指導事項連絡カード」は，母子手帳の発行とともに妊婦に配布されており，女性労働協会「妊娠・出産をサポートする女性にやさしい職場づくりナビ」(http://www.bosei-navi.go.jp/)からもダウンロードできる。

（３）育児・介護休業法（1991年制定）

内容は，育児休業制度，介護休業制度，子の看護休暇制度，介護休暇制度，短時間勤務等の措置，所定外労働の免除，時間外労働の制限，深夜業の制限，不利益取扱いの禁止，転勤についての配慮，など。

近年，妊娠・出産，育児休業等を理由とした解雇，不利益な異動，減給，降格など不利益な取り扱い（いわゆる「マタニティハラスメント」）が問題になっているが，こうしたハラスメントは男女雇用機会均等法および育児・介護休業法において禁止されている。

参照文献

[1] Rantanen, J. (1997) "Need for gender-specificity in legislation and setting of

standards", In *Women at Work*, Lehtinen S, Taskinen H, Rantanen J eds, Finnish Institute of Occupational Health, 131-140.

［2］ 一戸喜兵衛・下斗米啓介・菅原卓・林宏（1982）「勤労婦人の妊娠，分娩，胎児に与える影響に関する疫学調査」『妊婦管理の改善による胎児障害防止に関する研究 研究報告書』昭和57年度 厚生省心身障害研究・妊婦管理研究班：25-29.

［3］ Palmer, K. T., Bonzini, M., Harris, E. C., Linaker, C., Bonde, J. P. (2013) "Work activities and risk of prematurity, low birth weight and pre-eclampsia: an updated review with meta-analysis," *Occupational & Environmental Medicine*, 70 (4)：213-222.

［4］ Mergler, D., Vezina, N. (1985) "Dysmenorrhea and cold exposure," *J Reprod Med*, 30(2)：106-111.

［5］ Seidel, H. (1993) "Selected Health Risks Caused by Long-Term, Whole-Body Vibration," *American Journal Industrial Medicine*, 23：589-604.

［6］ Chen, C., Cho, S., Damokosh, A. I., Chen, D., Li, G., Wang, X., Xu, X. (2000) "Prospective Study of Exposure to Environmental Tobacco Smoke and Dysmenorrhea," *Environmental Health Perspectives*, 108(11)：1019-1022.

［7］ 宮内文久（2012）「夜勤労働時の日内リズムの乱れと性差 女性の深夜・長時間労働が内分泌環境に及ぼす影響に係る研究・開発，普及より」『働く女性のためのヘルスサポートガイド別冊』独立行政法人労働者健康福祉機構，6-9.

［8］ Davis, S., Mirick, D. K., Stevens, R. G. (2001) "Night Shift Work, Light at Night, and Risk of Breas Cancer", *Journal of the National Cancer Institute*, 93(20)：1557-1562.

［9］ Schernhammer, E. S., Kroenke, C. H., Laden, F., Hankinson, S. E. (2006) "Night work and risk of breast cancer", *Epidemiology*, 17(1)：108-111.

[10] Stevens, R. G. (1987) "Electric power use and breast cancer: a hyptothesis", *Am. J. Epidemiol*, 125(4)：556-561.

[11] 小島ブンゴード孝子（2006）「つらい介護からやさしい介護へ 介護の仕事を長く続けていくために」株式会社ワールドプランニング．

[12] 垰田和史（2010）「なぜノーリフティングポリシー／人力だけで抱え上げない原則に基づく介護なのか」『高齢者介護のコツ 介護をさせる基礎知識』クリエイツかもがわ，124-129.

[13] 小山文彦（2012）「働く女性のメンタルヘルス──ココロ・ブルーと脳ブルー 勤労者の抑うつ，疲労の客観的評価に関する研究より」『働く女性のためのヘルスサポートガイド別冊』独立行政法人労働者健康福祉機構，19-21.

第6章

働く高齢者の健康・安全——現状と課題

神代 雅晴

　わが国の高齢化率は増加の一途を続け，労働市場に大きな波紋を投げかけている。そこで，国は高年齢者雇用安定法の一部を改正する法律を2013年4月に施行し，意欲と能力のある就労希望者全員が65歳まで働き続けられる社会への整備を始めた。かかる状況において産業保健の視点から考えなければならない基本課題は，(1)高齢労働者の健康資源の確保と増進によるアクティブ・エィジング社会づくり，(2)ワークアビリティ（労働適応能力）評価に基づく職務と職務能力とのミスマッチの防止，(3)高齢労働者の快適職場づくりを意識した作業管理と作業環境管理の見直し，(4)上記のすべてを基盤としたプロダクティブ・エィジング社会の構築と考えられる。

1　高齢社会到来——高齢労働の視点から日本の現状を探る

　日本の生産年齢人口（15～64歳）は減少の一途を辿っている。国立社会保障・人口問題研究所が2012年1月に推計した日本の将来推計人口によると，生産年齢人口は1995年の8,726万人をピークとして，その後減少局面に入った[1]。たとえば，2015年3月に総務省が公表した2014年10月人口確定値を概観すると，生産年齢人口は7,785万人[2]でピーク時に比べて10.8％の減少を示している。反して，全人口に占める高齢者（65歳以上）の割合が初めて25％を超えた。今後も高齢化率は上昇を続け，2035年には33.4％，次いで，2060年（39.9％）には国民の約2.5人に1人が高齢者となる社会が到来すると推計されている[1]。

　生産年齢人口が減少する中，高齢者の活用は労働力を確保する手段の1つとなってきた。平成26年版高齢社会白書に掲載された35歳から64歳までの男女を対象とした就労意欲調査結果によると，65歳を超えても働くことを希望する人が全体の50.4％にも達し，その主な利用として生活費の確保を挙げていた[3]。

　就労を可能とする基本条件は健康状態である。そこで，2010年における高齢者

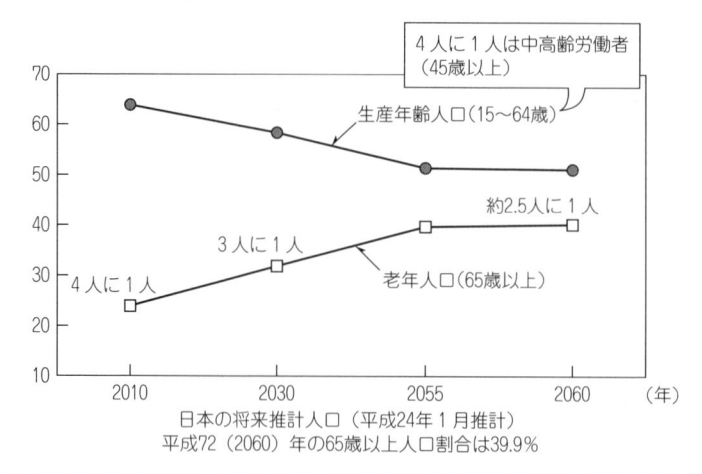

第Ⅲ部　労働と関係する病気の予防と働く人の健康増進

図3-6-1　生産年齢人口（15歳～64歳）と高齢者人口（65歳以上）の年次推移

（出所）［1］，［2］，［3］より筆者作成。

の健康状態を観察すると，病気やけが等で自覚症状を訴える者（入院者を除く）の割合は47.1％で半数近くの人が何らかの自覚症状を訴えていた。しかし，これらの健康上の問題が日常生活に影響を及ぼすと訴えた数は20.9％で，前述の有訴者率と比べると半分以下になっている[3]。2013年度における国民医療費の概況を観察すると総額39兆2,117億円であった。これを年齢階級別に見ると，高齢者の医療費が22兆860億円（56.3％）を占め，生産年齢人口層に比べて明らかに高額を占めていた。高齢化率が30.3％まで増加すると推計されている2025年度の国民医療費は60兆円に達すると予測されている[4]。加齢に伴う特徴的な疾病を探るために，「性・年齢階級別にみた傷病別通院者率（人口千対）の順位」から通院者率を観察すると，男は40歳以上のすべての年齢層において，女は50歳以上のすべての年齢層において高血圧症が最も多かった[5]。さらに，2011年度における医科診療医療費に占める生活習慣病の割合は3分の1に達すると報告されている[6]。高齢社会に何らかの予防医学対策を講じないと日本の医療費が年々上昇し続けることが容易にうかがえる。

以上の如く，日本の直近の統計データから高齢社会の特徴的な2つのデメリットが浮き彫りにされた。1つは生産年齢人口層の顕著な減少であり，しかもそこに占める中高齢労働者（45歳以上）および高齢労働者（55歳以上）の増大である。

2つ目は加齢によって引き起こされる健康水準の低下とそれに伴う医療費の増大である。少子・高齢社会に突入した日本は，高齢労働者を生産部隊の一因として位置づけて生産性をいかに上げていくかという課題に取り組む必要がある。反面，高齢労働者はコスト拡大の要因になりうる素地をもっている。高齢者の医療費を如何に低減させ，かつ年金受給年齢を何歳ほど引き上げるかが日本のかじ取りの決め手となる。これからの産業保健はこれらの課題に取り組むことが主要な任務となる。すなわち，高齢社会における産業保健活動は従来の労働衛生行政に関連した課題の遂行に留まることなく，職業安定・職業能力開発行政をも包括的した課題，さらには企業の人事・労務，経営管理への積極的介入を図っていかなければならない。

2 高齢労働社会に向けて必要とされる基本姿勢
――アクティブ・エイジング社会とプロダクティブ・エイジング社会づくりを

日本は1955年あたりから高度経済成長期を迎えた。そして，団塊の世代（1947～1949年生まれ）が生産年齢期に入るとその豊富な労働力を安定確保するために終身雇用制度を企業の雇用慣行として定着させた。それ故か，日本の高齢労働対策は雇用安定行政の側面から主にマクロ経済学の視点で推し進められて来た。一方，ヨーロッパ，特に北欧諸国に目を向けると，産業保健領域において健康資源の活用を目指したワークアビリティに関する研究が活発に行われてきた[7][8][9]。暦年齢に重きを置いてきた日本と，職務能力を軸として取り組んできた北欧との違いである。

日本は1990年代を迎えると高度経済成長，それを継いだ安定成長期が終焉を迎え，同時に少子・高齢社会に突入した。この変化は企業の年功賃金と終身雇用制度の維持を困難にさせた。そこで，欧米型の成果主義を模索し始めたが旧来の暦年齢を軸としていたので，雇用の流動化，定年制度の廃止等を視野に入れた高齢労働者活用もしくは雇用戦略が立てられなかった。しかし，高齢労働者の労働力供給圧力が高まれば"仕事のできる高齢者"が求められ，暦年齢に代わっての機能年齢，あるいは機能年齢を基礎とした労働適応能力指標という物差しの開発が必至となる。機能年齢は生産的高齢労働者（プロダクティブ・エイジング）社会を設計するための礎となる。すなわち，プロダクティブ・エイジングを目指すに

はまず高齢労働者の健康資源確保を基盤としたヒューマンリソースの確保と資質の充足（アクティブ・エイジング）をしなければならない。さらに，プロダクティブ・エイジングの創造はアクティブ・エイジングという基盤の上に成り立つワークアビリティの向上策が鍵となる。以上の如く，活力ある高齢労働者が得られたら，次に目指すのが，ワークアビリティの高い高齢労働者をより多く輩出できる高齢労働社会を創ることである。これを成し得るための基本対策は労働者個々人の健康度，生活機能さらにはワークアビリティを客観的に評価して，彼らの職務能力と仕事とのミスマッチを防ぐことである。この課題はこれからの企業経営活動，特に人事・労務の主要な業務となり，かつ産業保健に期待される役割となる。

3 労働適応能力（ワークアビリティ）を評価する
―― 職務と職務能力とのミスマッチを防ぐ方法

　産業保健活動の役割は仕事によって引き起こされる健康障害を防いだり，不具合，負担，不安全行為等からもたらされる事故・災害を未然に防いだりすることである。この目的を完遂する究極の思想は労働者の職務能力と彼らに与えるべき仕事とのミスマッチを防ぐ，もしくはミスマッチの度合いを可能な限り小さくすることである。一方，日本が迎えた高齢社会は大きな個人差が現れる集団社会の到来と表現できる。それ故に，高齢労働社会の産業界は労働力のバラツキを是とした集団での生産活動を強いられようとしている。もはや集団の平均値を基準とする人事・労務，生産管理等が困難な時代となってきた。高齢労働社会では，産業保健本来の活動――職務と職務能力とのミスマッチを防ぐ――がますます重要となってくる。

　この状況に対応できる方法は個々人の労働適応能力（ワークアビリティ）を適正に診断・評価することである。高齢労働社会は暦年齢を物差しとした労働力の算定が意味をなさなくなり，ワークアビリティに基づく労働生産性を考えなければならない。そのためには人間の特性を客観的に捉えたワークアビリティの評価が重要となる。ワークアビリティの評価は加齢に伴う生体諸機能の減衰さらには健康被害の度合いに基づいて，(1)現在の職務に対する完熟度，(2)未来の労働適応能力に及ぼす影響等を客観的に推定することから始まる。この様に健康資源の視

第6章 働く高齢者の健康・安全

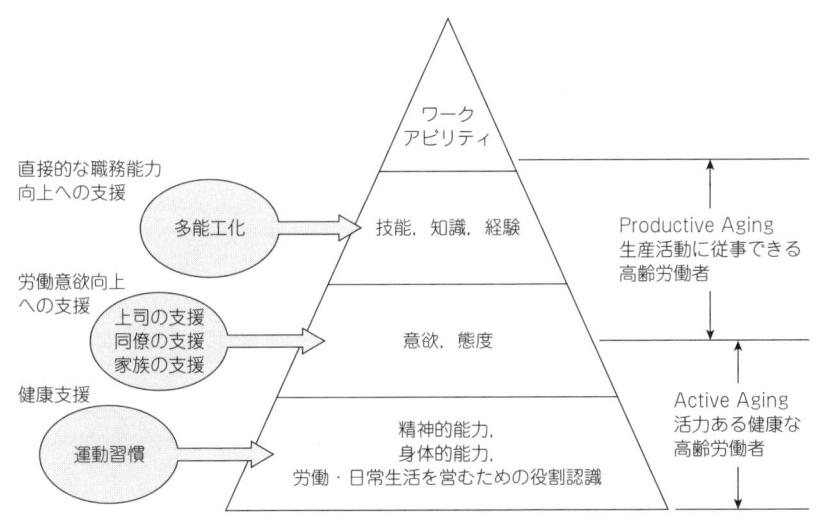

図 3-6-2 労働適応能力（ワークアビリティ）を育む要因

ピラミッド図：
- 頂点：ワークアビリティ
- 上段：技能，知識，経験 ← 多能工化（直接的な職務能力向上への支援）
- 中段：意欲，態度 ← 上司の支援／同僚の支援／家族の支援（労働意欲向上への支援）
- 下段：精神的能力，身体的能力，労働・日常生活を営むための役割認識 ← 運動習慣（健康支援）
- 右側：Productive Aging 生産活動に従事できる高齢労働者／Active Aging 活力ある健康な高齢労働者

点からワークアビリティを捉えるのが高齢労働社会への対策の鍵となる。以上のようなワークアビリティの捉え方はこれからの高齢労働社会における労働生産性の推計，能力評価に対応した賃金・処遇制度の制定，適切な支援機器，設備の導入等にも役立てることができる。同時に暦年齢を意識しない雇用機会の多様化と雇用の場の拡大を図る一助となる。

4　ワークアビリティの評価

ワークアビリティは，仕事の要求を成し遂げるのに必要な労働者の能力と定義することができる。ワークアビリティの基本源泉として健康，労働意欲（職務に対する構えも含む），与えられた仕事に直接関係する処理能力の3つが考えられる。3つの源泉の中で最も基本となるのは一人ひとりの人間の健康である。健康面は精神的キャパシティ，身体的キャパシティそして，労働・日常生活等の社会生活を営むための役割を認識して遂行する機能の三側面から捉える必要がある。一方，仕事の処理能力は知識・経験・技術の組み合わせ（どちらかと言えば，ブルーカラー用），あるいは専門能力・環境変化適応能力・マネジメント能力の組み合わせ（どちらかと言えば，ホワイトカラー，IT技術者，管理職者用）で表

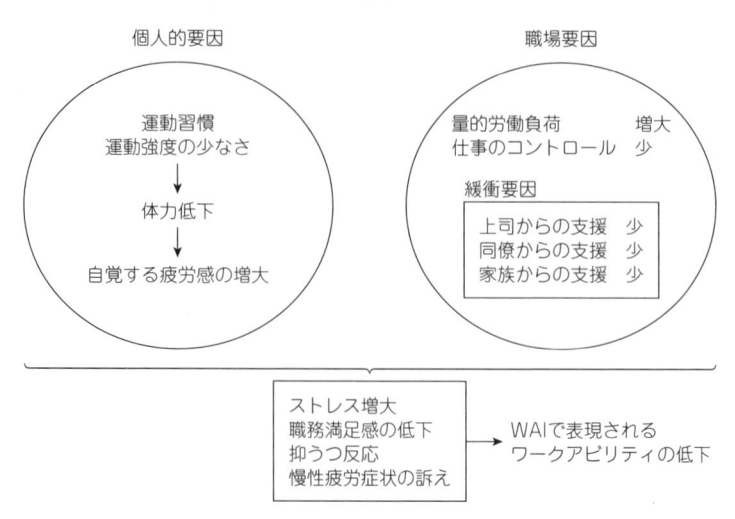

第Ⅲ部　労働と関係する病気の予防と働く人の健康増進

```
        個人的要因                    職場要因
    ┌─────────────┐      ┌─────────────────────┐
    │  運動習慣    │      │ 量的労働負荷    増大 │
    │ 運動強度の少なさ │      │ 仕事のコントロール 少 │
    │      ↓      │      │  緩衝要因            │
    │   体力低下   │      │  ┌─────────────┐   │
    │             │      │  │上司からの支援 少│   │
    │ 自覚する疲労感の増大 │      │  │同僚からの支援 少│   │
    │             │      │  │家族からの支援 少│   │
    └─────────────┘      └─────────────────────┘
              │                    │
              └──────────┬─────────┘
                  ┌─────────────┐
                  │ ストレス増大 │      WAIで表現される
                  │職務満足感の低下│ →  ワークアビリティの低下
                  │ 抑うつ反応   │
                  │慢性疲労症状の訴え│
                  └─────────────┘
```

図3-6-3　WAIで診断されるワークアビリティの優劣に影響する因子

現できるものである（図3-6-2参照）。

　ワークアビリティを評価する手段として，フィンランド国立産業保健研究所（通称FIOH）が1981年に開発したワークアビリティインデックス（Work Ability Index；以下WAI）[7][8]が有名である。1997年に英語版の第2版が公表されて以来世界各国で使われている。WAIは自分に与えられた仕事にどの程度の対応能力があるかを自分自身で診断することを目的として開発されている。

　WAIは経年的に実施することによりWAIによる評価の精度を高めることができることから，現状の労働能力をかなり高い精度で評価でき，かつ近未来の労働能力の水準を推定することができる。その結果，労働者一人ひとりの労働適応能力を客観的に評価する事によって与えられた職務とのミスマッチを防ぐことができる。これこそが究極の産業保健の使命となる。日本人を対象として行われたWAI研究の成果[9][10]を要約して，WAIの変動に影響を及ぼす主な要因を示すと図3-6-3のようになる。

5　高齢労働者の快適職場づくり

　高齢労働社会では健康資源の確保と拡充を目的とした健康管理に加え，作業管

理対策による作業関連性疾患や労働災害等の予防も重要となる。これには過重労働の抑制や労働負荷の適正化はもちろん，加齢による身体機能の低下を踏まえた職場改善が有効となる。財団法人高年齢者雇用開発協会（現在の独立行政法人高齢・障害・求職者雇用支援機構）が1986年度から始めた共同研究制度の実施状況から，日本の企業が関心を寄せてきた高齢労働対策課題を窺うことができる。共同研究制度が定めた研究領域は職務再設計，健康管理，人事・賃金，能力開発の4領域である。2012年度までの28年間における共同研究実績では，「職務再設計」が50.0％で最も多く，次いで，能力開発（21.3％），人事・賃金（19.0％），健康管理（9.7％）の順であった。当該機構が設けた職務再設計という領域は，主に作業改善，もしくは職場改善である。すなわち，日本の企業が高齢労働対策として改善活動に大きな関心を示していることが窺われる。改善対象としての最大関心事は筋骨格系への負担改善である。具体的には不良作業姿勢の改善，次いで，中重量物の搬送，重量物の持ち上げ作業の改善による腰痛防止対策であった。次いで，改善活動の一割近くを占めていたのが加齢に伴う視機能の低下，たとえば，近点調節機能，夜間視力，動体視力等の低下に対する改善活動であった[11]。

　高齢労働と職場の安全を考察すると，つまずき，転倒・転落事故に注目しなければならない。この種の災害防止として，手すりの取り付け，スリップ防止床の採用，階段の蹴上げの高さと踏み板の幅といった職場環境などのハード面の改善，さらには通路の水濡れ処理とか，通路に物を置かないといった3Ｓ（整理・整頓・清掃）活動を列挙することができるが，職場体操などで股関節や腸腰筋などの特定の部位の筋力を鍛えることも行うことが勧められる。股関節のストレッチや腸腰筋を鍛える相撲の四股を踏む動き，片脚で靴下をはくといった簡単な運動の継続を指導することが必要となってくる。

参照文献

［1］国立社会保障・人口問題研究所「日本の将来推計人口」（平成24年1月推計）．
　　　http://www.ipss.go.jp/
［2］総務省統計局「人口推計」（2014年10月確定値，2015年3月概算値）2015年3月20日公表．
　　　http://www.stat.go.jp/data/jinsui/new.htm
［3］内閣府「平成26年版高齢社会白書（概要版）」第1章，第2節．

　　　 http://www8.cao.go.jp/kourei/whitepaper/w-2014/gaiyou/s1_3_2.htm
［4］厚生労働省「平成24年度国民医療費の概況」2014年10月8日発表.
　　　 http://www.mhlw.go.jp/toukei/saikin/hw/k-iryohi/12/dl/data.pdf
［5］厚生労働省大臣官房統計情報部「グラフで見る世帯の状況」国民生活基礎調査（平成25年）の結果から，p. 33，平成26年12月．
［6］経済産業省ヘルスケア産業課「ヘルスケア産業政策について」平成26年9月2日．
　　　 http://www.maff.go.jp/j/keikaku/pdf/health_care_siryo.pdf
［7］Ilmarinen, J., Tomi, K. (2004) "Past, present and future of work ability," Ilmarinen, J., Lehtinen, S. eds., *Past, Present and Future of Work Ability : proceedings of the 1st International Symposium on Work ability*, FIOH, Helsinki, 1-25.
［8］Gould, R., Ilmarinen, J., Jarvisalo, J., Koskinen, S. eds., (2008) *Dimensions of Work ability*, ETK, Kela, KTL and FIOH, Helsinki, 11-185.
［9］平成22年度〜23年度（独）高齢・障害・求職者雇用支援機構「70歳雇用に向けた従業員向けエイジ・マネジメント施策に関する調査研究（研究代表者神代雅晴）」および平成21年度〜23年度　厚生労働科学研究費補助金　労働安全衛生総合研究事業「健康な高齢労働者を有効に活用するためのエンプロィアビリティ評価手法の確立に関する研究」（研究代表者　神代雅晴）等を参考にして要約作図．
［10］Kumashiro, M., Kadoya, M., Kubota, M., Yamashita, T., Higuchi, Y. and Izumi, H. (2011) "The relationship between work ability index, exercise habits, and occupational stress : Employeeswith good exercise habits havegreater work ability," *Age management during the life course*, Tampere University Press, Finland, 68-80.
［11］（独）高齢・障害・求職者雇用支援機構「共同研究年報」昭和61年度版〜平成24年度までの計28冊．

第Ⅳ部
これからの職域保健サービスのあり方
──重要な専門職の役割──

　わが国で急がねばならないのは小規模事業所や非正規雇用をはじめ，働く人すべてが職業保健サービスの適用を受けることができるように「職域保健のカバー率」を挙げることである。さらに国際基準である ILO 条約や WHO 行動計画，労働安全マネジメントシステムの指針に基づいて，すべての産業・職場で，自主的に改善を進めるための法体系の見直しと労働者参加が重要である。そのためには，世界で進んでいるように，産業医のみならず，保健師やハイジニストらが専門を活かした専門職のチームとして職業保健サービスを展開していることを日本でも標準にする必要がある。そこで第Ⅳ部では，日本の産業医制度や，保健師，衛生技術者やハイジニストなどの専門職の育成と訓練の状況を述べる。また実際に中小零細企業ではどのような産業保健活動を展開していくべきだろうか？　第Ⅳ部では，そのための地域での人的資源の活用を含めて述べる。

第1章

労働安全衛生法体系と自主的改善のあり方

小木和孝

多様化する就労条件のもとで過重労働・メンタルヘルスや労働関連の死傷病が大きな社会問題となっている。この現状から，小規模事業場・非正規雇用を含め働くすべての人の安全と健康に効果的に取り組む組織体制を，法体系を含めて見直す時期にある。その解決には，国際標準となっているILO条約，WHO行動計画，労働安全衛生マネジメントシステム指針に基づくリスク管理を推進しながら，安全と健康を切り離さずに労働者が参画して予防に力点をおく責任体制を構築することが欠かせない。このリスク管理手順と職場内の体制を支える産業保健サービスを，すべての職場に提供していくことが目標となる。とりわけ，(1)すべての職場で包括的予防に取り組む体制，(2)自主的改善の実行手順とサポート，(3)労働者参加の担保策の3つの視点が重要である。そして職場環境にわたる就労条件を自主改善していく計画・実行手順をすべての職場で支援する産業保健サービスをどう組織していくかが，各国共通の課題となっている。

1 安全・健康を一体化した包括的リスク管理体制

多様な就労の場で働くすべての人の安全・健康に効果的に取り組む体制がますます重視され，業種を問わず共通した課題となっている過重労働対策とメンタルヘルス向上を含めて，労働関連の死傷病の予防が大きな社会問題となっている[1]。相次ぐ重大労働災害，職業病事例，そして東日本大震災の経験から，被災への備えと緊急事態における安全・健康の確保策を含めて，従来とは一線を画した総合的な取り組み，とりわけ国際動向をふまえた業種・地域別の良好実践を労使の直接参画により普及させる体制が必要であることが認識されるようになった[1]。日本学術会議の2011年提言「労働・雇用と安全衛生に関わるシステムの再構築を」では，労働安全衛生向上のために法制度の整備と自主的改善活動の普及を提言している[2]。日本は2006年に採択されたILOの「職業上の安全及び健

康促進枠組み条約」（第187号）を各国に先駆けて2007年に批准した第１号批准国となった。このILO条約は，法制度と予防体制における優先課題の実施戦略を国として確立することを盛り込んでいる。この日本学術会議提言とILO条約の趣旨にそって，国際動向に合わせて，多様な雇用条件のもとで適切に対処できる責任体制のあり方を，見直していく時期にある[3]。

労働安全衛生の組織体制で最も重要なのが，小規模事業場・非正規雇用を含めてすべての働く人が非常時を含む多重リスクを確認して，予防に必要な改善策に継続的に取り組んでいるかどうかの点である。2015年にソウルで開催された第31回国際産業保健学会（ICOH2015会議）では，国際動向と国際標準にそって，すべての職場に産業保健サービスを提供する政策・法制度を国ごとに確立していくべきことを提言する「すべての労働者にたいする産業保健サービスの発展に関するソウル声明」を採択した[4]。産業保健分野の最重要課題が職場レベルの予防活動支援に力点をおくサービス体制にあることが確認できる。国際産業保健学会による調査で，産業保健サービスは，フィンランドなど少数の国で労働者の80％を超える適用率である一方，多くの国で50％を下回る水準であり，とりわけ小規模事業場，農業やインフォーマルセクターに及んでおらず，全世界では全労働者の15％程度に提供されている状況にとどまると報告されている[5]。図４-１-１は，この調査による国別産業保健サービス適用率を示す。

多くの労働者に，産業保健サービスが及んでいない実態は，中小事業場に対するサービスが工業国であっても十分に確立されていない現実を反映している。わが国でも，労働安全衛生法上はすべての労働者に対する年次健康診断が義務づけられている一方，法に基づく産業医によるサービスは50人以上の事業場に限られ，これらの事業場を含め職場環境の整備による一次予防を支えるサービスは組織立って提供する体制が確立されていない。このため，工業国の中で，産業保健サービスの適用率は低位にある。多くの国が低い適用率のまま推移しており，わが国の状況もそのモデルとなり得ていない。

産業保健サービスをすべての労働者に提供する共通課題に向けて，各国内で，国際標準となっている労働安全衛生マネジメントシステムを事業場ごとに確立して，実効ある包括的な予防対策を目指す良好実践を小規模・分散職場を含めて労使のイニシアティブをもとに推進していくことがよいヒントになる。緊要な課題である職場ストレス予防を含むメンタルヘルス推進に当たっても，労働安全衛生

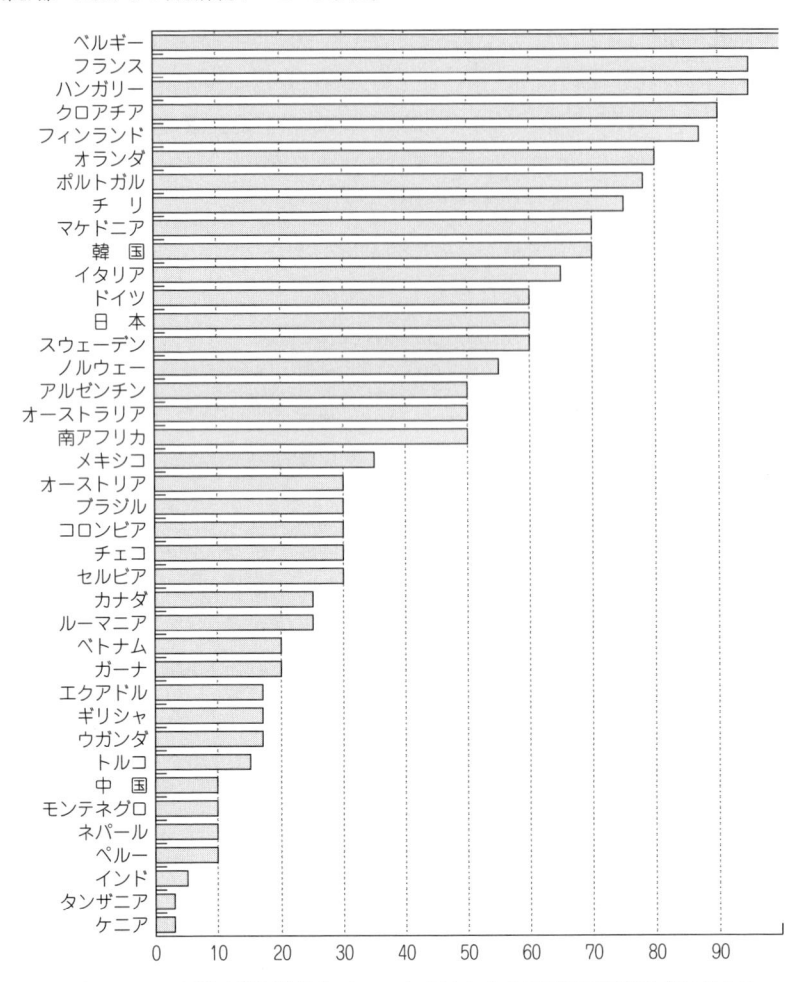

第Ⅳ部　これからの職域保健サービスのあり方

図4-1-1　国際産業保健学会（ICOH）調査による国別の雇用労働者に対する産業保健サービス適用率

（出所）Rantanen et al. (2013).

マネジメントシステムを基盤にした労使参加型の活動が重要な役割を果たすと見られる[6]。わが国においても，今の労働安全衛生の法体系をさらに進める観点から，すべての職場で包括的予防に取り組む体制，自主的改善の実行手順とサポート，労働者参加の担保策の3つの視点が重要である。

　安全で健康な職場が，健全な職場文化の形成と生産性の維持・向上，安寧な労

第1章　労働安全衛生法体系と自主的改善のあり方

"事業場レベル"	"国のレベル"
事業場安全衛生方針の設定	労働安全衛生政策の確立
事業場内の組織と責任体制の確立	国の労働安全衛生システムの確立と
労働安全衛生マネジメントシステム要素の計画と実行	国の労働安全衛生諸プログラムの策定と実施
事業場内の実績の評価と見直し	労働安全衛生諸プログラムの見直し
継続的改善に向けた活動	継続的改善に向けた労働安全衛生諸プログラムの更新

図4-1-2　安全・健康を包括的に取り上げる事業場と国レベルの
マネジメントシステム諸要素の比較

(出所) ILO (2001) より作成.

働生活，非常時への備えに欠かせないことは，誰でもが経験している。この基本の考え方を生かした労働安全衛生の組織体制を各国とも目指しており，安全・健康を同時に同じ管理方式で取り上げる体制が法体系の基礎となった。リスクの特性別の管理では，事業運営から分離した担当者まかせの活動になりやすいことから，安全・健康面に同時に取り組む，包括的な予防中心の体制が法体系と事業現場の両面で課題となっている。

　国際標準となっている労働安全衛生マネジメントシステムは，わが国をはじめ各国で国の基本政策となり，産業現場に浸透している。国際標準として2001年に採択されたILO-OSH2001（ILO 労働安全衛生マネジメントシステムガイドライン）に準拠したシステムの確立を，各国共通して指向している[7]。その ISO 規格化も審議中である。このシステムを活用した事業場レベルと国レベルの取り組みの密接な関係を，図4-1-2がよく示している。安全と健康面を同一の責任体制の中で実施し，評価することが骨子となる。

　マネジメントシステムの運用で重視されるのが，計画（Plan），実行（Do），見直し（Check），継続的改善（Action）のPDCAサイクルを事業経営の中に取り入れる責任体制である。このサイクルは図4-1-2の事業場レベルの諸要素に対応し，自主的にリスクを確認し，計画・実行して，見直しによって次のサイクルにつなげていく。この国際標準化したプロセスを法体系の中に明示的に取り込むと

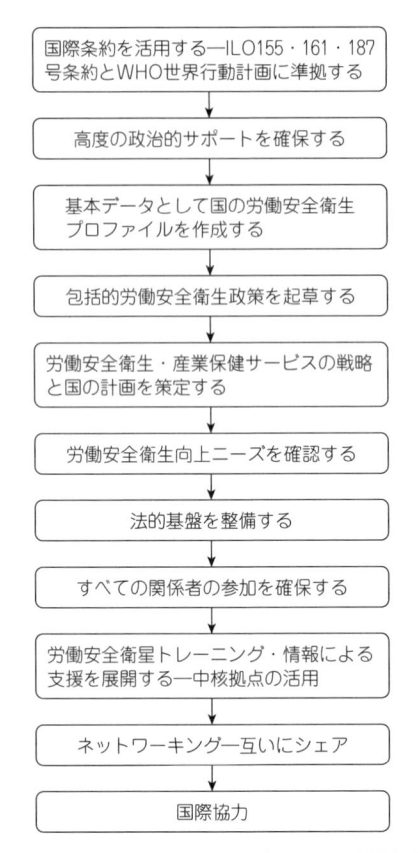

第Ⅳ部 これからの職域保健サービスのあり方

```
┌─────────────────────────────┐
│ 国際条約を活用する—ILO155・161・187│
│ 号条約とWHO世界行動計画に準拠する│
└─────────────┬───────────────┘
              ↓
┌─────────────────────────────┐
│ 高度の政治的サポートを確保する│
└─────────────┬───────────────┘
              ↓
┌─────────────────────────────┐
│ 基本データとして国の労働安全衛生│
│ プロファイルを作成する      │
└─────────────┬───────────────┘
              ↓
┌─────────────────────────────┐
│ 包括的労働安全衛生政策を起草する│
└─────────────┬───────────────┘
              ↓
┌─────────────────────────────┐
│ 労働安全衛生・産業保健サービスの戦略│
│ と国の計画を策定する        │
└─────────────┬───────────────┘
              ↓
┌─────────────────────────────┐
│ 労働安全衛生向上ニーズを確認する│
└─────────────┬───────────────┘
              ↓
┌─────────────────────────────┐
│ 法的基盤を整備する          │
└─────────────┬───────────────┘
              ↓
┌─────────────────────────────┐
│ すべての関係者の参加を確保する│
└─────────────┬───────────────┘
              ↓
┌─────────────────────────────┐
│ 労働安全衛星トレーニング・情報による│
│ 支援を展開する—中核拠点の活用│
└─────────────┬───────────────┘
              ↓
┌─────────────────────────────┐
│ ネットワーキング—互いにシェア│
└─────────────┬───────────────┘
              ↓
┌─────────────────────────────┐
│ 国際協力                    │
└─────────────────────────────┘
```

図4-1-3 安全・健康を包括的に取り上げる政策・法制度を確立する上で重要な過程とその順序（フィンランドの例示による）

（出所）Lehtinen, Rantanen (2012).

ともに、責任体制を再編成する必要がある。PDCAサイクルを組み込んだ包括的リスク管理手順の確立と、参加促進ツールの提供とが、特に重視される[8]。

マネジメントシステムの進展から最も学ぶ点は、安全・健康な職場づくりに継続的に取り組むプロセスの確保に力点をおく点である。国際標準は、単に基準値の達成や制度順守ではなく、「プロセスの標準」に移行しており、これで安全・健康だと言える基準線を決めて従うことより、予防策のステップバイステップの実施で安全・健康を確保していくプロセスをこそ重視する。

働く人すべての安全と健康を確保し推進する政策・法制度を確立する上で重要

な過程とその順序について，図4-1-3の各ステップがフィンランドの経験から示されている[9]。

このようなステップを確実に踏まえていくことで，すべての労働者に適切な安全衛生マネジメントと予防重視の産業保健サービスを提供する体制を確立していくことができる。わが国の現状をよく反映した順序だった戦略と方針を確立していく必要がある。とりわけ，社会的なコンセンサスに基づく ILO 基本条約の批准と，国際標準を取り入れた包括的予防のための法制度と労使の参画した全職場対象のサービス体制とが重要だと見ることができる。

2　効果的な予防策実施の手順とそのサポート

日本学術会議の提言が指摘しているように，過重労働対策，メンタルヘルス向上，新規化学物質や緊急時に対する備えなど，多重リスクへの実効ある予防策がどの職場にも共通した課題となっている。多様な就労条件のもとで小規模事業場などでも適用しやすい予防策実施の手順を普及していく必要がある。特に，一次予防策の実施手順を容易に適用可能にすることが各国で重視され，新たな展開を見せている[3]。

小規模事業場でも適用できる予防策実施の例として，ILO は，製品や設備の購入のさいの安全データシートの事前記入の義務付けと仕事上の危険有害要因の特定および必要な安全衛生対策の確認，十分な訓練などの実際的な方法を挙げているほか，労使の直接参加による職場単位の小集団討議をもとにした実際的な予防対策の実施が効果的であることを推奨している。この参加型職場環境改善は，アジア諸国をはじめ日本を含む多くの国で普及しつつある[10]。対策が効果的かどうかについては，安全衛生技術者や保健専門職によるサポートが必要な場合があるが，まず労使の協力で安全衛生面で実施可能な改善策の確認を行っていくことが小規模職場ではとりわけ重視される。

有効な一次予防策の実施には，必要最低限の技能，技術的知識と資金が必要であり，小規模事業場には，なお課題が多い。自主的な取り組みを支えるには，基本的だが実効ある予防策と，その訓練に容易に接することができるかどうかが大事と認識されるようになった。同時に，労働安全衛生マネジメントシステムの諸段階を簡素化し，事業場の規模や技術手段に合わせて適合させることが可能だと

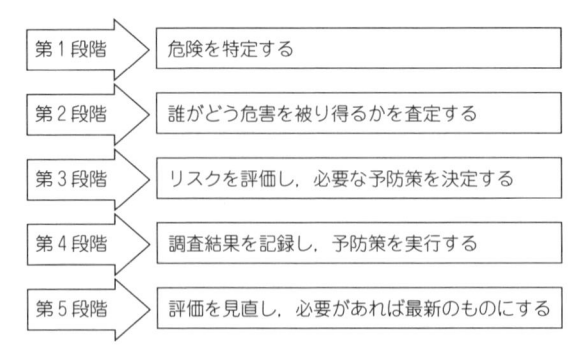

第Ⅳ部　これからの職域保健サービスのあり方

第1段階	危険を特定する
第2段階	誰がどう危害を被り得るかを査定する
第3段階	リスクを評価し，必要な予防策を決定する
第4段階	調査結果を記録し，予防策を実行する
第5段階	評価を見直し，必要があれば最新のものにする

図4-1-4　英国安全衛生庁による小規模事業場における5段階のリスクアセスメント

（出所）Health and Safety Executive (2015).

も知られるようになった。EU諸国など工業国でも，またILO・WHO支援により開発途上国でも，現場向けの訓練方式が小規模職場に合わせて開発，応用されつつある。ILOが支援する小規模事業場におけるワイズ（WISE）方式や小規模農家におけるウィンド（WIND）方式の労働改善トレーニングのパッケージが，多くの国で実施されている。日本と韓国でも普及を見つつある。

また，化学物質の管理能力に中小企業には限界があり，最近の印刷業における胆管がん発生の事例が示すように，事前予防に現場支援策が必要である。EU連合では，リーチ（REACH）方式で知られる化学物質の登録・評価・制限のための規制で，年間1トンを超えて域内で製造または輸入されるすべての化学物質についてその登録とデータ作成を義務付けているが，他方小規模事業場での取り組みも新たに展開しつつある。コントロール・バンディングによる取り組みが普及しはじめ，使用化学物質が，国際基準に従った危険有害物質の分類，使用量，化学的不安定さ／粒子の大きさに基づく管理方法が要求される「有害危険物質群」（有害危険バンド）に属する場合におけるばく露の管理に焦点を当てている。

小規模事業場の技術・資金や雇用条件に合わせた手順の普及を法体系の中に盛り込むには，多重リスク管理を適用しやすくする指針の作成・普及が効果的である。そのよい例が，英国安全衛生庁（HSE）が普及に努めている「ファイブステップス」による小規模事業場に適したリスクアセスメント方式である。図4-1-4に示す5ステップを推奨している[11]。リスクの「特定」「対象者の査定」「予防策決定」「記録」ののち改善の当否を「見直し」ていく手順になる。事業経営

の実務の中で，結果記入表による記録により，見直していく。この手順はPDCAサイクルの利点を生かしたリスク管理に当たる。この例のように，事業規模と雇用形態に適したリスク管理を広く普及していく法体系が課題となっている。

したがって，リスク管理に努力を要する雇用形態や小規模職場，高リスク職務における予防策実施を技術面も含めてサポートするサービス機関を有機的に活用できるシステムが望まれる。わが国の場合，産業医業務を含む職業保健体制などに事業規模による格差があり，小規模事業場における助言・指導と技術サービスに課題が残っている。労働安全衛生法と労働契約法および判例から，事業者は，安全健康配慮義務として全労働者に対して適正労働条件設定義務を負い，健康診断を実施し，その結果に基づいて適正職場配慮義務を負っているが，リスクアセスメントに基づく予防措置の実施については，十分に法的に確保されていない面がある。とりわけ，産業医などの選任されていない小規模事業場も，また事業場外からのサービスが事後措置に重点をおいた二次・三次予防に偏りがちな中小事業場も，課題が大きく残されている。

この点で参考になるのが，職業保健サービスをすべての事業者に義務付けているフィンランドなどの法体系である[9]。フィンランドは職業保健サービス対象労働者の全労働者中の比率が90％近い国として知られているが，それは，すべての事業者に労働者に対する職業保健サービスを提供する義務を「職業保健サービス法」で定めているからである。小規模事業場とインフォーマル職場については，事業場外部にあるグループ職業保健サービス機関，プライマリヘルスケア機関および民間サービスセンターの複数チャンネルを経由した職業保健サービス網を活用している。専門職の選任規定ではなく，すべての労働者に対する職業保健サービスの提供義務に力点をおく点で学ぶべき点が多い。

韓国で始められている公的資金をもとにした労働者健康センター制度は，この点で参考になる。労働者健康センターは50人未満の労働者を雇用する小規模事業場を対象に職業保健サービスを提供するために各地域ごとに設置され，国の全地域への設置を目指している。産業医学専門医のもとに看護師，衛生技術者，人間工学者と心理士からなる保健チームが専任で勤務し，一次予防を含む職業保健サービスの充実を図っている。

こうした予防重視の産業保健サービスを全国のすべての業種の職場に確保する

表4-1-1　EU-OSHA，ASEAN-OSHNET，日本産業衛生学会 GPS による良好実践事例に共通する2類型

良好実践の類型	A：包括的多重リスク管理	B：参加型職場環境改善
力点のおき方	作業方法・環境の多重リスク低減	労使の直接参画による幅広い改善
計画と実行の手順	有効な改善策提案とすぐの実施	労使合意に基づく実際的問題解決
継続的効果	多様なレベルにおける介入	職場労使の参加による段階的改善
必要な基本サービス	（研修を受けた医師・看護師・衛生技術者などによる多角的チーム）	
	多重リスク一次予防の助言指導	実施可能な多域改善の参加型手順

には，サービス提供を行う多重のサービス網を整備する必要が，わが国でも不可欠とみられる。フィンランドのように，すべての事業者が産業保健サービスを利用できる体制を構築していくには，職場の一次予防対策をサポートする産業保健サービスを，50人未満の小規模事業場を含む中小企業，下請け企業，自営業，分散事業場などの実態に応じて提供できる体制を段階的に整えていく現実的な整備策がぜひ必要である。工業化の途上にある諸国では，特にこうした多重のサービス網を段階的に整備していく必要があり，基本産業保健サービス（BOHS: Basic Occupational Health Services）の普及を支える政策がとられていることが注目される[12]。わが国においても，健康診断といわゆる事後措置に重点を置いた二次・三次予防中心の体制を反省して，労使のイニシアティブによる一次予防に力点をおいた多チャンネルのサービスを段階的に整備していく方策をとるべきことになる。わが国の産業保健サービスの体制を見直して，こうした段階的な進め方で全職場に産業保健サービスを提供していくためには，ベトナム・タイ・中国などで進行中の基本産業保健サービスを当面確保していく進め方に学ぶ点が多い。

　この各国・各業種の小規模事業場を含めて必要とされる基本サービスのあり方を，EU-OSHA（ヨーロッパ労働安全衛生機構）と ASEAN-OSHNET（アセアン労働安全衛生ネットワーク）が推進している良好実践，日本産業衛生学会による GPS（良好実践サンプル）に共通している事業場レベル良好実践の2つの類型について示したのが表4-1-1である。A類型の「包括的多重リスク管理の手順」とB類型の「参加型職場環境改善のすすめ方」に見合って，研修を受けた多角的チームによる具体的で実際的な多重リスク対策の提案・実施により，労働安全衛生上の良好実践が確保される。基本産業保健サービスとして，多重リスクに対する一次予防の助言指導と現場条件で実施可能な多域改善を提案し実行する参

加型手順の支援とに注力する必要がある。そのための柔軟なサービス体制の構築，産業医・産業看護師・衛生技術者・心理士など専門職と労使参加を支える幅広い人材の養成が欠かせない。

　ILO 第161号「職業保健サービス」条約とこれに付属する第171号勧告に明記されているように，労働安全衛生マネジメントシステムの必須の要素として，有効な予防策を全労働者に確保していく職業保健サービス体制が各国共通の課題となっている。こうしたシステムの導入と運営にかかる全体のコストについて，技術内容，人的資源の観点から現実的な進展を図る必要がある。

3　労働者参加の担保策と自主的改善の推進

　すべての労働者にその職場条件で必要な予防策を確保していくには，労働者の参加が伴わなければならない。労働者の参加の意義は，ILO — OSH2001でも明示されており，ILO の労働安全衛生条約（第155号）と第161号条約でも強調されている。わが国でも規定されている安全委員会および衛生委員会は，労働者の参画を推進する上で重要であるが，さらにリスク管理の全プロセスにおける参画を担保する体制がのぞまれる。小規模事業場でこうした安全衛生委員会がない場合の労働者の参画も十分確保されているとは言い難い。労働安全衛生マネジメントシステムの普及により，リスク管理への労働者の参画が促進されていくと見られるが，より積極的な労働者参加の制度と方策が求められる。

　特に重要なのが，リスクの特定とその低減の計画・実行・見直しのすべてのプロセスに労働者が積極的に参加する体制を事業場ごとに確立していくことである。小規模事業場を含めての多重リスク管理の普及にさいして労働者の参加を制度的に定めるだけでなく，段階を追っての予防策の労働者参加による実施手順を明らかにした，職場条件に応じる現実的な進め方が必要である。一次予防に力点をおく基本産業保健サービスに参加型職場環境改善を組み合わせる進め方が効果的だと知られている。

　包括的なリスク管理システムにおける有効手段としての自主的改善には大きな関心が寄せられ，ワイズ方式やコントロール・バンディングなどをはじめ，参加型改善の推進支援策が各国で進められている。労働災害，労働関連健康障害の予防に，良好実践を目標にした参加型改善が有効であることがこうした事例から確

認されている。そして，労使の自主的改善活動には，業種，地元条件，就労特性に応じた手順を容易化するツールの開発と応用が期待される。特に，リスクの特定と予防策の実施に対策指向の提案型職場点検ツールが役立つ。こうしたツールは自主改善を支える安全衛生担当者の養成にも用いられる。参加型職場環境改善の有効性を検討した文献をもとにまとめられた職場メンタルヘルス一次予防のガイドラインは，部門責任者の主体的な関与に基づく問題解決型の取り組み，職場環境に幅広く目配りした良好事例を活用した労働者参加型の手順，具体的な改善提案の促進ツールの活用を特に挙げている[13]。このガイドラインを生かしてメンタルヘルスのための参加型の職場環境改善をすすめる「職場ドック」活動が普及しつつあることが注目される[14]。

4　自主改善をすべての職場でサポートする職域保健サービス

　自主的改善活動の推進には，安全・健康面を一体化したリスク管理を小規模事業場と非正規雇用などの職場ごとの就労条件の差をこえて普及させていくことができる法体系が基盤となる。現状を打開するために，関連 ILO 条約を批准して，自主的改善に労働者の参加を担保する枠組みに移行する必要がある。とりわけ，ILO 第155号，161号条約を批准して法体系と行政施策を整えながら，必要なサポートサービスを，人材育成を含めて整備して，労使協力による組織体制を普及していくことが，急務と見たい。

参照文献

[1] 小木和孝（2010）「産業安全保健領域の動向と良好実践」『労働科学』86：1-8.
[2] 日本学術会議労働雇用環境と働く人の生活・健康・安全委員会（2011）『提言：労働・雇用と安全衛生に関わるシステムの再構築を——働く人の健康で安寧な生活を確保するために』日本学術会議.
[3] 小木和孝（2010）「海外の労働安全衛生への取り組みからみた日本の学術研究の方向性と課題」『学術の動向』10：54-58.
[4] The 31st ICOH Congress (2015) Seoul Statement on the Development of Occupational Health Services for All, The 31st international Conference on Occupational Health, Seoul, 31 May-5 June 2015.
[5] Rantanen, J., Lehtinen, S., Iavicoli, S. (2013) Occupational health services in

selected International Commission on Occupational Health (ICOH) member countries, *Scandinavian Journal of Work, Environment and Health*, 39: 212-216.
[6] 吉川徹・小木和孝（2009）「労働安全衛生マネジメントシステム（OSH-MS）への寄与としての参加型ストレス予防活動の役割」『産業ストレス研究』16：221-229.
[7] ILO（2001）『労働安全衛生マネジメントシステム（OSH-MS）』.
http://www.ilo.org/public/japanese/region/asro/tokyo/downloads/2011osh-r.pdf（2015.4.15）
[8] 日本産業衛生学会生涯教育委員会（2004）「産業保健生涯教育ガイドライン要綱」『産業衛生学雑誌』46(2)：A43-A61.
[9] Lehtinen, S., Rantanen, J. (2012) National Profile of Occupational Health System in Finland, WHO Regional Office for Europe.
[10] Kogi, K. (2012) "Roles of participatory action-oriented programs in promoting safety and health at work," *Safety and Health at Work*, 3: 155-165.
[11] Health and Safety Executive (2015) Five Steps to Risk Assessment, Health and Safety Executive.
http://www.hse.gov.uk/risk/controlling-risks.htm（2015.4.15）
[12] 川上剛（2011）「基本産業保健サービス（BOHS）」『産業安全保健ハンドブック』労働科学研究所，82-83.
[13] 吉川徹・吉川悦子・土屋政雄・小林由佳・島津明・堤明純・小田切優子・小木和孝・川上憲人（2013）「科学的根拠に基づいた職場のメンタルヘルスの第一次予防のガイドライン――職場のメンタルヘルスのための職場環境改善の評価と改善に関するガイドライン」『産業ストレス研究』20：135-145.
[14] 吉川徹・小木和孝編（2015）『メンタルヘルスに役立つ職場ドック』労働科学研究所.

第 2 章

産業医制度の歴史・現状・課題

堀 江 正 知

　　　　わが国の産業医制度は，戦前の工場医が原型となり1972年の労働安全衛
　　　生法で規定された。1996年の法改正で事業者への勧告権が規定され，衛生
　　　管理者の立場から明確に分かれた。国際的にはオキュペーショナルハイジ
　　　ニストが担当する衛生管理も管掌するが，職業要因の健康影響とその予防
　　　に関する産業医学の専門医は少ない。日本医師会の認定産業医は 9 万人を
　　　超えたが，自営業者や小規模事業場に関する国の支援策は強化すべきであ
　　　る。産業医を事業場ごとにこだわらず実質的な経営集団ごとに労働者
　　　2,000人に 1 人選任し，複数を要する場合は産業看護職と分担すれば，よ
　　　り多くの労働者を対象に活動できる。近年，産業医に求められる職務や立
　　　場は多様化しており，監査や分業の仕組みを検討すべきである。

1　産業医制度の歴史

（1）工場法の「工場医」

　明治中期ごろ，外傷，ガス中毒，熱中症等を治療するために設置された工場の附属病院では，それらを予防する「衛生」の必要性が徐々に認識され，最初に結核への取組が始まった[1]。1890年の鉱業法では鉱業警察が安全衛生を取締り，1911年の工場法第13条は「行政官庁は，……工場及び附属建設物並びに設備が危害を生じ又は衛生，風紀その他公益を害する虞ありと認むるときは，予防又は除害の為，必要なる事項を工業主に命じ，……全部又は一部の使用を停止することを得」と定め，労働衛生行政は警察行政として始まった。1921年に倉敷労働科学研究所（現，労働科学研究所）が労働生理や産業疲労等の研究を始め，1929年に日本産業衛生協会（現，日本産業衛生学会）も発足し，コールタールによる肺がんや二硫化炭素中毒等の学術報告も行われた[2]。

　その後，1938年に工場法の省令が，常時50人以上の職工を使用する工場では

第2章　産業医制度の歴史・現状・課題

表4-2-1　法令に基づく産業医等の選任基準の推移

1938年	工予衛則改正：「工場医」を規定（500人以上の工場）
1940年	工予衛則改正：同（100人以上の工場）
1942年	工場法施行規則改正：健康診断項目と事後措置（全工場）
1947年	労働基準法公布：「衛生管理者」を規定
1947年	旧安衛則公布：「医師である衛生管理者」を規定（50人以上の全事業，1,000人（有害業務500人）以上は専属，3,000人超は2人）
1949年	旧安衛則改正：同（工業的業種50人以上，非工業的業種100人以上）
1966年	旧安衛則改正：同（工業的業種30人以上，非工業的業種50人以上）
1972年	労働安全衛生法公布：「産業医」を規定
1972年	労働安全衛生法施行令公布：同（50人以上の全事業場）
1972年	安衛則公布：同（1,000人（有害業務500人）以上は専属，3,000人超は2人）
1996年	安衛則改正：同（勧告権や被選任要件を規定，小規模事業場に努力義務）

（注）工予衛則：工場危害予防及衛生規則，安衛則：労働安全衛生規則．

「安全管理者」の選任を，また，同500人以上では「工場医」の選任を工場主に義務づけ，工場医には工場の衛生を掌る者として月1回の職場巡視と年1回の健康診断の実施を義務づけた（表4-2-1）。その後，1942年には健康診断の検査項目も規定され，その結果に関する医師の意見を聴取して事後措置を行う工場主の義務も規定された。このように，わが国は，法令に基づいて工場ごとに医師を選任し健康管理を担当させる体制が戦前から構築されていた。

（2）労働基準法の「医師である衛生管理者」

戦後，労働者保護法制を検討する際に，日本産業衛生協会理事会は「産業医及び産業医局のあり方について」という要望書を取りまとめて1946年9月に国の労務法制審議会に提出した[3]。そこには，診療ではなく衛生を担う医師として全産業で産業医を選任し，大規模事業場では専属とすべきことが記された。1947年の労働基準法は，新たに「衛生管理者」を規定し，法律に格上げし，省令の旧労働安全衛生規則（旧安衛則）で常時50人以上の労働者を使用する事業主に「医師である衛生管理者」の選任を義務付け，その職務の一つに健康診断の実施を規定した（図4-2-1）。また，同1,000人以上等では専属とし，非専属の場合は「開業医又は他の事業の衛生管理者の嘱託兼任でもよい」こと，「概ね一人で労働者合計数2000人以上又は事業数10以上を担当してはならない」ことなどが通達で示された。しかし，医師である衛生管理者の選任率は高まらず，選任された医師の多くは健康診断や診療で多忙となり，環境や作業の評価や改善といった衛生管理

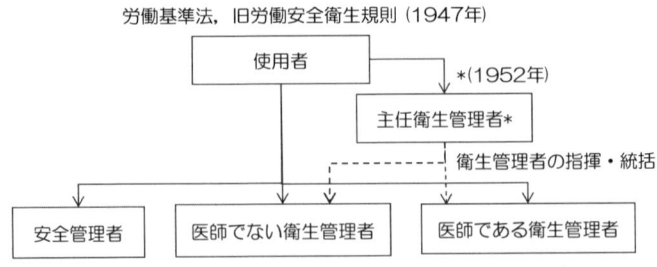

第Ⅳ部　これからの職域保健サービスのあり方

```
            労働基準法，旧労働安全衛生規則 (1947年)
                    ┌─────────┐
                    │  使用者  │
                    └────┬────┘        *(1952年)
                         │     ┌──────────────┐
                         ├─────┤ 主任衛生管理者* │
                         │     └──────┬───────┘
                         │       衛生管理者の指揮・統括
          ┌──────────────┼──────────────┐
    ┌─────┴─────┐ ┌──────┴──────┐ ┌─────┴──────┐
    │ 安全管理者 │ │医師でない衛生│ │医師である衛生│
    │           │ │  管理者     │ │  管理者     │
    └───────────┘ └─────────────┘ └────────────┘
      安全管理        衛生管理       衛生管理＋健康診断
   工業的業種等≧50人  工業的業種等≧50人→30人(1966年)
                    その他≧50人→100人(1949年)→50人(1966年)
```

図4-2-1　労働基準法に基づく労働安全衛生規則に規定された
　　　　　「医師である衛生管理者」（1947年）

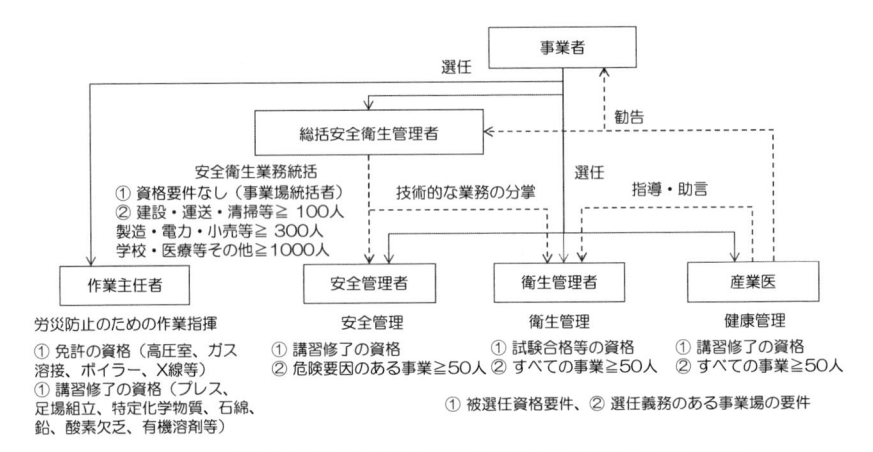

```
                        ┌─────────┐
                        │  事業者  │
                   選任  └────┬────┘    勧告
                  ┌──────────┼──────────┐
                  │    ┌─────┴──────┐   │
                  │    │総括安全衛生 │   │
                  │    │  管理者    │   │
                  │    └─────┬──────┘   │
                  │  安全衛生業務統括    │
                  │ ① 資格要件なし(事業場統括者)
                  │ ② 建設・運送・清掃等≧100人
                  │   製造・電力・小売等≧300人
                  │   学校・医療その他等≧1000人
                  │         技術的な業務の分掌  選任  指導・助言
         ┌────────┼────────┬─────────┬─────────┐
    ┌────┴────┐ ┌─┴────┐ ┌──┴────┐ ┌──┴───┐
    │作業主任者│ │安全管理│ │衛生管理│ │ 産業医│
    │         │ │  者   │ │  者   │ │      │
    └─────────┘ └───────┘ └───────┘ └──────┘
    労災防止のための作業指揮  安全管理   衛生管理   健康管理
    ① 免許の資格(高圧室，ガス ①講習修了 ①試験合格 ①講習修了
      溶接，ボイラー，X線等)  の資格    等の資格   の資格
    ① 講習修了の資格(プレス，②危険要因 ②すべての ②すべての
      足場組立，特定化学物質，石綿，ある事業≧50人 事業≧50人 事業≧50人
      鉛，酸素欠乏，有機溶剤等)
                    ① 被選任資格要件，② 選任義務のある事業場の要件
```

図4-2-2　労働安全衛生法が規定する「産業医」（1972年, 1996年改正）

を担うことは困難であった。

（3）労働安全衛生法の「産業医」

　1972年に公布された労働安全衛生法は「産業医」の選任を罰則付きで規定した（図4-2-2）。ここで，旧安衛則には条文のあった「職務遂行に支障ある繁忙な業務を有する者を衛生管理者に選任してはならない。」や「衛生管理者を選任若しくは解任した場合又は衛生管理者が死亡した場合には……所轄労働基準監督署

長に報告しなければならない。」という規定は，新しい労働安全衛生規則には採用されなかった。1996年の法改正により，産業医の事業者に対する勧告権が法律に格上げされるとともに一定の資格要件が求められるようになり，常時50人未満の事業場（小規模事業場）でも選任の努力義務が規定された。2000年以降も産業医に関する省令改正は繰り返されており，わが国における産業医の選任や職務には法令が大きな影響を与えている。

2　産業医の資格と養成

（1）認定産業医

　産業医の資質向上を目指す取り組みは，日本医師会が1965年から産業医学講習会として開始した[4]。1990年からは基礎研修50単位の修了者を「認定産業医」として登録する制度を始め，地域医療の中で産業医として活動する医師を全国各地で養成している。この制度は，5年間に生涯研修20単位の修了を求める更新制度を設けており，都道府県医師会，産業医学振興財団，関連学会等が実施している。2015年3月末までの25年間に延べ9万166人が認定され，うち約6.2万人が有効な資格を維持している。このように大きな規模で産業医を養成する制度は世界的に類を見ない。

（2）専門的な産業医

　職場に特徴的な有害要因と健康障害との因果関係の解明とその対策を専門とする産業医学を専門とする医師の養成は，全国の医学部衛生学系講座が行ってきた。1984年から産業医科大学がその卒業生の多くを対象とする産業医学基本講座（当初300時間，現在219時間）を開講し，2014年末までの31年間に卒業生2,125人（同大学以外卒業の医師270人および医師以外10人を含む）が修了した。また，1989年からは同大学卒業生を対象に産業生態科学研究所を中心に専門的な産業医を養成する5年間の卒後修練課程（臨床研修2年，事業場研修1年，調査研究2年）が始まり，2015年3月末までの26年間に118人が修了した。

（3）学会専門医

　日本産業衛生学会は1993年に専門医制度を発足させた。この制度も5年ごとの

更新制度があり，2014年末までの22年間に439人が試験に合格し，経過措置等による認定者を含め専門医237人と指導医367人が有効な資格を維持している。なお，2017年度から発足する新たな専門医制度が構想中の基本領域に産業医学その他の社会医学系が含まれていないことから，現在，日本専門医機構との協議が進められている。

欧米では，産業医を選任すべき法令上の義務がない国が多く，産業医学の専門医は大企業と病院に局在し，職業性疾患の診断，疾病に関係する職業性要因の分析，職場や作業の改善による疾病の予防によって労災保険の保険料率を下げる職務に就業している。わが国では，労災保険は国が管掌し，給付認定等の実務は労災保険指定医の意見に基づいて労働基準監督署が担っており，産業医学の専門医は主に事業所や大学に所属し，病院所属者は少ない。

(4) 法令上の資格

1996年以降，産業医には日本医師会の産業医学研修会基礎研修や産業医科大学の産業医学基本講座の修了が要件となり，2005年からは産業医科大学卒業の医師にも要件が付与されたが，学会の専門医は法令との関連づけがない。また，法令上の資格には更新制度がない。したがって，現在，選任されている産業医の多くは産業医学の専門医ではなく，主に病院や診療所に所属しながら事業場で法令上の職務を遂行する非常勤医師である。

3　産業医の選任

(1) 産業医の選任率

経済センサス（2012年，総務省）によれば，従業者数50人以上（うち1,000人以上）の民間事業所数は15万7,144事業所（1,635事業所）で全数の2.88％（0.03％）に過ぎないが，その従業者数は2,242万7,028人（315万1,879人）で全数の40.2％（5.6％）を占める。産業医の選任義務はこれらの民間事業所のほか地方公共団体にも課されている。労働安全衛生基本調査（2010年，厚生労働省）によれば，産業医の選任率は87.0％（表4-2-2）なので，約13.7万事業所で産業医が選任されており，仮に，認定産業医が均等に分担すれば契約事業所数は1人当たり約2.2ヵ所と推定され，毎月1回の職場巡視を行うことは可能な数と考え

表4-2-2 労働衛生に関する専門職の選任率と衛生委員会の設置

(単位:%)

区　分	衛生管理者	産業医	衛生委員会
平成22年の事業所規模			
1000人以上	99.8	98.8	99.8
500～999人	98.7	98.2	98.1
300～499人	99.3	98.1	99.0
100～299人	95.8	94.0	92.8
50～99人	80.9	80.4	78.8
平成22年	87.0	86.0	84.7
平成17年	75.4	80.4	76.2
平成12年	75.8	76.6	74.2
平成7年	73.6	75.2	74.9

(出所) 労働安全衛生基本調査報告(厚生労働省).

表4-2-3 主に産業医の業務に従事している医師数

	総　数	産業医	割　合
総　数	303,268	953	0.31%
男　性	243,627	660	0.27%
女　性	59,641	293	0.49%
24～29歳	26,466	17	0.01%
30～39歳	66,885	219	0.33%
40～49歳	70,631	239	0.34%
50～59歳	68,778	257	0.37%
60～69歳	40,173	134	0.33%
70～　歳	30,335	87	0.29%

(出所) 厚生労働省,2012.

られる。日本医師会産業保健委員会は,産業医の選任が必要な事業場の条件を労働者数30人に引き下げるよう提言している[5]。

　一方,医師・歯科医師・薬剤師調査(2012年,厚生労働省)によれば,医師数30万3,268人(うち女性5万9,641人)のうち主に産業医の業務に従事している医師は953人(同293人)で0.31%に過ぎない(表4-2-3)。この調査では専門科目の分類に産業医学がない。経済センサスで専属産業医の選任義務のある常用の労働者数1,000人以上または衛生上有害な業務に従事する労働者数500人以上の事業場は2,000事業所を超えると推定され,労働安全衛生基本調査で500人以上の事業所での産業医の選任率が約99%と報告されていることから,大規模事業場が選任している産業医であっても,その過半数は,産業医学の専門医ではなく,主に産業

医の業務に従事している医師でもないことがわかる。

（2）産業医の選任に関する課題

　現在，小規模事業場は，労働者の健康管理に関して，労働者健康福祉機構が設置する都道府県産業保健総合支援センターの地域窓口（地域産業保健センター）に登録している認定産業医や保健師による指導を受ける制度になっているが，不安定な政策の影響もあり，その利用は低調である[6]。

　一方，大規模事業場は，産業医数が3,000人以上は何人でも2人という規定であり，労働者1人当たりの産業医との接触頻度は中規模事業場より低い場合がある。加えて，産業医が，診療や健保組合等の保健事業を担当している場合は，本来の産業医の職務に必要な時間を確保できない場合が生じ得る。そもそも，法令の「専属」には，被雇用，常勤，独占契約といった多様な解釈が混在する。大規模な企業連合体でも，事業拠点の分散立地や事業別の分社化により専属産業医は不要という場合がある。同様に，1年未満の有期労働者や中小事業場の混在する現場には産業医はほとんど関与しない。近年の行政委員会では，同一企業内で複数の事業場を統括する「総括産業医」や同じ構内等で複数の企業を統括する「統括産業医」という新しい用語も使用されるが，法令上の定義はない[7]。このように，大勢がいる場所でも産業医が効果的に関与していないことがある。

　国の機関では，職員の保健および安全保持（人事院規則10-4）第9条に基づき健康管理医が健康管理の職務を行うが，職場巡視や衛生委員会の規定がなく，職場や職務との関連を考慮したものではない。地方公共団体では，労働安全衛生法が適用されるが，労働基準監督署の職務を人事委員会等が代行しており，安全衛生の専門的な指導は少ないと推察する。このように，公務員には産業医学の専門的な活動が供給されにくい。

　さらに，第一次産業その他の自営業者や経営層は労働者ではないので産業医の対象とはならない。

　このように，産業医の選任基準とその活動の対象には多くの課題がある。

4　産業医の職務

（1）法令に基づく職務

　産業医の職務は，月に1回以上の職場巡視や衛生委員会への関与のほか，事業者が行わせる事項が法令で徐々に追加されてきた（表4-2-4）。これらは「健康管理等」という用語で包括されているものの，作業環境管理や作業管理をはじめ国際的にオキュペーショナルハイジニスト（occupational hygienist）と呼ばれる衛生管理の専門職が担当すべき内容も含まれている。このように，産業医の職務は，職場の有害要因を対象とする衛生管理と労働者の健康を対象とする健康管理の両者にまたがる。なお，医師である衛生管理者と呼ばれていた頃の職務には健康診断の実施も明示されていたが，現在は，事業場外の医療機関に委託されることが多く，産業医の職務はその結果に基づく措置に重点が置かれている。

（2）実際の職務

　法令に規定のない職務のうち職場復帰の可否判断と支援は，判例上も職場や作業を知悉する産業医が行うことが望ましいとされる[8]。また，事例は少ないが，労働衛生に関する訴訟防止，職業性疾病の原因調査と再発防止は重要な職務である。労働衛生教育，有害要因のリスクアセスメント，職場における感染症の防止，災害や事故後の危機管理（被害最小化対策），職場環境の快適化，産業保健の組織運営も期待される。ここで，一人の医師として，救急対応，保健指導，健康教育，診療，予防接種，特定健康診査等への協力などを求められる場合もある。一方，採用の可否判断は労働者以外を対象とするので産業医の職責を超える。本来，産業医学の専門性が発揮されるものを優先すべきであるが，実際の職務は，事業場の特性や産業医の投入時間によって大きく異なる。

（3）産業医の倫理

　産業保健の目的は仕事の健康への適合であり，産業医には労働者の雇用と健康との両立を目指す姿勢と行動が不可欠である[9]。ただし，顧客や同僚の安全や健康を損なわないように労働者の健康状態を維持することは優先される。また，事業者（法人等）と労働者の利益の均衡を図ることが期待される。さらに，高度に

表4-2-4　産業医の職務に関する労働安全衛生規則第14条第1項の規定
（2015年4月15日改正）

一　健康診断の実施及びその結果に基づく労働者の健康を保持するための措置に関すること。（＝健康診断結果に基づく，就業場所の変更，作業の転換，労働時間の短縮，作業環境測定の実施，施設又は設備の設置又は整備等の措置）
二　法第66条の8第1項に規定する面接指導及び法第66条の9に規定する必要な措置の実施並びにこれらの結果に基づく労働者の健康を保持するための措置に関すること。
三　法第66条の10第1項に規定する心理的な負担の程度を把握するための検査の実施並びに同条第3項に規定する面接指導の実施及びその結果に基づく労働者の健康を保持するための措置に関すること。
四　作業環境の維持管理に関すること。（＝有害物質，温度，湿度等に関する労働衛生関係設備の適正な維持管理，作業環境測定その結果の評価及びその評価に基づく事後措置）
五　作業の管理に関すること。（＝有害業務における作業方法の適正化，保護具の適正使用，作業時間等の適正，作業姿勢の改善）
六　前三号に掲げるもののほか，労働者の健康管理に関すること。（＝健康管理計画の企画・立案への参画，化学物質等の有害性の調査及びその結果に基づく措置，疾病管理及び救急措置）
七　健康教育，健康相談その他労働者の健康の保持増進を図るための措置に関すること。
八　衛生教育に関すること。
九　労働者の健康障害の原因の調査及び再発防止のための措置に関すること。

（注）波線部分は，1988年（昭和63年）9月1日の改正による追加．
　　　実線部分は，1996年（平成8年）9月13日の改正による追加．
　　　点線部分は，2015年（平成27年）4月15日の改正による追加．
　　　（　）内は，1988年9月16日付け基発第602号による行政解釈（一部略記）．

分化した医療分野の全般にわたる助言・指導が求められ，各専門医を紹介する窓口機能も求められる。そして，社会規範の欧米化とともに普及してきたバイオエシックスに基づき，労働者の自律（autonomy）を尊重し，プライバシーに配慮することが望まれる。

5　産業医の立場

　産業医は，衛生管理者や産業看護職との協働者，労働者に健康診断や診療の実施者，健保組合等による保健事業の推進者といった複数の立場を取るよう求められる場合がある（図4-2-3）[10]。心理的負担の程度を把握するための検査（ストレスチェック）や法定外の検査項目を含む健康診断を実施する場合は，本人の同意なしに事業者には健康情報を開示できないため，事業者から独立した立場になる。診断書その他の医学的な記録を取り扱う場合も同様である。逆に，常勤で雇

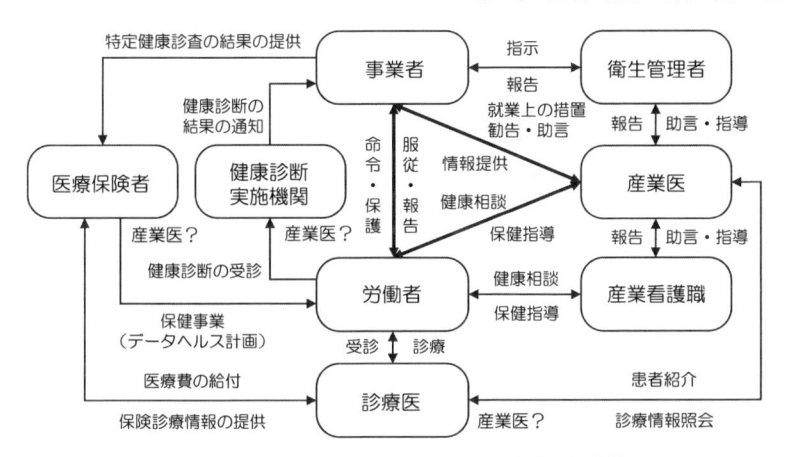

図4-2-3 近年の産業医に求められる立場の多様性

用されている産業医が産業保健の組織の人事や予算を管理する場合は，むしろ経営側の立場になる。さらに，産業医を専業とする法人として独立している場合は，請負企業の代表者になる。そのほか，研究者，科学者，行政機関への協力者など多彩な立場を取ることがある。このように，産業医が産業医以外の役割を担う場合は，自らの立場を明確にしながら対象者と接する必要がある。

6　産業医のあり方

近年，企業の経営形態や労働者の就業形態が急速に変化していることから，40年以上前に規定された産業医の選任基準は実情に合わなくなっている[11]。たとえば，選任する単位を事業場ごとではなく連結決算対象となる実質的な経営体ごとに見直せば，その傘下の小規模事業場が一括して対象となる。また，就業適性の確保といった本来業務を行う時間を労働者1人当たり年に1時間程度を確保して，労働者2,000人程度ごとに産業医1人を配置し，複数名が必要なところでは産業看護職に一部を分掌させれば，産業医学の専門職が関与できる範囲を広げることができる。

労働基準法制の複雑化，化学物質管理の強化等といった医療以外の知識を要する職務も増加している。衛生管理をはじめとする医師以外の専門職を養成することを積極的に推進し，医師との分業を検討すべき時期でもある[12]。

第Ⅳ部　これからの職域保健サービスのあり方

　産業医は，事業者や労働者をはじめとする複雑な人間関係を調整する職務は熟練を要するが，一人で勤務することが多く熟練者による指導を受けにくい。大企業には，地域間格差や社内差別を解消する観点から，本社が産業医を監査するところもある。産業医の行為がその時点で標準的な水準かどうかは，本来，利害関係のない熟練者が相談や苦情を受けたり監査を行ったりする機能が必要である。そして，産業医は，常に，新しい知見，技術，法令，司法判断等を理解して職務を遂行すべきであることからは，法令上の資格要件にも更新制度を導入すべきであると考える。

引用文献

［1］堀江正知（2013）「産業医と労働安全衛生法の歴史」『産業医大誌』30（特集）：3-28.
［2］Kuroda, S., Kawahata, K. (1936) "Uber die gewerbliche Entstehung des Lungenkrebses bei Generatorgasarbeitern," *Z. Krebsforsch*, 45：36-39.
［3］日本産業衛生協会（1946）「産業医及び産業医局のあり方について」『日本産業衛生協会会報』1・2：6.
［4］高瀬佳久（1999）「産業医の歴史的変遷」『日本医師会雑誌』122(13)：1987-1992.
［5］日本医師会産業保健委員会（2014）「認定産業医の活用」『産業保健委員会答申』12-19.
［6］日本医師会産業保健委員会（2012）「地域産業保健センター事業の課題」『産業保健委員会中間答申』3-4.
［7］厚生労働省労働基準局安全衛生部（2007）「産業医・産業医科大学のあり方に関する検討会報告書」平成19年8月9日公表.
　　http://www.mhlw.go.jp/houdou/2007/08/h0809-1.html（2015.4.20）
［8］大阪高裁（2002）「カントラ事件．平成14年6月19日判決．」『労働判例』839：47.
［9］Joint ILO/WHO Committee on Industrial Hygiene (1950) "Joint ILO/WHO Committee on Industrial Hygiene Report," ILO, Geneva, 1-6.
［10］堀江正知（2011）「産業医の専門性と倫理」『産業医学レビュー』24(2)：119-141.
［11］堀江正知（2013）「産業医制度の歴史と課題」『公衆衛生』77(9)：763-767.
［12］日本産業衛生学会労働衛生関連政策法制度検討委員会（2013）「労働衛生法令の課題と将来のあり方に関する提言」．
　　http://www.sanei.or.jp/images/contents/253/Proposal_Occupational_Health_Policies_and_Regulations_Comittee.pdf（2015.4.20）

参照文献

［1］三浦豊彦（1984）『労働と健康の戦後史』労働科学叢書70，労働科学研究所出版部.
［2］保原喜志夫（1998）『産業医制度の研究』北海道大学図書刊行会.
［3］日本産業衛生学会70年史編集委員会（2000）『日本の産業保健——あゆみと展望』法研.
［4］松尾武（2012）『政策担当者が語る労働衛生施策の歩み』労働調査会.
［5］健康開発科学研究会倫理部会（2012）『産業医の倫理ガイダンス』バイオコミュニケーションズ.

第3章

産業看護職【制度】の歴史と課題

五十嵐千代

　　　　　ILO161号条約に示す，すべての労働者に等しく産業保健サービスを提供していくには，法制度に公衆衛生看護学を土台に産業看護の専門性をもった保健師等の産業看護職の明確な位置づけが望まれる。さらに，ストレスチェック制度にもあるように，個人だけでなく職場環境の改善につながる健康支援が求められ，産業看護職の個人・集団・組織へ連動しながら健康支援を行っていく専門性をさらに強化していく必要がある。そして，その産業保健専門職としての質の担保は，平成27（2015）年9月にスタートした，日本産業衛生学会産業保健看護専門家制度による体系的な産業看護職の現任教育に期待がよせられている。

1　産業看護職の歴史

　わが国における産業看護という名称は，1969年にわが国でICOH（International Congress on Occupational Health）が開催された際，Occupational Health Nursingに相当する日本語がないことから"産業看護"と訳したことから始まっていると言われている。

　産業看護職は当初，企業などの看護職をさしており，企業内診療所からスタートしていることからその職種は看護師が多かった。1972（昭和47）年の労働安全衛生法制定以降，医師である衛生管理者を産業医と明文化された際，保健師助産師看護師法（以下，保助看法）上の職務に応じ，保健師を労働安全衛生法上に位置付けることを当時の産業保健分野で仕事をする保健師達は活動を行った。保助看法において，看護師は傷病者や褥婦の療養上の世話および診療の補助，保健師はその名称を用いて保健指導をする職種と位置づけられている。よって，産業保健において一次予防に係る保健師は，労働安全衛生法において，産業医と同様，法律に位置付けられることを希望したが認められず，その結果，保健師に関して

は保健師の国家資格をもって，第1種衛生管理者を付与し，労働安全衛生法上では衛生管理者として位置づけるようになった経緯がある。

しかし，保健師の業務は個人や集団・組織・地域を連動しながらゼロ次予防から三次予防にわたり看護活動を展開し，最終的には地域全体の健康度をあげていく活動であって，衛生管理者の業務は保健師機能の一部分でしかない。また，衛生管理者は事業者側の立場であるのに対し，保健師は事業者と労働者との関係において中立な立場であることから，保健師イコール衛生管理者とはならないのである。

公益法人日本産業衛生学会産業看護部会（以下公益法人は省略）では，1995（平成7）年より日本産業衛生学会登録産業看護師制度がスタートした際，一定の研修を受け，第1種衛生管理者を取得した看護師については，保健師と同様に継続教育を行うようになり，保健師，看護師を一般的に産業看護職と呼ぶようになったが，制度面において明確な規定はいまだないのが実状である。

労働安全衛生法では，1988（昭和63）年の「事業場における労働者の保持増進のための指針において，保健指導を行う人材として産業保健指導担当者という表現で，産業看護職の活用が示されている。1996（平成8）年に保健指導をする人材として保健師としており，2014（平成26）年のストレスチェックにおいては，その実施者に医師または保健師等という表現で記載するに留まっている。この保健師等には，一定の研修を受けた看護師も含まれる。

しかし，いずれにしても産業医のような明確な選任義務はない。衛生管理者としての位置づけとしても，衛生管理者は事業場側のスタンスであることから，保健師等の産業看護職が事業者と労働者の双方に対しての支援をする立場であれば中立性が求められ，実態とあっていない問題がある。よって，労働安全衛生法に明確に位置づけられることが必要であると考える。

2　公衆衛生看護を土台とした産業看護

産業看護職には保健師と看護師の2職種がいる。

2009（平成21）年に保看助法が改正となり，看護基礎教育が60年ぶりに改革されたのは，記憶に新しいところである。①看護師教育は4年生大学を主流とする。②保健師・助産師の教育を半年以上から1年以上とする。③新任期教育を努力義

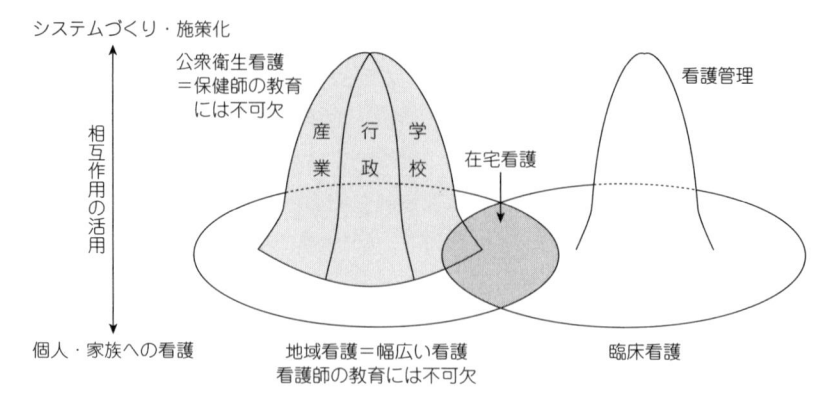

第Ⅳ部　これからの職域保健サービスのあり方

図中ラベル：
- システムづくり・施策化
- 相互作用の活用
- 個人・家族への看護
- 公衆衛生看護＝保健師の教育には不可欠
- 産業／行政／学校
- 在宅看護
- 看護管理
- 地域看護＝幅広い看護　看護師の教育には不可欠
- 臨床看護

図4-3-1　地域看護と公衆衛生看護，在宅看護の概念

（出所）村嶋幸代『保健の科学』より．

務とする。というものである。これを受け，産業保健・産業看護分野は保健師課程に位置づけられていることから，厚生労働省において，保健師教育についての検討がなされ，筆者は産業看護の代表として指定規則改正の議論に加わった。

　その際，大きな議論になったのは保健師の主となる学問をどうするかということであった。それまで地域看護学として，行政，産業，学校，在宅の大きな4つの看護領域を包括した学問名を用いていた。地域看護学は場の違いの看護すなわちcommunity-basedを指していたが，近年，看護師を中心をした在宅看護学領域が独立したことから，保健師の学問は，単なる場の看護の特徴ではなく，個人と集団・地域全体を連動して看護していく特殊性を学とするcommunity-orientedの考えを取り入れ，公衆衛生看護学とした。地域看護学以前の公衆衛生看護学は，行政分野の看護を指していたのに対し，新たな公衆衛生看護学は，先に示すような看護の特徴をもっており，図4-3-1のように示される。産業看護は公衆衛生看護学を土台にさらに産業分野の専門性が加わった深い学問という位置づけになっている。

　これらの看護教育の変更をうけ，日本公衆衛生看護学会は2014年に公衆衛生看護学の定義を以下のように作成している（表4-3-1）。

　一方，日本産業衛生学会産業看護研究会が1991（平成3）年の産業看護の定義，産業看護部会が2005（平成17）年に改定した産業看護の定義（表4-3-2）を見ても，それは当時から保健師を想定していることが見てとれる。

表4-3-1 公衆衛生看護の定義

　公衆衛生看護の対象は、あらゆるライフステージにある、すべての健康レベルの個人と家族、及びその人々が生活し活動する集団、組織、地域などのコミュニティである。

　公衆衛生看護の目的は、自らの健康やQOLの維持・改善する能力の向上及び対象を取り巻く環境の改善を支援することにより、健康の保持増進、健康障害の予防と回復を促進し、もって人々の生命の延伸、社会の安寧を寄与することである。

　公衆衛生看護は、これらの目的を達成するために、社会的公正を活動の規範におき、系統的な情報収集と分析により明確化若しくは予測した、個人や家族の健康問題とコミュニティや関係機関と協働し、社会資源と創造と組織化を行うことにより対象の健康を支えるシステムを創生する。

(出所) 日本公衆衛生看護部会, 2015年.

表4-3-2 産業看護の定義

　産業看護とは、事業者が労働者と協力して、産業保健の目的（注1）を自主的に達成できるように、事業者、労働者の双方に対して、看護の理念（注2）に基づいて、組織的に行う、個人・集団・組織への健康支援活動である。

注1　産業保健の目的（ILO）
① 職業に起因する健康障害を予防すること
② 健康と労働の調和を図ること
③ 健康および労働能力の保持増進を図ること
④ 安全と健康に関して好ましい風土を醸成し、生産性を高めることになるような作業組織、労働文化を発展させること

注2　看護の理念
健康問題に対する対象者の反応を的確に判断し、その要因を明らかにして、問題解決への支援を行う。その支援に際しては、相手を全人的にとらえ、その自助力に働きかけ、気持ちや生きがいを尊重することが求められる。

(出所) 日本産業衛生学会産業看護部会, 2005年.

　産業看護とは、「事業者が労働者と協力して、産業保健の目的を自主的に達成できるように、事業者、労働者の双方に対して、看護の理念に基づいて、組織的に行う、個人、集団、組織への健康支援活動である」としている。この定義を見ると、対象が、個人、集団、組織となっており、保健師が対象とする個人、家族、集団、組織、地域とも考え方は一致している。また、事業者と労働者が自主的に産業保健の目的を達成できるように、他職種を巻き込みながら、組織的に健康支援活動していくところも、体制づくりを行う保健師機能を想定していることがわかる。この定義については、保健師の国家試験にもたびたび出題されている。

第Ⅳ部　これからの職域保健サービスのあり方

　産業看護ということばのイメージから，労働者に対して，個別の健康支援をおこなうように思われがちであるが，保健師の機能がそうであるように，個人・集団・組織を常に連動しながら健康支援を行い，最終的には管轄している事業場の事業者と労働者双方を健康支援しながら事業場全体の健康度を上げていくことが求められている。

3　産業看護職の教育制度

　2013（平成25）年の文部科学省の調査によると保健師養成大学は216校で，保健師助産師看護師法改正を受け，急速にその数は増えているが，その多くが行政指導のもと選抜制をとっている。また，大学院で保健師教育を行う大学院大学も国立大学を中心に増えてきているが，産業保健・産業看護の教育時間は大学により大きく異なっている。保健師国家試験に産業保健・産業看護は出題されることから教育は行っているが，産業保健・産業看護の実習となると実施していない大学も多く存在する。したがって，産業看護職の卒後教育は必須と言える。

　日本産業衛生学会においては，1978（昭和53）年6月に学会総会で承認された産業看護研究会がもととなり，1992（平成4）年に産業看護部会が発足し，1995（平成7）年に産業看護職継続システムが構築され，産業看護職の卒後教育がスタートした（図4-3-2）。看護師はNコースで公衆衛生看護を学び，第1種衛生管理者の資格をとったのち，保健師と同じ教育コースに入るものである。

　Nコースの講義時間は150時間とされているものの，実際には第1種衛生管理者を取得している場合，3日間だけの短縮Nコースを受ける者しかいなかった。

　制度スタート時の保健師教育時間は150時間であったが，前述した新たな保健師教育では大学の指定規則により276時間の講義，5週間の実習が定められていることから，全くかけ離れたものとなっており，看護師に公衆衛生看護が教授できているものではなかった。また，保健師に関しても全て座学であり，しかも認定する項だてが時代に合わなくなっていることから20年経っても実力アップコースを卒業する者が1人もいない制度設計上の大きな問題があった。

　そこで，4年の歳月をかけ新制度を構築し，2015（平成27）年5月に日本産業衛生学会の独立した専門制度として，産業保健看護専門家（保健師）（看護師）の制度が発足した。集団・組織・事業体全体にというマスの健康支援をしていく

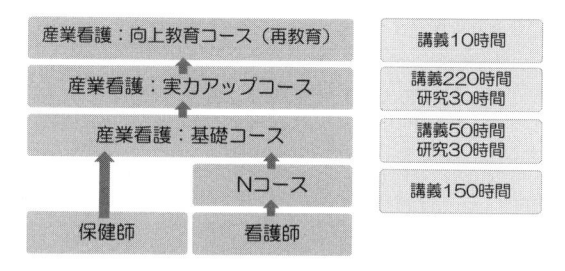

第3章　産業看護職【制度】の歴史と課題

図4-3-2　旧産業看護職継続教育システム

表4-3-3　産業保健看護専門家（保健師）・産業保健看護専門家（看護師）継続教育ラダー

経験年数	レベル名称	保健師	看護師	役割
16年以上	エキスパートレベル			○試験委員などに就任できる
				○エキスパートとして，産業保健看護活動の発展に寄与できる
11～15年	リーダーレベル	上級専門家	上級専門家	○職場のリーダーとして，それぞれの職能に応じた産業保健看護活動に寄与できる
				○職場の内外で産業保健看護活動に関わる指導が行える
		書類審査	書類審査	
6～10年	チューターレベル	専門家	専門家	○自立して，それぞれの職能に応じた産業保健看護活動が行える
				○プリセプターとして新人の指導が行える
		口頭試問	口頭試問	
1～5年	ファーストレベル	専門家制度登録者	専門家制度登録者	○上級専門家の指導を受けながら，それぞれの職能に応じた産業保健看護活動が行える
筆記試験(選択式)				

保健師の看護活動をイメージできるよう，名称も旧制度が"産業看護師"から"産業保健看護専門家"としている。また，同じ職種でも保健師と看護師の職能は全く異なることから，保健師・看護師は区別しており，それぞれの職能に産業保健分野の専門性を積み上げるかたちになっている。保健師の特徴は前述したが，看護師は疾病を有する個人を看護するところに専門性があり，実際の活動実態から主に2次予防，3次予防のウエイトが高い傾向があると思われる。しかし，現実的には，看護師にも1次予防の視点をもち，集団の健康支援も必要となっていることから，新制度では第一種衛生管理者を取得し，保健師国家試験レベルの筆

第Ⅳ部　これからの職域保健サービスのあり方

表 4-3-4　産業保健看護専門家（保健師）・産業保健看護専門家（看護師）制度登録要件

登録要件	受験資格				
	実践（産業保健）活動	継続教育教育活動	研究（論文および学会発表）	学会活動	社会貢献
上級専門家：書類審査合格 ○提出書類：過去5年間における右記の各活動に関する記録	10年以上実践活動報告（内容は下部委員会で検討）	○一定の単位数（内容は下部委員会で検討） ○教育活動報告（内容は下部委員会で検討）	学会発表/GPS*/協議会/地方会での発表を含む論文等3本以上（うち1本は筆頭著者）	学会出席8ポイント以上（確認方法は下部委員会で検討）	実践活動報告（内容は下部委員会で検討）
専門家：面接試験合格 試験内容： ○グループディスカッション：状況設定課題 ○個人面接：審査書類に関する内容 ○口頭試験：産業保健に関わる知識・状況設定課題	5年以上実践活動報告（内容は下部委員会で検討）	一定の単位数（内容は下部委員会で検討）	学会発表/GPS*/協議会/地方会での発表を含む論文等1本以上（筆頭著者）	学会出席5ポイント以上	実践活動報告（内容は下部委員会で検討）
専門家制度登録者：筆記試験（選択式）合格 ○試験範囲：衛生管理者・保健師の国家試験程度の難易度・ファーストレベル準備講座の講習範囲（保健行政論，公衆衛生看護学，労働衛生等）	○受験資格：看護師については，専門家制度登録試験受験までに，衛生管理者1種の資格を取得すること。新卒保健師については，厚生労働省の初任者研修をできるだけ受講する。 ○試験合格後，登録前に学会に入会すること				

記試験に合格した看護師が，この制度に入るようになっている。

　継続教育ダラーは，新制度では，基本5年毎にレベルがあがり，卒後5年で産業保健看護専門家になれることを基準としている。キャリアラダーは実践力，継続的な教育，研究力，社会貢献を評価することで構築されおり，非常にバランスのよい専門職を育成していくことになる（表4-3-3）。

　キャリアラダーの実践力については，総括管理・健康管理・作業管理・作業環境管理・労働衛生教育の5つからなる専門職としての能力，組織人としての能力，専門性の向上・倫理・研究からなる自己管理・自己啓発に関する能力の3つから成り立っている。

　新制度に移行する産業看護職は約1,000人でその多くは保健師であった。2009（平成21）年公益法人日本看護協会による看護職の実態調査では，産業保健分野で働く保健師は3,700人としているが，その数値の差を見ると，継続的な卒後教育を受けていない保健師も多くいることがわかり，質の担保が求められる。

4 組織をアセスメントし健康支援できる能力

　平成20年度地域保健総合推進事業「産業保健師就業実態調査研究事業」（五十嵐ら，2009）では，事業者から事業場に保健師がいるメリットとして，「社員の身近な立場の保健職として気軽に相談できる」「保健指導ができる」「社員の健康管理などにおいてきめ細やかな対応ができる」「健康教育ができる」「個人や企業の健康に関する予防活動ができる」などが80％以上の高い回答であったのに対し，「環境への配慮ができる」「生産性の向上に寄与できる」「労働能力の向上に寄与できる」「企業防衛に役立っている」は30％台で低かった。これらからも，産業保健での今日的問題が"メンタルヘルス対策""過重労働対策"といった働き方と密接に関係する健康問題であることから，保健師等の産業看護職は，労働組織をアセスメントし健康支援する能力が求められている。

　2015（平成27）年からスタートする労働安全衛生法によるストレスチェック制度では，単なる個人のストレス反応だけでなく，高ストレス者の多い職場の集団分析が求められおり，その結果から職場改善につなげることが重要とされている。職業性ストレス簡易調査票では，職場組織のストレスの状況を仕事の量やコントロール，人間関係，マネジメントなど大枠の予測はできても，具体的にどういう状況なのかはわからない。そこで，保健師等の産業看護職は労働者との日ごろの良好な関係性の中で全員面談を実施することで，職場組織の具体的なストレスの問題をアセスメントすることができる。

　筆者は，厚生労働科学研究補助金労働安全総合研究事業として，平成25年度に産業保健師等のキャリアラダーを作成し，平成26年度モデル研修研究事業を行った。その結果，新任期から職場組織を意識した健康支援の人材教育を行うことは，その後の産業保健師のキャリア育成に効果的であるという知見が得られている。

　個別の健康支援は保健師等の産業看護職は得意であるが，新任時から組織を見る力を養い，その後はそれを職場や，安全衛生委員会，人事部などに組織の健康問題をフィードバックして，ヘルシーカンパニーや健康経営を念頭においた健康支援を行うことが求められる。

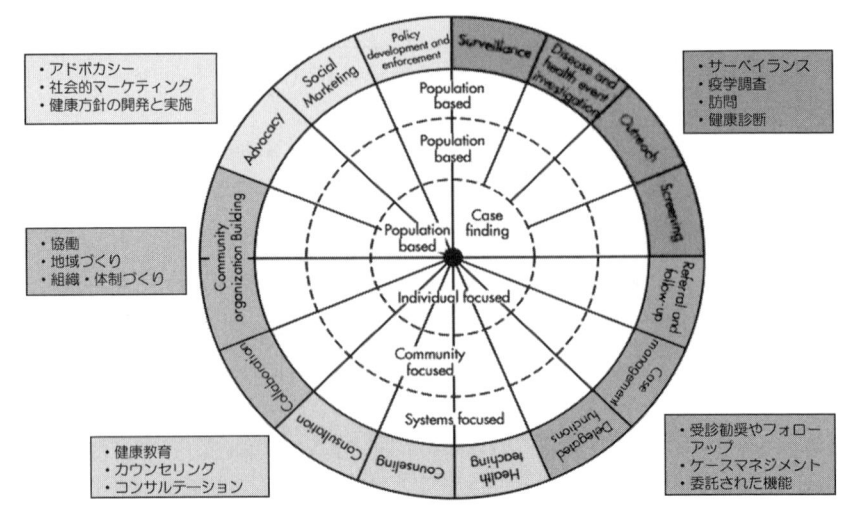

第Ⅳ部　これからの職域保健サービスのあり方

・アドボカシー
・社会的マーケティング
・健康方針の開発と実施

・協働
・地域づくり
・組織・体制づくり

・健康教育
・カウンセリング
・コンサルテーション

・サーベイランス
・疫学調査
・訪問
・健康診断

・受診勧奨やフォローアップ
・ケースマネジメント
・委託された機能

図4-3-3　ミネソタホイールモデルによる保健師の介入

5　国際的動向と今後の課題

　2014（平成26）年9月に開催されたACOH（Asia Congress on Occupational Health）で，産業看護に関するセッションが企画され「産業看護の卒後教育」がテーマであった。日本以外に，タイ，台湾，韓国で意見交換を行った。筆者からは公衆衛生看護における介入モデルであるミネソタホイールモデル（図4-3-3）を紹介し，産業保健・産業看護においても同様の介入が当てはまることが確認された。その他，いずれも共通であったのは，タイのように産業看護職は今後大学院レベルを目指すこと，職場集団の健康支援が必要であることから，疫学や保健統計学といった集団を分析する能力，労働環境をアセスメントする能力が特に重要であり，看護の視点から経営層へアプローチできる力などが求められていることが共有された。

　制度的には韓国のように，産業保健職は，産業医・産業看護職・衛生技術者の中から事業者が必要とする職種を選択できる法制度が望ましいということも合意している。わが国でも，2015（平成27）年，自由民主党の日本経済再生本部に設けられている規制改革推進委員会において，骨太の方針にむけて，日本看護協会

から「事業所に選任・専属する医療職に保健師を追加」という項目が挙げられ議論されている。現在約80,000人登録されている産業医の中で実質活動している産業医は約30,000人で，そのほとんどは嘱託産業医で産業医業務の機能が不足していることから，保健師を事業所が選任・専属する医療職に追加すべきという見解が示されている。

　嘱託産業医が選任される労働者数1,000人未満の事業場ではすでに保健師等の産業看護職が中心になって産業保健活動を行っている実態や，産業医が選任されない労働者数50人未満の事業場に労働者が多くを占めていることから，法制度に保健師等の産業看護職を位置づけることで，全ての労働者に産業保健サービスを提供するILO161号条約を批准できるようにしていくことが必要と考える。

　臨床現場がチーム医療であるように，産業保健現場もチームで産業保健活動が展開することを考えると，産業看護職は必ず産業医と連携する職種であることから，労働安全衛生法において自主対応型の柔軟の産業保健職の考え方を導入することが重要であると考える。そのためには，保健師等の産業看護職の質の向上は必須条件であるといえ，看護基礎教育から卒後教育のさらなる充実が求められる。

参照文献

［1］五十嵐千代ほか（2009）平成20年度地域保健総合推進事業「産業保健師就業実態研究事業」報告書，日本公衆衛生協会．

［2］五十嵐千代・三好智美・荒木田美香子（2014）「産業保健師等の継続教育に関する研究」厚生労働科学研究費補助金労働安全衛生総合研究事業．

［3］五十嵐千代（2015）「新公衆衛生学各論2」『産業看護活動』日本看護協会出版会，34-105．

第 4 章

オキュペーショナルハイジニストの重要性
―― 日本でどう育てるか？

橋 本 晴 男

　欧米等の多くの国ではオキュペーショナルハイジニスト（Occupational hygienist，産業衛生技術者，以下，OH）が職業として確立され，教育・資格制度，学会などが整い，産業医と並ぶ重要な専門職として労働者の健康の確保に貢献している。一方，日本ではこのような専門家は一般に存在せず欧米から大きく立ち遅れている。事業者による危険有害性（リスク）の評価と管理（以下，リスクアセスメント等）が本格的に進められつつある今日，その中心的な実施者として OH を国内でも今後確立していく必要がある。本章では，欧米などの OH の状況を紹介し，国内でどのように育成，発展させていくかを考察する。

1　オキュペーショナルハイジニストとは

（1）オキュペーショナルハイジニストの定義

　OH とは，事業場で労働者の健康の確保を推進する技術専門職のことを言い，アメリカなどでは「インダストリアルハイジニスト（Industrial hygienist）」，ヨーロッパなどでは「オキュペーショナルハイジニスト」と呼ぶが，同じものを指す。ここでは後者で統一する。

　オキュペーショナルハイジーン（産業衛生技術。以下，OH）は一般に，「労働環境に起因し労働者や地域住民に職業性疾病，健康や福祉の阻害，著しい不快をもたらしうる有害因子を，予測し，認識し，評価し，予防し，管理するための科学（science）と技能（art）」と定義されている（アメリカ産業衛生協会（AIHA））[1]。ここで「技能（art）」とは，単に科学的なデータだけでなく，専門的な判断が重要であることを意味する。

表4-4-1 事業場内でのオキュペーショナルハイジニストの主な役割

項　目	主な内容
リスクの評価	ハザードの同定，ばく露・健康影響の評価，ばく露測定（化学，物理，生物，人間工学各因子）
リスクの管理	管理対策の検討，勧奨，実施支援，事後確認
リスクコミュニケーション	周知，教育，ルールの設定，要領書の制改訂
大規模工事への対応	定期修理，プロジェクト
緊急時の対応	防災要員のばく露防止，近隣への影響調査，社外広報・報告のための有害性情報の提供
労働安全衛生マネジメントシステム	その中の健康に関わる部分
化学物質管理	新規物質導入時の審査（健康面），データベースの管理
健康影響・毒性に関するあらゆるアドバイス	自社製品の顧客への影響，排出物，廃棄物などを含む
法令順守	関係法令制改訂の監視，周知，実施

（2）専門職としての役割と必要な能力

　OHの主な役割を表4-4-1に示す。その役割は事業場内の化学，物理，生物，人間工学的なすべての因子による健康影響の防止に包括的に関わるもので，事業場の仕組み（法令順守，文書規定類，マネジメントシステム等），労働者教育，非定常のイベント（緊急時対応など）なども広くカバーする。ここで，その中心の業務は有害因子に関するリスクアセスメント等であり，さらにその中核は，化学物質による労働者のばく露の評価・測定と管理対策である。OHの機能のイメージは「職場巡視するエンジニア」と表現できる。修士卒の工学系エンジニアが職場を見廻り，必要ならば評価・測定し，毒性学的な裏付けを踏まえてリスクを見積もり，職場に管理対策を提言し改善を進める，という姿である。

　OHに必要な主な能力として技術的知識，経験，コミュニケーション能力が挙げられる。必要とされる技術的知識の領域を表4-4-2に示す。これら以外には，各国の法律，産業医や産業看護職の役割，安全，環境，および事業場の製造工程などに関して一定の知識の幅が必要になる。

　経験は重要な基本的能力である。作業場の調査や観察によるばく露の大きさやその原因の推定，その後の測定，および管理対策の策定を繰返し経験することにより，リスク評価・管理における的確性と効率性が高まる。この経験は高度な専

表4-4-2 オキュペーショナルハイジニストに必要な技術的知識の領域（計17領域*）

基礎科学　　分析化学　　毒性学　　生物統計と疫学　　騒音
電離放射線　　非電離放射線　　温熱　　生物的有害因子
サンプリングと測定機器　　作業環境と工業プロセス
環境ばく露　　人間工学
健康リスク分析と有害性の伝達（ばく露限界値等）
マネジメント（方針の設定，監査，教育，倫理等）

（注）＊米CIH認定試験の出題領域より[2]．

門教育がなくとも比較的容易に獲得できる。したがって，「健康」に関するリスクアセスメント等については，事業場内での実施責任を多数の担当者に分散させず，特定者（この場合OH）に集約しその者に経験を蓄積させることが，専門家としての育成上のキーポイントとなる。

コミュニケーション能力は，作業場の状況の聞取り調査時，および対策の周知・教育時などに重要となる。また事業場の管理に対策を勧告するために，相応の論理性も必要である。さらに，中立性，倫理観，謙虚さも求められる。OHの職業上の倫理に関しては，AIHAや国際産業衛生協会（IOHA）が利益相反の回避などの倫理綱領を定めており，わが国でも日本作業環境測定協会（以下，日測協）が，倫理規程を設けている[3]。

2　オキュペーショナルハイジニストに関する国内外の制度と実情

(1) 海外の制度の概要

海外では欧米を中心にOHが多くの国に存在する。この中で最も進んでいるのはアメリカ，イギリス，オーストラリアとされる。これらの国のOHの概数を表4-4-3に示す。アメリカのOH数が1万2,000人と人口比で見ても飛び抜けて多い。全世界のOHの合計は約2万人以上とされる。

IOHAはOHに関する国レベルの団体（学会）を会員とする国際学会で，日本の日測協と労働衛生工学会を含め計28ヵ国，30団体が加盟している。IOHAはOHの国際的な活動を容易にする目的で，国レベルのOH認定制度を「国際認証」している。これまでこの認証を受けた国は，前述の3ヵ国のほか，香港，マ

表4-4-3 オキュペーショナルハイジーン先進3ヵ国のハイジニスト数

国	OH学会	会員数	認定資格	資格者数
米	AIHA	12,000	CIH	6,500
英	BOHS	1,200	FOH	700
豪	AIOH	650	COH	120

BOHS: British Occupational Hygiene Society
AIOH: Australian Institute of Occupational Hygiene
CIH: Certified Industrial Hygienist
FOH: Faculty of Occupational Hygiene
COH: Certified Occupational Hygienist

レーシアなど15ヵ国であり，日測協による「認定オキュペイショナルハイジニスト制度」もアジアで2番目として2014年に認証を受けた。

　アメリカでは，1910年代からOH相当の技術者が現れ始め，その後労働衛生に関する法律や社会制度が強化され，第二次世界大戦中，次いで1970年の労働安全衛生法の制定の2回のOHの急増期を経て今日に至っている。アメリカのOHの学会であるAIHA（表4-4-3）の会員の96％は大卒以上で，51％は修士，12％は博士号をもつ。また計27の大学・大学院でOH教育が行われている。OHの専門資格はアメリカでは認定インダストリアルハイジニスト（CIH）と呼ばれる。CIHは民間資格で法定資格ではないが広く認知されており，これがないと実質上業務の遂行が困難となる。この資格は，理工系の大学卒業，4年の実務，および資格試験（表4-4-2）等によって付与される。5年毎の資格更新制度があり，日本国内の学会への出席等でポイントを取得して更新することもできる。

　イギリス，オーストラリア，オランダ，北欧などのOH制度もアメリカと基本は似ており，各国に民間の資格認定制度がある。また，OHの大学，大学院の専門コースがある。

　世界的にOHの状況を俯瞰すると，欧米の先進国ではOHの需要は一般に飽和状態にある。しかしそれ以外の地域，特にアジア，アフリカ諸国などでは産業の急激な発展でOHの供給が不足しており，OHが待望されている。アジア地域では香港，マレーシア，中国，韓国，台湾，シンガポール，インドなどでOHが発展しつつあり，各国にアメリカのCIH資格者も各々5～20名程度おり，特に中国では40名に近い[4]。

　韓国と台湾では，OHが国家資格という特徴がある。韓国では労働衛生に関す

る技術者の3段階の国家資格の内の最上位の区分（約250名）が，台湾でも同様に3段階の最上位の区分（100〜200名）が，各々欧米の「OH」に比較的近いという（筆者調査）。両国とも複数の大学，大学院にOHのコースがある。

（2）国内のこれまでの動向

現在日本では，OH相当者の活動はごく一部の企業などに極めて限定されており，また米CIHの資格者も資格者名簿上では3名のみである[4]。したがって，OHに関してわが国は国際的に遅れており，孤立した特異な状況にあると言える。筆者はCIHとして，国内の企業で約10年以上OH活動を実践してきた。

近年に至り，国内においてもOHのような専門家が必要という議論が高まっている。厚生労働省による「職場における化学物質管理の今後のあり方に関する検討会」（2010年）では，事業場の化学物質管理を推進できる十分な専門性を備えた人材，すなわちOH相当者の育成の必要性が答申された。また，日本産業衛生学会などにおいても，OHの必要性が再三議論されている。

日測協は，欧米のOHに匹敵する専門家の養成を目的として「認定オキュペイショナルハイジニスト（JAWE-COH）」制度を創設し，2010年以来，約20名余を資格認定した（2015年現在）。資格取得のための要件は，基本資格（第一種作業環境測定士など），理工学などの大学卒業，5年以上の実務経験，専門研修の修了（93時間），および最終評価試験への合格であり，資格の更新制度（5年毎）もある。欧米に比肩できる十分な内容の制度と言える。

3　オキュペーショナルハイジニストの発達に関する内外の違いの理由

（1）欧米で発達した理由とその社会的意義

OHが欧米で発展した理由は，その法制度にあると考えられる。たとえば，アメリカの労働安全衛生法は，「作業場内の全労働者のばく露を許容ばく露限界値（PEL）以下にする」ことを規定し，その達成方法を定めず事業者に任せている。これは目標（成果）の達成を求める「成果基準」（性能基準ともいう）の法である。また無警告で事業場を査察し，その場でばく露測定を行い違反者に高額な罰金を課す。このために事業者は，自前でOHを確保するか外部のOHコンサルタントを雇うかして自衛する必要に迫られた。法がOHの配備を直接要求して

いるわけではない。アメリカではこの法が制定された1970年からの10年間でOHの数は3倍に激増した。事業場内の有害因子に関する医学的な側面は産業医が担当するので，OHと産業医はあたかも車の両輪のように分担，協力して労働衛生を推進する仕組みとなっている。イギリス，オーストラリアも同様な仕組みである。また欧米が訴訟社会であること，労働組合の監視が強いこと，労災補償制度の違いなども，事業者の自主的管理を促すという意味で，OHの発展の背景にある。

このような法制度の下，欧米諸国では，学会活動の活発化や大学教育制度の成長を経てOHの活動が経年的に質，量ともに成熟し，今日の隆盛となった。その結果，現在ではOHの学会が，リスク事例や良好事例，教育資料などを社会に広く発信し，事業者に警告や啓発を与えて自主管理を促し，さらに政府に対し施策を提言するというように，国全体の労働衛生レベルの向上に好循環をもたらす重要な社会的機能として確立されている。

（2）日本で発達しなかった理由

日本でOHが発達しなかった理由は，やはり法制度にあると考えられる。まずわが国では産業医に対し，労働衛生管理の統括と事業者への勧告という極めて大きな権限を独占的に与えており，その範囲は技術・工学面にも及ぶが，実情として産業医が十分に対応することはなかなか難しい。

この一方で，工学系技術者に対しては，労働衛生に関して大きな権限や責任が与えられてこなかった。衛生管理者は本来「衛生に関する技術事項を管理する」（安衛法第12条）役割があるが，実態としてこのような衛生管理者は少なく，また「安全衛生管理者」の場合，職務が安全に偏りがちである。作業環境測定士はその法的な役割が「測定」に限られ，対策の勧告や検討が責任外で，機能が小さい範囲で限定されている。

また，法定の「作業環境測定」は有害物質の濃度を測定するという意味でOHの中核業務に近い位置づけにある。しかしその方法が極めて詳細に規定されているため，それを携わる作業環境測定士の専門的判断や創意工夫の余地があまりない。したがって，作業環境測定は技術者を「テクニシャン」のレベルに拘束してきた原因と見ることができる。このような「仕様基準」の法体系は，前項で述べた「成果基準」の法と対極にあるものである。このため作業環境測定士や衛生管

理者をOHのような問題解決型の機能に発展させる動機が乏しかったと考えられる。

4 国内でオキュペーショナルハイジニストを育成し発展させるために

（1）義務化に伴うリスクアセスメントの普及とその実施者

　前述のように，OHの中心の業務は事業場内のリスクアセスメント等であり，それが要求される社会制度の下にそれが実践される作業場という「フィールド」がないと，いくら教育してもOHは育たない。2006年の労働安全衛生法改正で事業者によるリスクアセスメント等が努力義務になったが，一部の大企業を除いて，リスクアセスメント等は広く普及したとは言い難く，OH相当の技術者はまだあまり目立たない。折角創設された日測協のOH認定制度も，数年を経てもその受験者数が伸び悩んでいる（2015年時点）。

　ところで，2014年の法改正により，通知対象化学物質（640物質）のリスクアセスメントが義務化され，2016年6月から施行される。リスクアセスメント結果に基づくリスク低減措置の実施（リスクマネジメント）は努力義務となる。これにより，労働衛生に関する工学技術者の活躍の場が格段に広がる可能性がある。リスクアセスメントとマネジメントへの対応においては，その方法が多様で，裁量，判断の余地が極めて広く，高い技術力が求められるためである。すなわち，（その予備群を含めた）OH相当者を必要とする「フィールド」が遂に世の中に創生されることになる。

　リスクアセスメント等の方法についてはまだ国内で理解が十分進んでいないように見受けられる。その方法は単純ではなく多様であって，簡易な順番から言うと，①作業場の調査（管理者などからの聞取りや現場観察等）に基づく専門的な判断，②コントロールバンディング（CB）等の簡易リスクアセスメント法，③数理モデルによるばく露推定，④検知管や直読計を用いた簡易測定，⑤測定（特に個人ばく露測定），があり，これらの中から状況に応じて1つまたは複数を組み合わせて実施し，その結果に応じて管理対策を行う。これらをその技術的知識と経験をもとに随時判断しながら進めることがOHの役割である。中小企業ではリスクアセスメント等への自力での対応は一般に困難なので，外部の専門家を頼ることになろう。この意味では，作業環境測定機関所属の技術者や労働衛生コン

サルタントなどに，OH並みのレベルの高い活動が期待される。イギリス等では，CBが中小企業などにも普及しているが，これも実は単独では成立せず，「困ったときには専門家（OH）に相談可能」という仕組み（背景）に支えられている。

したがって，今後安衛法に基づくリスクアセスメント等を普及させOHの育成につなげるために，関係の各方面に次のことを提案したい。

まず行政には，リスクアセスメント等の実施を強く督促，監視，監査し，中小企業を含めた確実な普及を図っていただくことを期待したい。今般の法改正のトリガーとなった「胆管がん問題」は，事業者による法的義務の不履行が大きな原因であった。また，リスクアセスメント等の実施者（注：行政は「化学物質管理者」としている）の技術のレベルアップを推進する施策を行うこと，さらにその技術的到達点はOH相当者であることをご理解いただき，わが国でのOH（相当）資格の国レベルでの整理と一元化（注：これは後述するようにやや難問である）にご支援をいただくことをお願いしたい。

事業者には，自社内でリスクアセスメント等の専任担当者（事業場規模等によるが可能ならば技術系大卒・院卒者）を選任し，ある程度の長期間配備してOH相当者として育成していただくこと。これは結果的に事業場内のリスクの効果的，効率的な抑制につながるので，自主的管理のメリット，インセンティブとなる。

リスクアセスメントの実施に当面，実際に携わると予想される既存の技術担当者（化学物質管理者，衛生管理者，作業環境測定士など）の方には，目標を高くもち，公的機関や学会などによる講習会等を活用し技術力の向上に積極的に取り組むとともに，作業場で「自分で考えながら」実践して経験を蓄え，さらにその経験を発信し互いに共有すること。これら技術担当者を抱える労働衛生機関や作業環境測定機関にも同様の提案をしたい。さらに，その事例や経験を発信し互いに共有することは今後一層重要となる。リスクアセスメント・マネジメントにおいては創意工夫や良好事例の共有は非常に価値が高い。日本産業衛生学会や日本労働衛生工学会，作業環境測定発表会等の活性化を期待したい。

（2）個人ばく露測定の適切な導入と活用

化学物質の健康リスクを評価する方法として，作業者の「ばく露量」を測定し「ばく露限界値」と比較することは，最も基本的な方法である。「ばく露量」の測定は呼吸域での「個人ばく露測定」によって行う。また，「ばく露限界値（日本

産業衛生学会許容濃度等)」は健康リスクに関してエビデンスのある最も基本的な基準値である。このように個人ばく露測定は化学物質等のリスクアセスメントに不可欠で，欧米で従来から広く用いられてきたが，わが国ではあまり普及してこなかった。

一方で，わが国の作業環境測定は「場を測定」する方法である。これが労働現場の環境向上に果たしてきた役割については異論がないが，リスクアセスメントにおける重要性を鑑みると，今後，個人ばく露測定を法令に導入し普及させる必要がある。

個人ばく露測定では，測定の有無，その対象者，測定時間，タイミングなど作業場の状況に応じた柔軟な取り組みが必要なため，作業環境測定のようにその方法を詳細に規定するのでなく，一定の裁量巾をもたせた運用が望まれる。その裁量幅を活用して測定を適切に行い，リスク管理に結びつけることは，既述のようにOHの中核の役割である。このような運用とは，「成果基準」の考え方を法令に一部導入することに相当する。こうした法制度の下，技術者が創意工夫しながら合理的かつ効率的な労働衛生管理を目指すことで，技術が進歩し，専門性が向上し，欧米並みのOHが育成される道筋ができる[5]。したがって今後，行政には，技術者の裁量巾を伴った「適切な」内容の個人ばく露測定を国内に導入し，普及させていくことを是非お願いしたい。

(3) 教育と資格制度

わが国でもごく最近，産業医科大学と帝京大学にOHの養成コースを組み込んだ大学院課程が設置されたことは喜ばしい。今後は，このような課程を質，量ともに充実させるとともに，社会人が働きながら履修できるための遠隔教育制度も望みたい。

資格制度については，日測協のOH資格がすでにIOHAの国際認証を受け，国際的に認知されたわが国唯一の制度との位置づけであるため，国全体の視点から見ると，今後これを中心に運用することは外せないと考えられる。ただし，わが国の労働衛生の健全な発展のためには，それが狭い排他的な制度であるべきではない。このため，日測協には寛容で柔軟な「門戸開放」をお願いしたい。たとえば，特定の専門大学院での履修単位の「専門研修時間」への準用などがまず挙げられる。また，国家資格であり比較的難度の高い労働衛生コンサルタント（労

働衛生工学）資格との相互関係も大きな課題となろう。ごく一般的に言うと、同資格者の技術レベルは、欧米のオキュペーショナルハイジニストとそう違わないと思われる。私案としては、日本労働衛生コンサルタント会と日測協など関係機関の協力の下で、資格取得要件の歩み寄り等により、将来的には「オールジャパンとして単一のOH資格（JAWE-COH）」に収斂する道筋を目指すことが妥当と考察する。

5 日本の労働衛生の将来とオキュペーショナルハイジニスト

国内でリスクアセスメントが義務化され本格的に普及されようとしている現在は、OHの育成にとって千載一遇のチャンスと言える。欧米並みのOHの育成は一朝一夕には叶わないが、まずは事業場内の主要な化学物質の評価・測定と管理など手が付けやすい部分から始めて、経験を徐々に重ねながら並行して知識を蓄積すれば、次第に専門性が高められる。欧米のOHも元々そのようにして数十年掛けて発展してきたのである。

今からわが国でしっかりOHを育てれば、たとえば15～30年後等には欧米のように、OHの集団が国内の労働衛生管理に好循環をもたらす重要な社会的機能に進化する可能性がある。これは、国全体の労働衛生の仕組みの一つのパラダイムシフトである。逆に、ある程度高度な専門家を全く必要としない法制度や仕組み、たとえば画一化されたリスクアセスメントやばく露測定の方法などが仮に定着してしまうと、現在のようなチャンスはおそらく再度は来ない。

今日の労働衛生がこのような重要な分岐点にあることを各方面の関係者には十分ご認識をいただき、わが国におけるOHの育成、発展のためにタイミングの良い積極的なご尽力、ご協力を願うものである。

参照文献

[1] AIHA, Discover Industrial Hygiene.
　　https://www.aiha.org/about-ih/Pages/default.aspx (2015.5.5)
[2] AIHA, Candidate handbook, 22-23.
　　http://www.abih.org/document-library (2015.5.5)
[3] 日本作業環境測定協会「オキュペイショナルハイジニストにかかる専門家委員会報

告書,別紙 No.1-1, 倫理規程」.

　　http://www.jawe.or.jp/kosyu/kosyuhygienist.htm（2015.5.5）
[4] ABIH, Search the Private Roster.（会員用会員検索サイト）

　　http://portal.abih.org/members/roster/menu.cfm（2015.5.5）
[5] 日本産業衛生学会 産業衛生技術部会 個人ばく露測定に関する委員会（2015）「化学物質の個人ばく露測定のガイドライン（産業衛生技術部会）」『産業衛生学雑誌』3：A13-A60.

第5章

それぞれの職場における産業技術職の
活動・位置づけと教育訓練

酒井一博

　時代の流れは早い。産業構造の変化，少子高齢化による労働力の圧倒的な不足，産業社会のグローバル化など時代状況は時々刻々変化している。産業安全保健は産業のありように連動するので，時代の流れと将来構想を読みながら，現在の立ち位置と役割を決めていく必要がある。そのために，現場の状況に精通し，かつ産業安全保健の専門性を身につけた産業技術職（エキスパート人材）の育成が特に重要である。本章では，現在社会的な注目度の大きい小・零細企業における安全保健の活性化，医療分野の勤務環境改善，運輸業における運行管理と運転者の過労・健康安全を取り上げ，課題解決の方法と，新しい役割を担う産業技術職の活動について意見を述べた。こうした新しい実践活動を通じて見えてくる，安全保健のブレークスルー，産業技術職の活動を支える企業内メカニズムの改革，企業内と外部との連携による安全保健の取り組みなどについて提唱した。

1 産業安全保健の推進にとって必要な視点

　人らしく生きる。産業安全保健の視点は，このワンフレーズに尽きる。快適な環境のもとで安全で健康的に，かつ自律的に働くことはすべての人の権利である。そのために，すべての職場とすべての労働者の勤務環境の改善を図ることが，産業安全保健の視点をクリアするために最小限必要なことである。

　すべての企業は産業安全保健に取り組む組織と体制を整備しなければならない。そのために，第一に，「経営の安全保健」と「現場の安全保健」がほどよく融合し，両者の一体的な活動が強く望まれるところである。しかし現実を見ると，現場の安全保健は，多数の企業において以前から活発に取り組まれている一方で，経営の安全保健への関与や実際の取り組みは多分に属人的で，システマティックに推進されているとは言い難い状況にある。

　第二に，産業現場における「再発防止対策」と「予防対策」の共通性と異同性

をよく考慮して，事故防止にあたることが重要である．安全水準をもう一ランク押し上げようとするなら，再発防止対策を予防対策へつなげる技量と手立てが必要になる．再発防止対策だけでなく，産業活動の変化の先にあるリスクを予知・予見して，予防対策を講じることが重要である．

　第三に，現場の状況に精通し，かつ産業安全保健の専門性を身につけた産業技術職（エキスパート人材）の育成が急務である．特に，産業安全保健分野において専門性と実践性を武器に経営と現場を両にらみでき，かつ橋渡しもできる中核人材が必要である．同時に，その中核的な人材を活用する企業のポリシーと器量が必要である．この第三の視点が本章の主題である．

（1）時代状況[1]

　産業安全保健のあり方を読み解くためには，時代状況を知ることである．主要な特徴をあげると，第一に，産業構造が急速に変化している．「ものづくり大国ニッポン」のイメージが強いが，実際は製造業など第二次産業の就労人口は減少フェーズにあり，一方，第三次産業の就労人口は70％に達する勢いにある．産業社会の底流において産業構造の変化がスピードを増している．

　第二に，少子高齢化は予測通りに進行し，国内労働力の担い手は大きく様変わりしているだけでなく，「人手不足」という報道を見ない日はないほど労働力をめぐる状況は深刻の度を増している．

　第三に，産業社会がグローバル化の方向に向かうために，あらゆる企業は国際競争の荒波に曝されている．同時に，円高の影響で，製造業の主要企業の海外進出がつづき，国内における製造業の空洞化が顕著になっていったのはつい先日のことである．ところが，最近，円安が進んだことにより，製造工場の日本回帰がまことしやかに語られている．金融（虚業）に産業活動（実業）が翻弄されるような時代である．

　第四に，産業界においては，もちろん独立系の企業も多数存在するが，半面，発注元―元請―下請関係を結びながら行われる産業活動の形は一般的である．この元請―下請関係をネガティブに見るだけでなく，たとえば安全保健技術の共有や伝承，人材の共有と育成といったように協力・補完関係をいっそう強めることで WIN-WIN の関係を目指す新しい仕組みに発展することが望まれる．

（2）法規準拠の安全保健から自主対応の安全保健の時代へ

　安全保健の枠組みは，20世紀後半くらいから大きな変化が生じている。

　労働安全衛生法の誕生は，1972年である。その時代，戦後の高度経済成長に支えられ，産業現場での生産活動は活気に満ちていた。ところが，高度経済成長の時代には，重大な労働災害が多発し，年間の労働災害による死亡者数は1960年代には毎年6,000～6,500人にも達していた。こうした時代状況を背景に労働安全衛生法が生まれた。罰則規定をもったこの法律の効果はすぐにあらわれた。労働安全衛生法施行のあと，死亡者数は約10年間で半減した。ところが，そこから先，労働災害の減少ペースが鈍った。原因はいろいろに考えられるが，一つは産業構造が大きく変化したことと，現場の安全保健水準が大企業を中心に法律の基準を超えてしまったために，法律の基準を守るだけでは，労働災害の防止につながりにくくなった。事業者責任を自覚するマネジメントの力で，リスクに対抗し，働きやすい勤務環境や職場を確保しようとする自主対応型のアプローチが台頭することは半ば当然である。

（3）現場の産業安全保健の担い手は誰か[2]

　現場の産業安全保健活動を推進する上で，産業医や衛生管理者への期待はいうまでもなく大きい。とりわけメンタルヘルスや過重労働の実効ある対策を講じていく上で，医師である産業医の役割はとても大きなものがある。しかし，産業医はスタッフであって，役割としては支援者である。では，労働者の健康と安全を確保する責任者は誰か。それは事業者つまり経営のトップである。事業者には，労働者に対する安全と健康の配慮義務がある。

　現場の安全保健は企業のトップ，あるいはトップの意を受けたライン（主管部門）の長と，現場で働く労働者の参加によって推進するものである。安全管理者，衛生管理者，さらに産業医，産業看護職などの産業安全保健専門職はラインの管理をサポートする役割であることを再確認して産業安全保健活動の戦略を練るべきである。

（4）産業技術職（エキスパート）の新たな育成と効果

　労働科学研究所では科学技術振興調整費の支援を受けて，2005年に産業安全保健分野の中核人材（エキスパート）の養成コースを立ち上げた[3]。それには背

景がある。

　20世紀後半，日本はバブルと呼ばれる空前の経済好況期を経験，「技術立国ニッポン世界一」を謳歌していた。ところがそのバブルがはじけ，ときの経済状況と軌を一にするかのように，大きな医療事故の頻発などに加え，国内のリーディング・カンパニーを含む企業の不祥事などが次々と発生した。その後21世紀に入ってからもしばらくの間，災害・不祥事などの連鎖がとまらず，大企業のトップがマスコミの前で繰り返し頭を下げる姿が連日報道された。コンプライアンスが強く叫ばれた時代でもあった。

　この事態にどう対応すべきか。長年，産業安全保健分野で培った研究成果や産業界，学術界との連携，協力関係を生かした教育（人材育成）活動に取り組んでみようということになった。その段階でのわれわれの分析は以下のようなものであった。

　①体系的な学びと，産業現場での応用にギャップが大きい。たとえば，大学や大学院で学び育んだ安全や健康に関する専門能力を受け入れる現場の体系ができあがっていない。②大学や大学院などで教えるナレッジやスキルと，現場のニーズが乖離してしまっていて，現実社会で役立たないことが多い。③経営の安全保健が確立していないために，せっかく高度な人材を育成しても，中核人材（エキスパート）の昇進と人事上の登用を図る仕組みがない。④グローバルな視点と，日本的なローカルな視点との融合を図り，新たな視点からの産業安全保健人材の育成と現場での活躍の場づくりが必要である。大学や大学院教育の優れた点に学びながら，同時に産業社会のニーズに応える新しい教育体系の確立と，産業安全保健の変革をめざした活動に挑戦する腹固めを行った。

① エキスパート像[4]

　労働科学研究所が産業安全保健エキスパート養成コースを立ち上げるのに当たっては，エキスパート像とコンピテンシー，そして手法を含めた教育の方法論について集中的に議論した。

　労働科学研究所が主催するエキスパート養成コースが目指した人材像は，第一に，コンプライアンスやCSRの考え方を背景に，産業安全保健に関する高度な専門能力を生かした経営トップへの提言力，第二に，専門知識や技術を業務に活かしていく発想力と，そのためのコミュニケーション力，第三に，複合化，多様

第5章　それぞれの職場における産業技術職の活動・位置づけと教育訓練

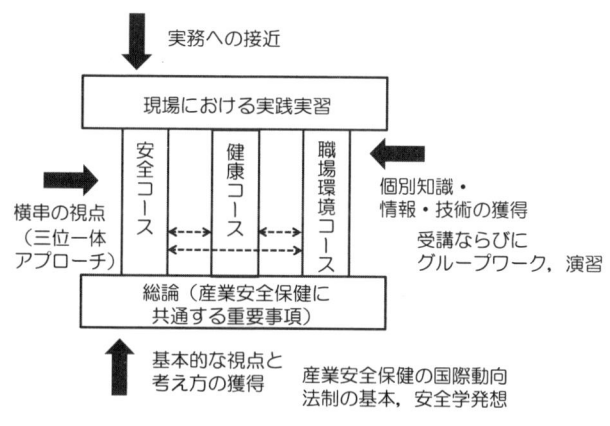

図4-5-1　産業安全保健エキスパート養成コースのスキーム（枠組み）

化しているリスクに対応するため，安全，健康，環境の3分野を三位一体的に捉えてよりよいパフォーマンスを追求していくセンスとバランス力，の3項目である。

② エキスパート養成のスキーム（枠組み）

図4-5-1に，産業安全保健エキスパート養成コースのスキーム（枠組み）を示した。

本養成コースの教育手法の特徴を挙げると，第一に，三位一体教育（CSR概念の下支えを構築しながら，安全・健康・職場環境からの複合視点と実践力の獲得を目指している），第二に，グループワークがコース運営の標準仕様，第三に，現場における実践実習とワークショップによる仕上げ，ということになる。

（5）小・零細企業における産業安全保健分野の人材育成

小・零細企業における産業安全保健レベルの向上が，日本全体の安全保健レベルの向上に直結するといっても過言ではない。しかし，言うは易く，行うは難し，実践はそう簡単なことではない。経営資源の面，人材の面などをとっても，安全保健とまともに取り組むゆとりがないことが実情であろう。

小・零細企業へ向けて産業安全保健に関する取り組みを要求しても，実現は難しそうである。長年にわたって運営しているエキスパート養成コースにおいても

小・零細企業からの参加は皆無に等しい。小・零細企業とどうつながることができるか。大・中企業と同じアプローチをかけても成功の確率は低いだろう。そうした正攻法ではなく，小・零細企業のもつ課題解決に一緒に取り組みながら，人材育成が図られるような仕組みが重要である。その意味からも人材（エキスパート）を小・零細の現場へ出前することによって，小・零細とのつながりをつけようと考えている。戦略的には2つ。第一は，小・零細企業が多数立地する地域において業種横断的に推進するもので，「水平展開」の発想である。第二は，産業の発注元—元請—下請の重層構造を利用することで，中小・零細の協力企業に接近しようと考えている。こちらは「垂直展開」の発想である。エキスパートには，各産業の発注元，元請に所属するスタッフ・管理者が多い。エキスパートの人脈の紹介を得て，安全保健の実践的な知識・技術・ノウハウを現場へ出前する方法について議論している。

2 それぞれの職場における産業技術職の活動

産業技術職（エキスパート）は，製造業で成長し，活躍の場を広げてきたが，製造業では，夜勤も含め，労働時間制度と運用は相対的に安定していると見られる。むしろ，たとえば労働時間関連の法違反は，医療業と運輸業が双璧である。さらに最近ではサービス業において，就労や働き方等に関する脱法的な行為が指摘されているところである。

（1）医療勤務環境改善

医師や看護職は，日々，かけがえのない労働と取り組んでいる。その一方，医師も人の子，睡眠が不足すれば過労に陥るし，ストレスへの対抗能力も低下する。この当然のことに気づいたのが，医療事故であり，過労自殺である。医師や看護職の働き方への社会的な関心が高まったことをバネに，この困難な状況の克服に多様な取り組みが始まった。

図4-5-2のように労働現場の働き方改善に法規準拠と自主対応の2つのアプローチのあることについてはすでに述べた。前者は，法令の遵守によって働き方の改善を図ろうとするものである。労働基準監督署の規制監督を受け，長時間労働の改善を促してきた。これに対し，後者は事業者のマネジメントによって自発

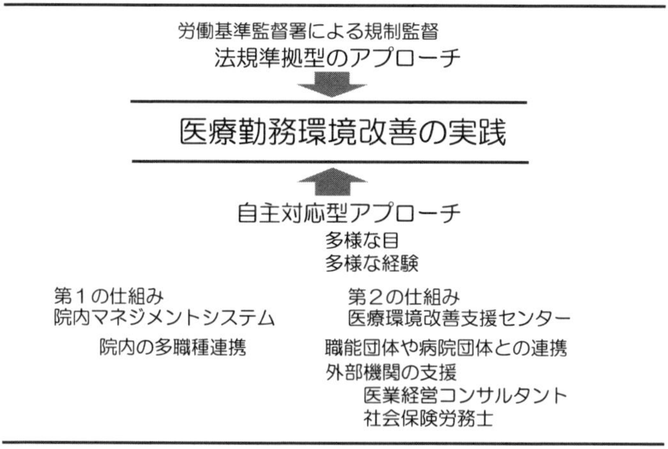

第5章 それぞれの職場における産業技術職の活動・位置づけと教育訓練

```
         労働基準監督署による規制監督
           法規準拠型のアプローチ
                  ↓
         医療勤務環境改善の実践
                  ↑
            自主対応型アプローチ
              多様な目
              多様な経験
  第1の仕組み          第2の仕組み
  院内マネジメントシステム    医療環境改善支援センター
    院内の多職種連携      職能団体や病院団体との連携
                   外部機関の支援
                   医業経営コンサルタント
                   社会保険労務士
```

図4-5-2　医療勤務環境改善の2つのアプローチ

的に勤務環境や労働条件の改善を図ろうとするものである。

　この自主対応型のアプローチを法的な枠組みとして提供したのが，改正医療法（2014年6月制定）に新設された医療勤務環境改善である。仕組みは2つである。まず，院内にマネジメントシステムを立ち上げることである。このマネジメントシステムの運営によって，医療スタッフの勤務環境改善と取り組むが，病院トップのコミットメントと，多職種の協働によって，医療の質と雇用の質（医療スタッフの勤務環境改善）とを同時実現する関係を注目したい。2つ目の仕組みは地域（実際は都道府県）に支援センターを設置し，そこに専門家を擁することで地域の病院からの問い合わせや相談事項に専門的な見地から応えていこうとしている。ここでいう専門家とは，社会保険労務士や医業経営コンサルタントであるが，将来，安全保健の中核人材（エキスパート）が院内外のコーディネーターとして活躍するようになると新しい展開が期待される。

（2）運輸業における運行管理と運転者の過労

　近頃のトラックやバス運転者など，事業用自動車運転者の安全と健康を俯瞰すると，過労運転が原因と思われる交通事故の多発（安全影響）と，過労死等の発症（健康影響）が目立つ。この点から言うと，事業用自動車運転者の安全と健康を読み解く主要なキーワードは，「過労」である。

トラックやバスの過労運転から見えるものは何か。第一は，運転者の健康と，安全運転は表裏の関係にあることである。健康で，日々，気力が充実しているからこそ，高品質な貨物輸送や乗客サービスと，安全運転に目が行き届くのである。その点，過労対策の取り組みは運転者の健康と安全運転をつなぐ橋渡しとして捉えることができる。第二は，「状況」の改善についてである。過労防止には適正な労働時間と勤務制，さらに休憩や睡眠の確保などが課題であるが，トラックやバス運転者の労働時間管理は，改善基準告示によって運行計画が立てられ，日々の運行管理が行なわれている。

この改善基準告示は長時間・変則を特徴とする運輸業界の業務特性を支える労働時間制度と言えるが，運転者の安全と健康および生産性から見ると，ぎりぎりの擦り合わせの結果と見ることができ，見直しが必要である。第三は，運転者が過労で，へばっていては安全運転にはとてもおぼつかない。現在，IT機器の活用によって運転者の過労の予兆を把握することで，柔軟で効果的，かつ高度な運行管理を支援するようなシステムの開発を急いでいる。

3　改革の方向性

(1) 安全保健のブレークスルー

安全企業，健康企業の構築は企業経営にとって必須アイテムである。事故を起こさないで事業継続することは，その企業の努力と力量を示すものであって，賞賛に値することである。ところが，企業経営にとっては事故を起こしてはならない（ゼロ災の考え方）世界である。つまり，事故が起きなくて当たり前だから，「ゼロベース」という評価になる。万が一事故が起こるとそれはマイナス評価につながる。少し誇張して言えば，安全保健の担当者にとって，よくてゼロ，事故が起これば，マイナス評価になる。それでなくとも安全保健投資は，すぐに利益につながらないので，「金食い虫」的な評価を受けやすい。ましてや経営状況が悪いと真っ先に予算削減の対象になりやすい。これでは，担当者のモチベーションは上がらない。

考え方の上でも，実践の上でも，ゼロとマイナスの安全保健からのブレークスルーが必要である。企業が安全保健と取り組むことで，ゼロベースを突き抜け，プラスの価値を生む論理と実践行動につながる戦略が必要である。安全状況を継

続すれば，安全企業として社会から歓迎され，その企業が選ばれていく仕組みが必要である。

（2）企業内メカニズムの改革[5]

21世紀も早，15年を経過した。営々と改良を加えてきた産業安全保健分野における企業内メカニズムもブレークスルーが必要なタイミングである。ひと言で言えば，「現場の安全保健」から「経営」と「現場」が一体となって協働する安全保健へ転換することである。産業安全保健の活性化と効果を上げるための企業内メカニズムの改革が必要である。当面，3つの改革を提案したい。

【第1の改革】　企業綱領などで，経営アイテムの一つとして産業安全保健を位置付けることを経営トップが宣言するべきである。今後は，トップに就任するまでに産業安全保健の業務を経験するようなパスが必要である。

【第2の改革】　管理者の登用に当たり，キャリアパスとして産業安全保健教育の受講歴と実践経験を要求する。また，産業安全保健に関する中核人材（エキスパート）の養成が必要であり，同時に，エキスパートの活用が重要であるが，一番のインセンティブは人事上の措置である。エキスパートの組織上の位置付けと，人事上の処遇を高めるべきある。

【第3の改革】　産業安全保健のレベルアップのために，開かれた取り組みが重要で，外部との連携・協力が期待される。場合によっては，第三者評価を行いながらPDCAサイクルを推進することが望まれる。

（3）企業内と外部との連携による安全保健へ

企業の壁の内と外は厳格に区分される。しかし，人口減少のフェーズが避け得ない現実になった今，将来の産業設計と安全保健のありようは大きな転換を迫られる。今後，徐々にではあっても，壁の内と外の情報を相互に交流し，融合するような新しいスキームで活路を見出すことを検討したい。

第一は，現場労働の見える化が急速に進むに違いない。最近，生体情報のセンシング技術やクラウドによるビッグデータの蓄積と分析，さらに，位置検知の精度が向上するようになることで，これまでは予想できなかったリスクや個々人の行動パターンが説得的な形で見える化されるようになる。こうした有益な情報に基づくマネジメントが有力となる。第二は，今後，安全保健のアウトソーシング

化がすすむであろう。壁の内と外の情報交流と，産業安全保健のナレッジとスキルならびにマネジメント能力に，さらに強い倫理感をもったエキスパートが世の注目を浴びるに違いない。第三は，人口減少フェーズの安全保健は，決して企業内で完結するような性質のものではなく，GIAP（Government：政府，行政，Industry：産業，企業，Academia：学術，大学，People：市民）で取り組むようなオールジャパンの課題である。エキスパートには近い将来，この改革の一翼を担うことが期待される。

参照文献

［1］岸玲子ほか（2010）「特集　雇用労働環境と働く人の健康・生活・安全」『学術の動向』2010年10月号．
［2］酒井一博（2012）「労働安全衛生の人材について考える」『地方公務員　安全と健康フォーラム』86：9-12.
［3］酒井一博（2010）「労働科学研究所のエキスパート教育——産業界との連携強化」『労働の科学』65(1)：4-9.
［4］酒井一博（2013）「産業安全保健領域におけるエキスパート像」小木和孝編集代表『産業安全保健ハンドブック』：1172-1175.
［5］酒井一博（2013）「産業技術職（エキスパート）の位置づけと改革の方向性」『公衆衛生』77（11）：101-105.

第6章

中小企業・小規模事業所における産業保健活動
―― 現状・課題と今後の方策

柴 田 英 治

　2012年に産業保健分野で大きな問題になった，印刷工場での胆管がん死の多発は新たな職業がんが明らかになっただけでなく，中小企業の産業保健として考えればその本質は長年指摘されてきた問題点が露わになったことであろう。象徴的に現れているのは本来職場の安全衛生問題を主体的に進めなければならないはずの労使が有機溶剤取り扱い作業で必要な最低限の労働衛生活動を行えなかったという側面である。中小企業の広くない職場，作業工程もそれほど複雑ではなく，自主的な安全衛生活動が機能すれば，本来は十分に問題の発生を防ぐことはできる。しかし，自分たちの職場で使用している洗浄剤が有機溶剤であり，高濃度のガスの吸入を避ける対策が必要であるという安全衛生上の基本的理解が不十分であったこと，適切な作業環境を維持するという専門的な立場からのアドバイスが入らなかったことも問題を大きくした背景である。産業保健の専門家，行政，地域医療機関などの専門職のサポートの手が届かなかったところにも教訓をくみ取るべき点が多い。本章では中小企業，さらに50人未満の小規模事業場，自営業などの産業保健の課題を改めて取り上げ，今後の方策を考えてみたい。

1　中小企業の安全衛生の現状

(1) 各種調査に見られる安全衛生活動の実態

　中小企業・小規模事業所における安全衛生活動状況は毎年厚生労働省によって行われる様々な調査によって10人以上の事業所については規模別の実態が報告されている（表4-6-1）。また，100人以上の事業所については労働災害に伴う指標も明らかにされている（表4-6-2）。これらを見れば労災事故に関わる安全の状況，安全衛生教育，リスクアセスメントの実施，メンタルヘルス対策，長時間労働者への医師による面接指導など，現在重要とされている産業保健活動は事業

表4-6-1 事業所規模別労働安全衛生対策実施状況 (単位%)

事業所規模	リスクアセスメント実施[1]	安全衛生教育実施[1]	メンタルヘルス対策の取組[1]	時間外・休日労働が100時間を超える長時間労働者への医師による面接指導の実施[2]
1,000人以上	72.2	95.8	97.9	51.4
500〜999人	71.7	93.7	97.3	31.6
300〜499人	75.1	94.5	94.5	22.6
100〜299人	69.7	89.9	88.4	13.8
50〜99人	62.2	86.2	77.6	5.8
30〜49人	56.8	80.9	63.9	3.8
10〜29人	49.5	73.9	55.2	3.2

(出所) 1) 2013年労働安全衛生調査(実態調査).
2) 2012年労働者健康状況調査.

表4-6-2 事業所規模別労働災害の状況

	100人以上計	1,000人以上	500〜999人	300〜499人	100〜299人
度数率[1]	1.58	0.49	1	1.52	2.1
強度率[2]	0.1	0.04	0.05	0.09	0.14

(注) 1) 100万延べ実労働時間当たりの労働災害による死傷者数で、災害発生の頻度を表す.
2) 1000延べ実労働時間当たりの労働損失日数で、災害の重さの程度を表す.

所規模が小さくなるに従って実施状況が低下していることが明らかである。特に産業医選任義務が明記されていない50人未満になると、メンタルヘルス対策、長時間労働者への医師の面接指導は実施率の低下が著しくなる。事業所数も規模が小さくなるに従って大きくなることを考えれば、これらの活動を実施させる指導を行うこともまたより困難になるという実態があり、この点をいかに克服するかが長年課題として指摘され続けているのである。

2 組織化，安全衛生を担う諸機関の現状

(1) 産業保健総合支援センター

労働者健康福祉機構の事業として、2013年度までは15都道府県で産業保健推進センターが、32県で産業保健推進連絡事務所が置かれていた。もともと全都道府県に産業保健推進センターが設置され活動がスタートしていたが、業務の効率化と経費削減を図るため、全体の3分の2を上回る県がセンターから連絡事務所に

「格下げ」された。そして2014年度からは再び全都道府県で産業保健総合支援センターとして再スタートをきることになった。「総合支援」の名称には従来の産業保健推進センター事業，メンタルヘルス対策事業，および50人未満の中小企業への産業保健活動を念頭に置いた地域産業保健センター事業を一元化してワンストップの取り組みを行うという含みがある。これによって産業保健総合支援センターは中小企業の産業保健活動を支援することを主要な業務の1つとする機関ということになった[1]。

しかし，その存在については肝心の労使への周知が不十分であり，利用が少ないという問題点は長年指摘されていた。地域産業保健センター事業が2007年から企画競争による契約方式に変わり，2011年からは事業仕分けによって事業内容が過重労働・メンタルヘルス対策に重点化されたことで，事業を委託されていた医師会のモチベーションが大きく下がったことが当時指摘されたが，現在は委託先が医師会でなくなるところも出ており，長年にわたる医師会との連携が縮小することにより，地域に根ざした活動が困難になるという問題点も指摘されている。

（2）企業外労働衛生機関

医師，保健師，看護師，産業衛生技術職など様々な専門職を擁し，健康診断とその事後措置はもちろん，リスクアセスメント，職場改善への支援など総合的なサポートが可能な機関として，中小企業・小規模事業所における産業保健活動を担っていることは間違いない。

これらの労働衛生機関の中には地場産業の団体がその業種で共通に存在する有害因子対策を担当できる労働衛生機関を設立した事例を窯業などに見ることができる。窯業じん肺対策を主要な業務として発足した労働衛生機関が現在も地元で地域密着型のサービスを展開している事例はいくつかの窯業地域に存在する。但し，この種の産業保健サービスの需要供給関係が成立するのはごく限られている。また，こうして創設され，その後成長した労働衛生機関は設置基盤となった地場産業に限らず，広く地域の産業保健サービスを提供する重要な機関になっているが，活動は安定した経営に基づくものでなければならないことは言うまでもない。きめ細かい活動はやりたくてもできない場合もあることは，全国的にもトップグループに位置する労働衛生機関の関係者からも聞く話である。

（3） 労働基準監督署

　労働衛生行政の執行機関として規模を問わず，すべての事業所について法令違反を取り締まるという側面をもつが，たとえばリスクアセスメントなど小規模事業所にとっては支援が必要な活動については情報提供や支援を行う機能をもっている。上述の地域産業保健センター事業の実施区域は，2009年度まではおおむね労働基準監督署の管轄区域単位の契約だったが，2010年度から，事業の効率化のため，都道府県労働局の管轄区域（都道府県）単位の契約となった経緯がある。2014年現在，全国に325の労働基準監督署があるものの[2]，事業所数は576万8,489存在し（国，地方公共団体，農林漁業の個人経営事業所を除く。2012年経済センサス活動調査），1つの監督署が管轄する事業所数は単純に計算しても1万数千にのぼる。立ち入りなどによる直接指導ができれば，確かに充実した労働衛生行政ができるのかもしれないが，全く現実的とは言えない。

（4） 地域医療機関

　地域保健で大きな役割を果たすのが，地域医療の最前線に立つ開業医などの地域医療機関（表）である。開業医が日本医師会認定産業医の資格を取り，日常診療の傍ら，地域の50人以上1,000人未満の事業所の嘱託産業医として活動するといった活動形態は全国的に広く行われている。ただ，調査が行われているわけではないが，いまだに産業医としての活動実態の乏しい，いわゆる名ばかり産業医は無視できない数にのぼると推定される。また，嘱託産業医の活動の質的な評価は十分に行われていない。しかし，地域医療を担う医師の嘱託産業医活動に対して，単に疾病管理にとどまらず，各職場が抱える個別要因に基づいたリスク管理も含めた活動にまで踏み込む活動を目指した学習活動を展開する医師会もあることは銘記しておきたい。

　第一線の地域医療機関の役割としてもう一つ重要な点は作業関連疾患，職業性健康障害の早期発見と背景にある作業環境管理，作業管理の問題点を指摘しうる位置にあることであろう。胆管がん問題で指摘されたのは臨床の現場で各患者の職業歴，有害物ばく露歴に十分な関心が払われていないことが少なくないという問題点であった。一方では長年の地道な嘱託産業医活動の蓄積から産業保健分野で指導的立場に立つ開業医も存在する。現在，地域産業保健センターで実質的な活動の中心にあるのは地域の開業医であるが，地域産業保健センターの限界とし

て指摘されるのは職場に踏み込む活動ができない点である。この点を克服するには関係諸機関，各種専門家の連携以外に道はない。

3　中小企業の産業保健を推進するための課題

（1）分散する中小企業・小規模事業所の組織化

分散している多数の事業所の組織化が中小企業安全衛生支援を考える上で常にキーワードであったことは一貫して強調されてきたし，その方向で取り組まれた対策もある。

① 地域による組織化

少人数の事業所が分散している状態を束ねて効率よく支援するためには必要なことであり，従来もこれからもこの目標が変わることはないであろう。たとえば，中央労働災害防止協会は中小企業（資本金1億円以下または労働者数300人以下）であってかつ50人未満の小規模事業場を構成員とする団体とその構成小規模事業場の安全衛生活動を支援するシステム供給に取り組んだことがある（たんぽぽ計画）。アドバイザーチームによる団体安全衛生活動への支援，活動資金の援助，専門家集団によるなどを内容とするものであったが，2012年度をもって終了した。また，労働者健康福祉機構は常時50人未満の労働者を使用する小規模事業場が，産業医の要件を備えた医師を共同で選任し，当該医師から提供される産業保健サービスを受けて実施する産業保健活動により，労働者の健康管理等を促進することを奨励するために小規模事業場産業保健活動支援促進助成金を支給する取り組みも行われたが，2010年度で終了している。いずれも地域の小規模事業所を取りまとめて産業保健サービスの提供を試みるものであるが，継続発展する事業とすることの難しさを認識させることになった。

地域には自営業や中小企業を組織する商工会議所などが存在し，経営に関わる支援を行っているが，生活習慣病対策など一般的な健康管理面での支援は広報活動などを通じて行われている。また，後述する地域職域連携事業においても主要な構成員であり，産業保健専門職・機関との連携を進めることにより，さらに大きな役割を果たす可能性を秘めている。

② 所属企業グループ，資本関係，請負関係による組織化

大企業およびそのグループ企業が展開する全国各地の営業所は個別に見れば，50人未満の小規模事業所であることが少なくない。これらの企業の統括産業医はしかし，それらの分散する営業所に対する産業保健活動には苦慮しているという現実がある。しかし，本社における多数の労働者を対象とした活動の傍ら，移動にかかる時間と対象者の少なさを見れば効率の悪さはあるものの，メンタルヘルスなどの問題が起きやすい営業所の産業保健活動としての重要性は高い。

また，製造業における構内下請けなどでは大きな事業所の敷地内でしばしば小規模事業所所属の作業者が危険・有害業務を行っている。2006年から製造業の元方事業者に作業間の連絡調整の実施等が義務付けられた。加えて製造業においても元方事業者が関係請負人も含めた事業場全体にわたる総合的な安全衛生管理を確立することが重要であることから，同年「製造業（造船業を除く。）における元方事業者による総合的な安全衛生管理のための指針」も出され[3]，請負関係をもつ事業者の使用者に対する安全衛生対策が明確になっている。この仕組みを生かす上では元方事業者による総合的な産業保健への視点が求められるが，これも小規模事業所の産業保健の重要課題である。

③ 業種による組織化

胆管がん問題では印刷業における洗浄作業が問題になった。その後印刷業を中心に調査が行われ，少なくない新たな胆管がん例も見つかっている。これは特定の業種には特異的な作業とそれに伴うリスクが存在していることを示す好例であり，業種に的を絞った対策が有効であることも示している。実際，上述のように窯業ではじん肺対策を出発点として労働衛生機関を創設して総合的な対策にまで発展させた歴史も存在する。ただし，現在ではこれら同業者組織が行っているのは広報活動が中心であり，専門職と契約して恒常的なサービスを提供するところまでは達していないのが実情である。

（2）様々な関連組織機関との連携

① 医療保険者との連携

中小企業で働く人々が主に加入している医療保険は全国健康保険協会管掌健康保険（協会けんぽ）である。医療保険者という立場は被保険者の健康状態が直接

利害に結びつき，健康の保持増進というモチベーションが働くという意味で，彼らが働く場においても職場環境整備，働き方に関心をもたざるを得ない。医療保険者の主要な守備範囲は一般健康管理であり，産業保健の専門家とは言えないが，産業保健の視点をもつことで組合員の健康に資することができることを忘れてはならない。ただし，多くの中小企業が加入する協会健保の保健師は数人で一つの都道府県を担当し，人数では十万人単位であることを考えれば，医療保険者による産業保健関連活動にも限界は存在する。しかし一般健康管理面での支援機関としての側面とともに中小企業の各事業所との連携を強めることで安全衛生支援機関として位置づけられることが可能になるであろう。

② 地域保健機関との連携

地域保健法第4条第1項の規定に基づく地域保健対策の推進に関する基本的な指針では地域保健と産業保健の連携推進のため，保健所，市町村が関係各機関との連携推進協議会を設置して連携を推進すべしとしている。地域で生産活動を行う中小企業の安全衛生の課題は，法的にも権限をもつ保健所が司令塔の役割を果たすことができれば，現在どこからも支援を受けられない10人未満の事業所や自営業者も含めた対応が可能になる。ただし，現在の地域・職域連携推進事業の多くは，生活習慣病対策のための広報活動を中心とするものであり，総合的な産業保健活動と言えるところまでは行っていない。今後保健所の地域支援のあり方を見直す作業を行わなければならないが，様々な関連組織機関がより高い意識と戦略をもった活動を展開することによって保健所が一層大きな役割を果たすことができるであろう。

4 中小企業の産業保健を担う専門職とネットワーク

(1) 保 健 師

日本産業衛生学会は今般新たな産業保健看護専門家制度をスタートさせており，産業保健に携わる看護師・保健師は今後より専門性の高い人材が輩出することが期待される。現在は保健師が特定保健指導で大きな役割を果たしているが，今後は中小企業への産業保健サービスの供給でも主力としての活動を期待したい。地域産業保健センターのコーディネーターとして活躍している保健師，上述の医療

保険者所属の保健師，労働衛生機関所属の保健師など中小企業安全衛生を担う様々なサポート機関で保健師が活躍していることはすでに広く認識されている。医師との役割分担，各分野での活動スタイルについてもすでに多くの事例，経験が蓄積されている。医師が中小企業の安全衛生支援の中で主要な役割を果たすことは疑いのないところであるが，今後徐々に保健師の重要性は高まるであろう。

（2）関係する専門職

産業保健分野は要求される知識，技術の範囲が広いため，さらに様々な専門職が必要とされることは言うまでもない。たとえば工学系の労働安全衛生コンサルタント，作業環境測定士など技術的な専門家は職場改善に対して具体的なアドバイスを行うことができる。近年は米国で行われている大学院での労働安全衛生専門育成プログラムで養成されているインダストリアルハイジニストのような高度の専門性をもった職場の安全衛生専門職づくりの重要性も指摘されている。わが国ではさし当たり，職場改善に貢献できる専門家を擁する組織として労働衛生機関，地道に地域に根ざした活動をしている労働安全衛生コンサルタントの活動をもっと評価すべきであろう。

また，法律面からのサポート役として社会保険労務士が中小企業と契約を結び，活躍する事例が報告されるようになっている。特にメンタルヘルスの不調を来した従業員と使用者のトラブルを巡り，法的にも深刻な事態に発展する事例も出現している。このような状況の中で就業規則の整備，各種書類の作成に関わる法律専門家のサポートの重要性が増している。

（3）中小企業・小規模事業所の特徴を踏まえたアプローチ

① 事業所規模に応じた活動

一方，産業医をはじめとする産業保健サービスのあり方として大きな事業所と同様に行うことで著しく効率を低下させることは避けなければならない。事業所の規模によっては産業保健活動に費やす時間は短くて済むはずである[4]。また，事後措置よりはその場で費用をかけず直ちにできる安全衛生対策を優先させなければならない。また，50人未満の事業所について言えば，職場巡視などの活動を医師が行う必要はない。様々な産業保健専門職の中からで地域の条件を見て可能な人材を投入すべきであろう。また，職場の安全衛生活動が十分に進められてい

る事業所には労災保険率の低減，特殊健康診断や作業環境測定の費用を労災保険料から割り引くなどのインセンティブも考えられる。

② 事後措置中心からリスクアセスメント中心の活動へ

　産業保健専門職はこれまでの事後措置中心の産業保健活動に多くの時間を割いてきたが，2006年に改正された労働安全衛生法では第28条の2でリスクアセスメントとこれに基づく措置を行うべきことが努力義務として規定されている。わが国の産業保健スタッフは事後措置中心から速やかに予防対策中心の活動への脱皮を考えなければならない。特に小規模の事業所では労使による自主的な活動によるリスクアセスメントとこれに基づく措置への支援とともに，生活習慣病対策を意識した運動・栄養などの予防活動への支援を加えることで，時間をかけない活動を模索しなければならない。その実践はまずは50人未満の小規模事業所でこそ始めるべきであろう。

③ 地道な教育・啓発活動

　働く人々の安全衛生が労使によって自主的に進められる状況を作るには，少し時間はかかるが繰り返しその意義と成果を伝え，実践の中から彼らがその有効性を感じ，重要性を学んでもらう必要がある。まずは専門職の意識の切り替えを急ぎ，現在多数開催されている産業保健専門職教育の場にリスク評価とリスク低減措置という労働安全衛生マネジメントシステムの考え方を底流とするものに切り替えなければならない。さらに言えば，現場で働く作業者の安全衛生意識を抜本的に変えていくうえで，義務教育の段階から安全に，健康に働くことの大切さを学ばせることが，中小企業・小規模事業所の労働者一人ひとりが自分たちの安全と健康を守る活動を進める基盤となることを念頭に学校における安全衛生教育の充実も長期的な課題である[5]。

参照文献

［1］厚生労働省（2013）「産業保健を支援する事業の在り方に関する検討会報告書」．
［2］『国民衛生の動向』2014・2015年度版，333．
［3］厚生労働省労働基準局長「製造業における元方事業者による総合的な安全衛生管理のための指針について」基発第0801010号2006年8月1日．

［4］日本産業衛生学会労働衛生関連政策法制度検討委員会（2013）「労働衛生法令の課題と将来のあり方に関する提言」『産業衛生学雑誌』55(4)：A77-A86.
［5］森岡孝二・久永直見（2014）「未来の労働者の健康・安全・生活を守るために」『公衆衛生』78(1)：46-49.

第7章

地域における産業保健活動の現状と課題，方策

宮下和久

働く人の健康を守るためには，人々の安全・健康に関する感受性を高め，家庭・学校・地域・職域の有機的な連携のもと，健康を守る環境を整えることが重要である。

1　地域で働く人の安全と健康

わが国の企業規模を概観すると，企業数は386万社（2012年）で，中小企業（常用雇用者300人以下または資本金3億円以下）は99.7％を占める。大企業はわずか0.3％に過ぎない。

厚生労働省「労働者死傷病報告」（2009年）によると，死傷災害発生状況では，規模別死傷者数（休業4日以上）を見ると全数12万1,356人のうち，1～9人の零細企業で最も多く，全体の25.9％を占め，50人未満の事業所では全体の65.6％となる。また，各業種別では50人未満の事業所の死傷災害発生は，製造業と建設業があわせて50％以上を占めている。厚生労働省業務上疾病調べ（2012年）によると，休業4日以上の業務上疾病認定件数7,743件のうち，負傷に起因する疾病を除いた業務上疾病は2,055人で，異常温度による疾病が最も多く（30.7％），次いで，じん肺が多く（9.9％），化学物質による障害，病原体による疾病，手指前腕の障害が続いている。業種別では，製造業が最も高く（25.8％），ついで建設業（18.2％），保健衛生業（12.7％）であった。

2　働く人々の健康を守る体制——小規模事業場の問題点

労働安全衛生法では，事業主の責任において，雇用する労働者の健康と安全を確保する業務を課しており，安全衛生専門スタッフの配置ならびに労働者に対す

表4-7-1　安全衛生管理者（推進者）選任状況　　　　（％）

区　分	総括安全衛生管理者	安全管理者	衛生管理者	産業医	安全衛生委員会等	安全衛生推進者又は衛生推進者
平成22年　計	86.6	77.9	86	87	84.7	43
（事業所規模）						
1,000人以上	95.4	87.5	98.8	99.8	99.8	－
500〜999人	89.9	84.7	98.2	98.7	98.1	－
300〜499人	83.3	88.8	98.1	99.3	99	－
100〜299人	－	84.3	94	95.8	92.8	－
50〜99人	－	73.4	80.4	80.9	78.8	－
30〜49人	－	－	－	－	－	52.7
10〜29人	－	－	－	－	－	40.9

（出所）2012年　労働安全衛生基本調査．

る直接サービス（健診結果，教育等）および労働環境の維持管理等を義務づけている。

　ところで，多くの安全衛生に関する法規定は，雇用者数50人以上の事業所に適用されるものである。たとえば，事業場で，労働者の健康管理の企画，運営を中心的に果たすのが「衛生管理者」であるが，50人以上の事業所では，衛生管理者の選任（労働安全衛生法第13条），（安全）衛生委員会の設置（同法第18，19条）が義務付けられているが，50人未満の小規模事業所においては，義務づけられていない。10人以上の事業所には（安全）衛生推進者を選任する（労働安全衛生規則第12条の2）ことになっている。しかし，10人未満の事業所においての規定はない。

　和歌山産業保健推進連絡事務所（現　和歌山産業保健総合支援センター）による調査研究報告書[1]によると，和歌山県下の50名未満の事業場を含む551事業所を対象とした（回収率45.6％）の調査結果は次のとおりである。

　産業医の選任状況は，労働者数50人未満の事業場の場合，産業医が選任（専任を含む）されている事業場は50％であった。一方，労働者数50人以上の事業場では，産業医を選任（専任）していない事業場が4％あった。衛生管理者の選任状況は，労働者数50人未満の事業場の場合，衛生管理者が選任（専任を含む）されている事業場は52％であった。一方，労働者数50人以上の事業場の場合，衛生管理者を選任していない事業場が，労働者数50人以上100人未満の事業場の11％，労働者数100人以上の事業場の3％で，労働者数500人以上の事業場の7％であった。

また，国の労働安全衛生基本調査（表4-7-1）によると，年々安全衛生管理者の選任状況は改善されているが，いわゆる小零細事業所の衛生管理体制が依然として脆弱であることが示されている。

多くの法規定は，雇用者数50人以上の事業所に適用されるものである。法的枠組みの見直し，ならびに体制強化のための社会的支援策のさらなる充実が求められるところである。

3 地域における産業保健活動の推進基盤の整備

小規模事業場の健康管理に関する実態報告では[2]，労働者の健康を守るための活動の障害となっている事項として，「時間がない」「専門スタッフ確保の人的余裕がない」「財政的余裕がない」「専門的技術，情報不足」などが挙がっている。したがって，小規模事業所集団の健康管理システム構築に加え，中小零細企業への「直接技術支援」を行うシステムの構築が是非とも必要であろう。

このような現状を対して，1993年以降，小零細企業に対する産業保健支援の地域の拠点として，全国347ヵ所の地域産業保健センターが整備され，各都道府県に中核施設となる産業保健推進センターが整備された。2011年以降に，政策変更により一時業務縮小を余儀なくされたが，2014年4月に，従来の組織を統合充実することで，「産業保健総合支援センター」が発足した。メンタルヘルス事業を統合し，地域窓口（地域産業保健センター）の運営を含め，地域におけるワンストップの産業保健サービスの提供が期待されている。

具体的には，活動は，研修，情報の提供，窓口相談，調査研究等，広報啓発活動を地域窓口（地域産業保健センター）と協働し，企業，地域への「出前」活動も行われている。

ところで地域産業保健センターならびに産業保健推進センターの整備がもたらす効果として，和歌山県下の産業医活動実態調査を概観してみると[1]，1976年以来，5回の調査成績では，「職場巡視を行っている」割合は，31.8％から68.5％に，「安全衛生委員会への出席」に関しては，6.9％から47.3％に，「定期健康診断の実施」に関して58.9％から94.4％へと，それぞれ上昇，充実してきている。横断的調査であるので，活動の各項目について年度間の比較はできないが，地方都市においても着実にその成果があらわれつつあると言える。

4 諸外国の産業保健サービス

(1) 韓　国[3]

韓国では，1990年以降保健管理代行機関によるサービス提供制度や助成制度を充実させてきたが，小規模事業場に対するサービス提供は，依然として課題であった。そこで，韓国は50人未満の小規模事業場の産業保健サービスを充実させるために，Worker's Health Center (WHC) の設置が2011年から計画的に始まった。主要工業都市に合計10ヵ所のWHCをモデル的に設置され，最終的には全国43ヵ所に設置予定である。サービスは産業医学専門医を中心に，看護師，産業衛生士，人間工学士，臨床心理士が各種サービスを役割分担して提供している。サービス提供は，労働者の自主的な健康管理や健康増進を地域単位で支援が行われ，無料でサービスを受けることができる。日本のサービス提供者が医師主導であるのに対し，WHCでは，労働者のニーズに合わせて前述の各種専門スタッフが専門的なサービスを提供している。

(2) ヨーロッパ，アメリカ[4][5]

近年の欧州の産業制度は，「欧州枠組み指令」(European Directive 1989/ 391/ EEC) によって大きく変化し，産業保健サービスは，予防的産業保健サービスを目的とするもので，産業保健の多専門職種によって総合的に提供される。また，その体制整備は第一に事業所内に整えるべきであって，事業所内サービス機関事業外だけでは不十分な際に補完的に企業外サービス機関に依頼すべきだとしている。サービスを実際に受けている労働者の割合（カバー率）は，ほぼ100％に近いフランス，オランダなどで，イギリス，オーストリアは30％，15％と開きがあり，EU平均50％程度である。

英国安全衛生庁 (Health and Safety Executive: HSE) は，産業保健を最優先課題として位置付けること，中でも小規模事業場の積極的な参加を促すこと，従業員250名未満の企業に自主管理の文化を根付かせることを課題としている。

新たなモデル事業として，The Support PAG (Program Action Group) modelが試行され，労働者個人または事業者が，産業医，産業看護職，衛生管理者など多種類の産業保健スタッフとインターネット等で連絡をとり産業保健サービスの

ニーズの把握とニーズにあったサービスの提供が試みられている。

ドイツでは，労働保護法の求める労働者すべてに産業保健サービスを提供するために，特に小規模事業場の安全監督を効果的に実施するために「事業者モデル」（employer model）が採用され，その後労働衛生の分野にも適用され，小規模事業所に産業保健サービスがこのモデルの考え方で提供されている。

フランスでは，労働法典はすべての企業に対して，業種，規模にかかわらず，大企業が独自に設置する「企業労働医療機関」と主に中小零細企業にサービスを提供する「企業共同労働医療機関」が設置されている。

オランダは，EU諸国の中でも最も対策が進んだ国の一つで，1996年には，全労働人口の98％が産業保健サービス機関でカバーされている。最近では，種々の法的規制を排除し，今までの経験の蓄積に基づく自主管理，自主的活動が強く求められることになった。根拠に基づく産業保健のサービス・ガイドラインの利用が，有効な手立てとして期待されている。

アメリカは，OSHA（職業安全衛生法）による基準のもと，事業者に向けた義務，労働者に対する責務が適用されている。行政的対応の他，全米安全評議会（NPO団体）がすべての人々の安全と健康，環境を保持するための活動を積極的に行っている。また，自主的労働災害防止プログラムも推奨されている。

5 今後の対策

（1）地域保健と職域保健の更なる連携

地域に生活する人々の健康を，その地域を基盤とした保健活動が総合的に，有機的に，かつ効果的に展開されるべきである。2013年3月に示されたる第12次労働災害防止計画は注目すべき施策として，「国民全体の安全・健康意識の高揚」の中で，「国民全体の危険に対する感受性を高め，働く場での安全や健康を確保するためのルールを守ることについて，地域，職域，学校が連携して取り組む」とかなり具体的に労働衛生の効果的な展開のためには地域での連携が不可欠であると謳っている。

健康日本21（2次）[6]では，「国民の健康づくり対策を積極的に推進していく上で，行政と産業界（企業）や産業間の連携は不可欠であり，健康づくりを国民運動として，より実効性あるものとするためには，国民の健康意識の向上や行動

変容をサポートする関連情報を積極的に発信する活動主体（発信源）としての企業の役割が重要である」としたうえで，「個人の健康は，家庭，学校，地域，職場等の社会環境の影響を受けることから，社会全体として，個人の健康を支え，守る環境づくりに努めていくことが重要であり，地域や世代間の相互扶助など地域や社会の絆，職場の支援等が機能することにより，社会全体が相互に支え合いながら，国民の健康を守る環境を整備すべきである」としている。「健康日本21」と「12次防」の連携推進が期待され，そのための省庁横断的組織（しくみ）の創設，その地域での健康課題に沿った取り組みが求められる。特に，メンタルヘルスの問題は地域，職域を問わず重大な健康問題となっているが，すでに，職域と地域の対策協議会等の地域・職域の横断的な取り組みが試みられている。このようなモデルを核とした健康問題への取り組みが今後期待される。

（2）小規模事業場の産業保健活動の活性化

小規模事業場の産業保健活動活性化の方策として，既存の産業保健資源のネットワーク化，地域産業保健センターのコーディネーターの活用，同業種団体を通じてのアプローチ，産業看護職の活用などが挙げられる[7]。

一方，中小零細企業の大企業との労働衛生の格差は，事業者の理解不足，経営基盤の脆弱性，労働者の高齢化，専門スタッフの欠如，等の要因が考えられるが，主たる要因は，企業に提供されるサービスがニーズに合致していないためだとの指摘もある[8]。

これに対して，小規模事業場のニーズに応える活動例として，小木は，中小企業の職場改善支援には，地域に基盤をおいた集団管理やチームワーク活動が効果的であるとして啓発普及をはかり，今日，アジアの諸国で WISE（Work Improvement in Small Enterprises）として広く実施されている[9]。自県例であるが[11]，和歌山県下での振動障害予防活動は，林災防，建災防県支部を窓口として，県下各森林組合，市町村による健康診断受診啓発活動，健診支援などを通して，全県下で地域・職域一元的に行われてきた。また，零細企業集団の漆器協同組合が事業主を先頭に，地域の指導者のサポートをもとに事業所が主体的に安全衛生診断を行い，有機溶剤職場の作業環境改善，快適職場づくりの事例をマニュアルにまとめた，等が挙げられる。

また，1984年より農村において，佐田町産業保健会の活動として，小規模事業

場の保健管理を企業による自助努力を基礎に地域保健との協働によって推進した例や[10],地域産業保健センターを中心とした従来型の支援活動とIT活用型の産業保健支援活動を有機的に連携させた統合モデルなどの試みがある[11]。また,社会保険労務士との連携の重要性を指摘する研究も報告されている。

今後は,これらの活動をモデルとして,地域のニーズに合った活動を展開するためには,人材育成,技術サービスを一元的に行うような地域基盤型の支援組織の構築が不可欠であると考える。

(3)「人々の安全と健康」を教育の要に

2013年3月に公表された第12次労働災害防止計画で示された「重点施策ごとの具体的対策」の中で,とりわけ注目すべき取り組みとして「(3)社会,企業,労働者の安全・健康に対する意識変革の促進―b.国民全体の安全・健康意識の高揚」の中で,「大学教育における安全衛生教育のあり方について調査研究を行い,その結果を踏まえて,大学教育への安全衛生教育の取入れ方策を検討する」としている。

教育の中に,初等教育から高等教育まで一貫して,人々の安全・健康の教育を真正面から捉え推進していくことこそ,地域・職域の人々の健康を担保し,推進していく根源的な的な施策であろう。すでに,イギリスでは,小学校から安全衛生教育とリスクマネジメント教育を行うこと,などが盛り込まれている[4]。

6 エビデンスに基づく地域産業保健活動のために
――労働衛生統計の整備と充実[12]

厚生労働省が行う,労働環境,労働衛生体制,労働者の安全健康に関する統計は多岐にわたっている。その概要は,厚生労働省ホームページ,各種報告書等で検索可能である。

しかしながら,これらの多くの統計は,その背景となる事業場の規模,業種についての細目,業務上疾病については一部の死亡事例を除いて,その労働者の従事した職業の詳細,従事年数,原因となった具体的有害要因,その事例で見られた症状と経過等については,全く公表されていない。もちろん個人情報に関しては保護されなければならないが,起こった事象,事例について分析,それに基づ

く対策が必須で不可欠である。

　このような観点から，働く人の安全と健康，特にエビデンス（情報）の少ない小零細事業所に従事する労働者の災害，疾病事例から，多くの情報を得ることができ，将来の対策に寄与できるものと考える。プライバシーの保護に万全を期する必要があるが，国は，労働災害事例ならびに統計資料をより積極的に公開すべきと考える。

参照文献

［1］宮下和久（2004）「だれがイニシアシブをとるべきか――地域に根ざした産業保健活動」『産業医ジャーナル』27(1)：67-68.

［2］古木勝也・足利恭一・石渡弘一・平田衛・圓藤吟史（2002）「小規模事業場の健康管理等に関する実態調査報告」『産業医学ジャーナル』25(6)：21-28.

［3］岡原伸太郎・加藤杏奈・Byeong-Woo Lee・Jungho Hwang・Jaehoon Roh・森晃爾（2013）「韓国における小規模事業場に対する産業保健サービスの提供――韓国 Workers' Health Center 事業の紹介」『産業医学ジャーナル』36(6)：71-76.

［4］武藤孝司（2011）「欧州の産業保健制度と産業医の業務」『産業医学レビュー』23(4)：235-256.

［5］中央労働災害防止協会編（2002）『最新・安全衛生世界の動き』中央労働災害防止協会，151-172.

［6］厚生科学審議会地域保健健康増進栄養部会次期国民健康づくり運動プラン策定専門委員会（2012）「健康日本21（第2次）の推進に関する参考資料」．
　http://www.mhlw.go.jp/bunya/kenkou/dl/kenkounippon21_02.pdf

［7］武藤孝司・武藤繁貴・内野明日香・中村雅和・中辻めぐみ（2012）「中小企業の産業保健活動活性化をめざした産業医等産業保健スタッフと社会保険労務士との連携に関する課題」『産業医学ジャーナル』35(2)：72-77.

［8］古海勝彦・村上吉博・舟谷文男（2004）「中小企業事業者の産業保健サービスのあり方に関する意識調査と今後の産業行保健サービスのあり方の検討」『産業医学ジャーナル』27(5)：43-50.

［9］小木和孝（1998）「アジアにおける中小産業の職場改善に学ぶ」『産業衛生学雑誌38臨時増刊号』，S22-S23.

［10］塩飽邦憲・土屋修一郎・石崎英一（2002）「小規模事業場への地域産業保健支援システムの評価」『産業医学ジャーナル』25(2)：82-86.

［11］立川秀樹・笹原信一朗・吉野聡・松崎一葉（2005）「小規模事業場の産業保健活動活性化に関する調査研究―従来型活動支援烏合モデルとITインフラ活用型支援統合

モデルの試み」『産業医学ジャーナル』28(3):54-58.
[12] 日本学術会議 (2008)「保健医療分野における政府統計, 行政資料データの利活用につい——国民の健康と安全確保のための基盤整備として(提言)」基礎医学委員会・健康・生活科学委員会合同パブリックヘルス科学分科会.

第Ⅴ部
新しい取り組みの強化
―― 世界の潮流を踏まえてどのような改革と改善を進めるか？――

　本書では，第Ⅰ部から第Ⅳ部までの各部において，雇用と労働の現状を明らかにするだけでなく，その解消や改善のための課題と道筋を示してきた。この第Ⅴ部においては，先行する各部で触れられなかった課題に踏み込んで，さらに国際的視野から現状の改革と改善の方向を探る。

　第1章では，キャリア教育の課題と学校における災害の現状に関連して，学校教育への労働安全衛生教育の組み込みの必要性について述べる。第2章では，ILO（国際労働機関）条約に代表される国際労働基準の主な内容と，日本におけるお寒い批准状況を概観し，批准の推進が労働条件の改善につながることを示す。第3章では，経済活動のグローバル化の中で国際的に重要性を増してきたCSR（企業の社会的責任）を取り上げ，職場の健康安全問題をめぐる労使関係のありかたを提起する。第4章は子育てと仕事の両立の現状と課題を検討し，女性労働者に対する出産後の継続就労支援，父親の長時間労働の解消と育児参加の必要性などを説く。第5章は，近年の日本社会の「生きにくい」状況を問題にし，政府による所得再分配の歪みが共稼ぎ世帯やひとり親世帯などの貧困をかえって深めている状況を打破するための，税・社会保障の一体的改革の必要性を説く。

第1章

未来の労働者の健康・安全・生活を守るために

森岡孝二／久永直見

　近年では小学校から大学にいたるすべての教育段階で「キャリア教育」の必要性が唱えられている。しかし，文部科学省の発行物を見るかぎり，現在推奨されているキャリア教育には，未来の労働者の健康や労働安全衛生への配慮がいちじるしく弱い。

　そこで本章では，前半でキャリア教育の課題を踏まえて，若い労働者の健康障害の現状と健康を守る法的・社会的仕組みを述べ，後半で，学校における災害の現状とその予防のための課題と学校教育への労働安全衛生教育の組み込みの必要性について述べる。

1　キャリア教育に欠ける労働安全衛生教育

　文部科学省『小学校キャリア教育の手引き』や同『中学校キャリア教育の手引き』によると，キャリア教育の目的は，雇用形態の多様化や情報化の進展にともない働き方が大きく変化している中で，子どもたちが学校から職業に円滑に移行するために求められる「生きる力」を習得し，しっかりとした「勤労観・職業観」を形成することにある。

　そうでありながら，2つの手引き書は，勤労観や職業観と不可分の「雇用」や「労働」については言葉を探すのも困難なほど触れていない。また，言葉だけならだれでも知っている「働きすぎ」や「過労死」についても取り上げていない。この点は，卒業後ただちに職業生活に入る生徒がいる中学校や高校の手引き書でもほとんど変わらない。

　厚生労働省の委託事業で作成された「高校におけるキャリア教育実践講習」をネット検索すると，「安全衛生」という言葉は，労働相談機関として労働基準監督署を挙げた個所に，「賃金・労働時間などの労働条件，安全衛生などについての監督・指導などを行う国の機関です」と出てくるだけである。これに比べると

同じく厚労省委託事業の「大学等におけるキャリア教育実践講習」は労働者の健康・安全に配慮した記述があるが，深刻な働きすぎの実態に触れているとは言えない。

近年では高校，専門学校，大学などを新卒者が就職早々に仕事で命を奪われるいたましいケースが増えているだけに，業務に起因する健康障害，わけても過労死や過労自殺に関する労働安全教育が不可欠になっている。

大学におけるキャリア教育は，たいていキャリアセンターが行う学生の進路指導と就職支援の取り組みに終始している。そのために，学生が職業生活の入り口で身につけておくべき，労働条件や職場の健康・安全問題についての基礎的知識は，社会科学系学部の専門教育科目の中にそうしたテーマを取り扱う科目がある場合を除いては，ほとんど教えられていない。最近のように酷い働かせ方や辞めさせ方をする疑いのある「ブラック企業」が増えているもとで，学生が自らの健康や安全を守るために必要な知識をなにも身につけずに就職することは，剣道やアメリカンフットボールのような防具が必要なスポーツを素面でするようなものである。それだけに，労働安全衛生の基礎を高校や大学で教える意義は極めて大きい。

2 長時間労働による健康障害と労働安全衛生の仕組み

高校や大学を出て働く日本の若者のまえには，他の先進諸国に例を見ないフルタイム労働者の異常な長時間労働が待ち受けている。厚生労働省は，過労死・過労自殺の労災認定の判断基準に関して，「発症前2か月間ないし6か月間にわたって，1か月当たりおおむね80時間を超える時間外労働が認められる場合は，業務と発症との関連性が強いと評価できる」としている。5年ごとに実施される総務省「就業構造基本調査」の2012年結果を見ると，年間200日以上就業する雇用労働者4,563万人のうち531万人（11.6％）が週60時間以上の労働（週80時間以上の残業）をしている。男性に限ると，週60時間以上の割合は，15歳から24歳までは15％，30歳から44歳までは20％に達する。

近年，若者の間で業務上の過労とストレスに起因する精神障害と自殺が多発しているが，その背景には長時間過重労働だけでなく，若者を極めて劣悪な労働条件で働かせるブラック企業が増加しているという事情や，厳しい採用抑制下で

「厳選採用」された新規学卒者が「即戦力」として働かされ，職場でいじめやパワハラを受けることが多くなったという事情がある。

若者の過労自殺の多発に関連して触れておくべきは，大学生と若い労働者の「就職失敗」による自殺（いわゆる就活自殺）の増加である。警察庁の自殺統計によると，2007年に13件あった大学生の就活自殺は，2009年に23件になり2010年にはその倍の46件に増え，2012年にも45件と高止まりしている。三桁に上る会社に応募書類を送り，何十という会社の説明会に出て，うまく面接まで進んでもいっこうに内定が取れず，自分の存在が否定されているような思いに囚われて消耗してしまう。そして，過度の精神的ストレスから心を病み，就活うつで追い詰められて，自ら命を絶つのである。

2011年には「勤務問題」の中の「仕事疲れ」による大学生の自殺が4件あった。これはおそらくアルバイトによる過労自殺と考えられる。このことから死ぬほどの猛烈なアルバイトもあり得ることがうかがえる。

3　働く前に知っておくべき労働知識

以上に述べてきたことから，今日では，学校教育における労働安全衛生教育の重要性が以前にもまして高まっていることがわかる。しかし，それにふさわしい教育は法的知識にかぎってもほとんどなされていない。

労働者の安全衛生に関する法律には，労働基準法，労働安全衛生法，労働契約法，労働者災害補償保険法などがある。これらについてはそれぞれ施行令や規則や通達などで細かな規定が設けられており，都道府県に置かれた労働局と各地区の労働基準監督署が監督指導にあたっている。

労働者は法定労働時間，休憩，休日，残業，深夜業，年次有給休暇などについてワークルールを知っていなければ不払残業（時間外のただ働き）に対処できないだけでなく，自らの健康を守ることもできない。労働者は労災補償の申請，残業代の不払いやカット，労災隠し，パワハラ・セクハラなどについて，労基署に相談することができる。労働NPOや法律事務所の相談窓口もある。労基法の第104条には，労働者は職場に労基法に違反する事実がある場合は，労基署に申告することができ，使用者はそれを理由として労働者に対して解雇その他不利益な取り扱いをしてはならないと定めている。なお，派遣労働について違法行為があ

る場合の監督官庁は，職業安定所（ハローワーク）である。

　労働安全衛生法には産業医や安全衛生管理者の職場巡視や，安全衛生委員会の職場パトロールなどの細かな規定が定められている。労働安全衛生法によれば，常時50人以上の労働者を使用する事業場においては，事業者は，産業医を選任し，労働者の健康管理を行わせなければならない。また，事業主は規模を問わず，従業員に対して年1回定期的に健康診断を実施しなければならない。しかし，2012年の厚労省「労働者健康状況調査」によれば，定期健康診断の実施割合は，正社員が93.5％，パートタイム労働者が33.9％，派遣労働者が27.0％と，雇用形態によって大きな開きがある。

　労働者災害補償保険法は業務または通勤による労働者の災害（負傷，疾病，障害，死亡など）に対して保護と補償を与えるために制定された。この法律に基づいて労災補償保険金の支給を受けようとする被災者またはその遺族は，所轄の労基署にその申請を行う。ただし，公務員の場合には，国家公務員なら国家公務員災害補償法，地方公務員なら地方公務員災害補償法に基づいて申請を行う。

　第Ⅰ部第1章でのべたように，2014年6月に過労死防止法が成立した。同法に基づいて2015年7月に閣議決定された「過労死等の防止のための対策に関する大綱」は，「大学・高等学校等における労働条件に関する啓発の実施」と題した項目において，「中学校，高等学校等において，勤労の権利と義務，労働問題，労働条件の改善，仕事と生活の調和（ワークライフバランス）について理解を深める指導がしっかりと行われるよう，学習指導要領の趣旨の徹底を図る。また，その際，各学校の指導の充実を図るため，厚生労働省において作成した労働関係法令に関するハンドブックの活用や，都道府県労働局が行う労働関係法規等の授業の講師派遣について周知を行う。また，大学生，高校生等の若年者を主な対象とする労働条件に関するセミナーにおいて，過重労働による健康障害防止を含めた労働関係法令に関する知識について説明を行う」と述べている。

　これに関連して上記の「大綱」は「過労死等の防止のためには，若い頃から労働条件をはじめ，労働関係法令に関する理解を深めることも重要である。このため，民間団体とも連携しつつ，学校教育を通じて啓発を行っていくことが必要である」ことを強調している。

参照文献

［１］久永直見ほか（2007）「学生アルバイトと安全衛生」『愛知教育大学保健環境センター紀要』第６巻．
［２］厚生労働省委託事業（2010）「高校におけるキャリア教育実践講習」株式会社インテリジェンス．
［３］愛知教育大学編（2011）パネルディスカッション「大学等における安全衛生の工夫と学生教育への展開」『全国大学保健管理協会東海・北陸地方部会報告書』．
［４］森岡孝二（2011）『就職とは何か──〈まともな働き方〉の条件』岩波新書．
［５］文部科学省（2011）『小学校キャリア教育の手引き（改訂版）』教育出版．
［６］文部科学省（2011）『小学校キャリア教育の手引き』教育出版．
［７］厚生労働省委託事業（2012）「大学等におけるキャリア教育実践講習」キャリアコンサルティング協議会．
［８］森岡孝二（2015）「働くために必要な経済知識と労働知識」，八木紀一郎ほか編『経済学と経済教育の未来』桜井書店，第12章．

4　労働安全衛生の基礎を学校で

近年，学校教育に将来の労働安全衛生につながる教育を組み込む取り組みが世界各地でなされている。日本でも労働安全衛生水準を高める新たな方向として関心が拡がっている。日本でのこうした動向の背景要因としては，学校における事故の多さ，アルバイト学生の労働災害が少なくないこと，学校における労働安全衛生活動の活発化，横ばい状態の労働災害件数を減らす方策の必要性などが考えられる。

（１）学ぶことに付随した傷病の多発

児童・生徒・学生にとって，学ぶことに付随した傷病は他人事ではない。第一は学校災害である。小・中・高・高専については，独法・日本スポーツ振興センターによれば，2013年度の災害共済加入者1386万人中，学校の管理下での負傷（打撲，捻挫，挫創等）で95.7万人（6.9％），疾病（外傷由来の筋骨格系疾患，異物の嚥下・迷入，熱中症，皮膚炎等）で7.8万人（0.6％）が受給している。また，同センターによれば，2010年度の理科の授業中事故での給付は4,147件，うち679件が熱傷である[1]。本共済の給付対象は療養費用５千円以上で，それ未満の災

害はさらに多いであろう。大学については，大学生協の学生総合共済事業報告2014によれば，加入者66.9万人中，事故での共済金給付は2万7,728人（4.1％），内訳は，スポーツ1万9,479人，交通5,121人，日常生活3,103人等であり，中には実験・授業中事故173人も含まれる[1]。ここでも給付外の事故は多かろう。

　第二はアルバイト中の労働災害である。今日，学生は，非正規労働力の大きな供給源である。日本学生支援機構の2012年度の学生生活調査によれば，アルバイト従事は昼間部大学生の74％（188万人），同短大生の65％（9万人）で，従事者中の重労働危険作業従事率は前者の1.2％，後者の0.6％である[1]。前述の学生総合共済の報告では，アルバイト中事故での給付は343人である[1]。ある大学の2006年の調査では，アルバイト学生の男（815人）では19％，女（1,297人）では18％が，就労による切創，熱傷，打撲，腰痛，皮膚炎等を経験している[2]。

（2）学習指導要領と労働安全衛生

　こうした状況は，学校での安全衛生教育の重要性を示す。文科大臣が公示する学習指導要領には，小学校から高校までの教育段階並びに教科等ごとに，学校での安全衛生とともに児童・生徒の将来の労働安全衛生の基礎となる指導事項が示されている（表5-1-1参照）。指導事項は，労働の尊さ，機器等の安全から環境管理，作業管理，心身の健康管理まで幅広い。

（3）学校での労働安全衛生活動と教育への展開

　文部科学省は，「学校における労働安全衛生管理体制については，近年改善はみられるものの，特に小中学校においていまだに低い水準にとどまっており，早急な対応が必要」とし，教育委員会および学校の管理職等に，労働安全衛生管理の推進を求めている[3]。2010年における衛生委員会設置率は公立の小学校67.8％，中学校75.2％，高校99.7％である[3]。他方，高等教育機関に関しては，2004年の国立大学法人化に伴う労働安全衛生法の適用以後，私学も含めて労働安全衛生活動が発展しており，大学等環境安全協議会，日本産業衛生学会の大学・研究機関における安全衛生管理研究会等での交流も盛んである。そして現在，多くの大学・高専等で，各校での労働安全衛生活動の経験を活かした，学生向けの安全衛生教育がなされるようになっている[4]。これらの経験から言うと，安全衛生教育は，学生に十分なリアリティを持って受け止められており，有効性は高い。

表5-1-1 学習指導要領に示された将来の労働安全衛生の基礎になる指導事項

	教科等	学年	指導事項の抜粋
小学校	社会	3~4	地域社会における災害と交通事故の防止。
	理科	3~6	実験、ものづくりでの事故防止。
	図工	1~6	材料や用具の使用時の事故防止
	家庭	5~6	服装を整える。熱源、用具、ミシン等の安全な取扱い。
	体育	1~2	器械運動遊び、ゲーム等の場の安全。運動と健康の関わり。
		3~4	器械運動、ゲーム等の場や用具の安全。食事、運動、休養、睡眠。生活環境の明るさの調節や換気。
		5~6	器械運動、ボール運動等の場や用具の安全。心と体は相互に影響。病気には、生活行動、環境も関係。喫煙、飲酒、有機溶剤は健康を損なう。交通事故防止。
	道徳	1~2	健康安全に気をつける。働くことの良さ。
		3~4	働くことの大切さ。
		5~6	差別せず、偏見を持たない。働くことの意義。
	特別活動	1~6	心身とも健康で安全な生活態度。勤労の尊さ。
中学校	社会	1~3	企業の役割と責任。雇用と労働条件の改善。
	理科	1~3	観察、実験時の事故防止。薬品の管理・廃棄。
	美術	1~3	刃物類、塗料、器具による事故の防止。
	保健体育	1~3	器械運動、球技等での健康安全。身体の適応能力を超えた環境は健康に影響。生活のための温・湿度、明るさの範囲。交通事故防止。疾病発生には、主体と環境の要因。食事、運動、休養、睡眠。喫煙、飲酒、薬物乱用の害。コンピュータ等の情報機器の使用と健康との関わり。
	技術家庭	1~3	材料に適した加工法。工具や機器の安全。感電防止。家族の安全を考えた室内環境。実習時の施設・設備の安全管理と事故防止。
	道徳	1~3	生活習慣と心身の健康。差別や偏見のない社会。勤労の尊さや意義。
	特別活動	1~3	心身とも健康で安全な生活態度。望ましい勤労観・職業観。
高校	理科	1~3	放射線・原子力の利用と安全性
	保健体育	1~3	器械運動、球技等での健康安全。健康増進と生活習慣病の予防には、食事、運動、休養、睡眠。喫煙、飲酒、薬物乱用の害。精神と身体の関連。交通事故防止。労働と健康にかかわる活動や対策が重要。労働災害防止には、作業形態や作業環境の変化に起因する傷害や職業病を踏まえた健康管理と安全管理。
	情報	1~3	照明やコンピュータの使用時間等に留意。
高校専門学科	農業	1~3	農業機械と燃料の取扱いと事故防止。実験実習時の施設・設備・薬品等の安全衛生と事故防止(※)。
	工業	1~3	安全衛生と技術者倫理。機械工作、原動機、建築土木施工等での安全管理。工業化学での有害物質と危険物の取扱い方法と取扱者の管理責任。※と同じ指導。
	水産	1~3	ダイビングによる障害と対策。※と同じ指導。
	家庭	1~3	労働と栄養。労働環境の整備。労働者の健康管理。職場の環境や作業条件と健康。※と同じ指導。
	看護	1~3	ストレスとその対処。※と同じ指導。
	福祉	1~3	介護従事者の労働安全。※と同じ指導。
	体育	1~3	健康・安全の確保と事故防止。

(注) 小学校と中学校は2008年告示,高等学校は2009年告示.

学校における安全衛生教育には，早期教育，学窓を巣立った後に労働安全衛生教育を受ける機会が乏しい小規模事業所や自営業等で働く人も含めた全員教育等の利点がある。厚生労働省は，第12次労働災害防止計画（2013～17年度）において，働く場での安全や健康を確保するルールを守るための地域，職域，学校の連携，ならびに大学教育への安全衛生教育の取入れ方策の検討を掲げた。これは重要な政策であるが，私たちは，さらに進めて初等中等教育の場も含めて安全衛生教育の充実に取り組むべきであろう。そのためには，安全衛生教育の担い手の養成，教材づくり等，多くの課題があるが，これらへの取り組みは，未来の働く人の健康・安全・生活を守る確かな一歩になると考える。

注・参照文献

[1] 引用データは各機関のホームページから入手できる。
[2] 久永直見ほか（2007）「学生アルバイトと安全衛生」『愛知教育大学保健環境センター紀要』6：15-19.
[3] 文部科学省（2012）「学校における労働安全衛生管理体制の整備のために」（リーフレット）．
[4] 愛知教育大学編（2011）「パネルディスカッション『大学等における安全衛生の工夫と学生教育への展開』」『全国大学保健管理協会東海・北陸地方部会報告書』38-47.

第2章

国際労働基準の日本での批准状況

吾 郷 眞 一

　ILO 条約に代表される国際労働基準は，加盟国が批准し国内で適用していくという一般的義務を伴うものであるが，仕事における健康と安全についても多くの条約が古くから採択されていて，国はそれらを批准し，国内で適用していくという一般的義務を負っている。1919年設立以来のILO加盟国である日本としては，国際的義務の履行という意味において批准・適用していかなくてはならないと同時に，国内法の整備という観点からももっと多くの条約を取り込まなくてはいけない。あまり批准が進んでいないことの理由のひとつには，国際労働基準というもののもつ意味についての理解があまり進んでいないことが挙げられる。国際的な義務であるということ，および国内法としても直接適用できるということが広く認識されるならば，さらに多くの ILO 条約が批准され，日本の労働条件は改善されることになろう。職場における安全と衛生についての基準のさらなる批准が望まれる。

1　国際労働基準の重要性

　安全で健康的な労働環境を確保するために国際労働基準の果たす役割は大きい。代表的な国際労働基準である ILO 条約は，世界標準であって，すべての国で実施することが期待されている。期待されているだけでなく，条約を批准した国にとって国際法上の義務であり，日本の場合憲法において国際法の遵守が明記されていることにより，それらの多くは直接に国内法として適用できるのである。すなわちそれは国際労働基準が直ちに実施可能な法律となることを意味する。批准していない条約については，直接適用することはできないにしても，なるべく批准して適用することが ILO 加盟国として要求されていると同時に，その中の一部についてはいわゆる監視機構の活動を通して実際的には適用が確保されているものもある。国内法体系における労働基準の基本の一つが職場における安全衛生

(OSH) であることは言うまでもないが,広く基本的労働権を定めるものや,労働行政,雇用政策などを規定するものも多くある中,国際労働基準でも,OSHに関する基準は基本であると言うことができる[1]。日本の批准状況は必ずしも満足できるレベルにはないので,そのことをどう考えるか,改善するのはどうしたらいいのか以下で考えてみることにする。

2 現状と課題

(1) 国際基準としての ILO 条約・勧告,およびそれ以外の文書

　合計で400近くある ILO 条約・勧告は1919年の ILO 創立以来採択され続けてきた国際的な労働法典であって,ILO 条約は法形式としては多数国間条約の形をとり,加盟国が批准をするとその国に関して効力が生じる。効力が生じるという意味は,ILO という国際組織の中において各種の手続きが進行する(たとえば批准しているにもかかわらず実施していないときに使用者や労働者の団体による申し立てが ILO 憲章24条で認められているなど)だけでなく,それぞれの国の憲法の定め方によっては直接国内法としての有効性をもつ場合がある。日本国憲法第98条第2項はそのように理解される例の一つである。したがって,批准された ILO 条約は,一般の法律と同じ効力をもつ(=裁判規範となる)。換言すれば日本が批准した49の条約は国内法としても効力をもつ(条約の規定はそのまま国内でも適用できる)ということになる。表5-2-1にまとめた狭い意味での安全衛生に関する ILO 条約は,多くが立法その他の措置を加盟国に課すものであるが,そのような法令(や労働協約など)がない場合,または,あったとしてもその内容が条約の定める基準に達していない場合は,条約違反が発生すると同時に,当該労働者などに高い保護基準を求めていく個別的な権利が発生する。

　国際労働基準基準(ILO Standards)には条約(厳密には国際労働条約)以外に勧告(厳密には国際労働勧告)と呼ばれるものがあり,それ自体としては法的拘束力が完全にはないが,実際上の効果をもつ場合が多い(たとえば条約を解釈する際に指針を与え,しばしば条約を補完する)。また,一連の実施(行動)準則というものも正式な条約や勧告とならぶ国際基準に近いものであるということができる。たとえば「林業における安全基準についての実施準則」とか,「船舶・港湾における事故防止のための実施準則における安全準則」,「石綿使用における

表5-2-1　安全衛生に関するILO条約

一般規定
　1981年の職業上の安全及び健康に関する条約（第155号）（未批准）
　1981年の職業上の安全及び健康に関する条約の2002年の議定書　（未批准）
　1985年の職業衛生機関条約（第161号）（未批准）
　2006年の職業上の安全及び健康促進枠組条約（第187号）（批准）
特定の危険からの保護
　1960年の放射線からの保護に関する条約（第115号）（批准）
　1974年の職業がん条約（第139号）（批准）
　1977年の作業環境（空気汚染，騒音及び振動）条約（第148号）（未批准）
　1986年の石綿条約（第162号）（批准）
　1990年の化学物質条約（第170号）（未批准）
　1993年の大規模産業災害防止条約（第174号）（未批准）
特別な活動分野における保護
　1964年の衛生（商業及び事務所）条約（第120号）（批准）
　1988年の建設業における安全健康条約（第167号）（未批准）
　1995年の鉱山における安全及び健康条約（第176号）（未批准）
　2001年の農業における安全健康条約（第184号）（未批准）
　2006年の海上の労働に関する条約（批准）

安全準則」など，数多くの実施準則（Code of practice）が存在する。その中の一つの「化学物質についての実施準則」が明確にしているように，それは対応する条約と勧告（1990年の170号条約と177号勧告）を実施する際の指針となるものであって，それ自体が国際労働基準であるとは言えないが，条約と読み合わせることによって，国際労働基準に近いものになるのである。そういった準則は事務局の安全衛生部が作成した指針であって，それを利用するかどうかは当事者の自由に委ねられていると同時に，それは法律的効果を発生することを目的として作られたものではない。ILO事務局には加盟国への各種サービスの提供義務があるが，事務局による各種の実施準則の作成はその義務を遂行するという意味で行われたものである。ただし，一連の実施準則は理事会による認証を受けており，内容の法的価値は高いと言える。この種のいわゆる非拘束的法文書（条約や法律でないものであるが，それらと同じような働きをし，場合によっては実質的にかなり有効なもの）は，OSHにおいてはとりわけ重要な意味をもつようになってきている。その中でも特に，以下に述べる155号，161号という包括的条約は「技術的措

置を細かく守ることを主にするよりも，企業のイニシアティブによる活動を促進する意義のほうが大きいことが認められてきたからである」[2]。

（2）代表的な条約
① 包括的な条約
（ⅰ）1981年の職業上の安全及び健康に関する条約（155号）[3]

批准国は，代表的な産業上の団体と協議の上で，その国に適合する職業上の安全，衛生ならびに労働環境に関する国家的政策を策定し，実施し，定期的に再検討しなければならない（第4条第1項）。この政策の目標は，労働の過程で，あるいはその結果として生じる事故やけがを防止し，労働環境に内在する危険をできるだけ取り除くことである（第4条第2項）。条約はさらに，その政策が対象とすべき主要分野を定めるとともに，かなり具体的な内容も規定している。たとえば，使用する道具についての安全基準や，保安防具の提供などである（16条）。また，生命や健康に急迫する重大な危険がある場合は，労働者はその状況を直属の上司に直ちに報告しなければならないが，使用者が是正措置を執るまでは，労働者は危険な職場に戻ることを求められない（第19条(f)）。

（ⅱ）1985年の職業衛生機関条約（161号）

安全で健康的な労働環境を維持するために，予防的機能を有する組織を発展させることを目的とした条約である。条約は国内政策の原則（1部），職業衛生機関の機能（2部），およびその組織（3部），運営条件（4部），一般規定（5部）からなり，組織と運営についてはかなり具体的な規定も含まれている。たとえば，機関の職員については，その任務遂行上，労使から完全に独立すべきことなどである（第10条）。

（ⅲ）2006年の職業上の安全及び健康促進枠組条約（187号）（日本批准）

職業上の安全と健康に関する国内計画を設けて労働安全衛生を国の政策課題の上位に位置させることを通じて，予防的安全衛生文化の育成を促進するとともに，予防的な措置を通じて，より安全で，より健康な作業環境を推進する条約。2003年の第91回ILO総会で，各国が「予防的な安全衛生文化」を構築し，維持することの重要性，そして安全衛生に対する体系的なアプローチを強調する「労働安全衛生世界戦略」が採択されたが，この戦略を基礎としたものである。

条約は，批准国に対し，職業上の安全および健康並びに作業環境に関する国内

政策，職業上の安全と健康に関する国内計画，職業上の安全と健康に関する国内制度の策定を求め，その内容を定める。

② その他の個別基準
（ⅰ）1960年の放射線からの保護に関する条約（115号）は，放射性物質を取り扱う労働者の保護を目的とする。（日本批准）
（ⅱ）1974年の職業がん条約（139号）は，がん原性物質およびがん原性因子による職業上の各種障害を防止しようとするものである。（日本批准）
（ⅲ）1986年の石綿条約（162号）では，石綿の利用が規制されている。（日本批准）
（ⅳ）1990年の化学物質条約（170号）では，化学物質を取り扱う職場における疾病・けがの防止・予防について規定されている。
（ⅴ）1977年の作業環境（空気汚染，騒音及び振動）条約（148号）は，作業環境をできるだけ空気汚染，騒音，振動などの障害から守ることを目的としている。

③ その他，特定な分野に特化した安全衛生基準として次のようなものがある。
（ⅰ）1964年の衛生（商業及び事務所）条約（120号）では，商店や会社などにおいての通風，換気，気温，衛生状況について定めている。（日本批准）
（ⅱ）1988年の建設業における安全衛生条約（167号）では，建設業において守られるべき各種の安全衛生基準が規定されている。
（ⅲ）2006年の海上の労働に関する条約[4]では，船員の労働条件についての詳細な規定が置かれている。

④ 以上は，狭義のOSHに関する条約であるが，労働する者の安全と健康は，それらだけによって保たれるわけではない。安心して働けるかどうかは，もっと広い領域の労働基準によっても規定されるのである。たとえば，社会保障がそうであり，病気やけがの際の補償，年金問題，さらには賃金や労働時間も広い意味で安心・安全な労働環境を整える前提となる。メンタルヘルスという観点から考えると，雇用の安定も重要であり，雇用政策はOSHに間接的つながると言うこともできる。このように考えると，上で取り上げた狭義のOSH基準だけを考えていっては不十分であり，広く，場合によっては差別禁止，強制労働禁止，結社の自由などの基本権条約すら射程に入れなければいけない。

（3）課題

　上で述べたように，ILO条約は日本では批准されることにより国内法としての効力を持ち，したがってOSHの国内的保障レベルを高めるのであり，それが国際的に認められた最低基準であるとともに，世界との協調という意味においても批准が促進されるべきものであることは疑いをいれない。日本のILO条約批准数は一般的には高いものではない[5]ことに比例して，OSHに関する条約の批准の程度もあまり高いものではない。現在ILOが批准を推進している13の狭義のOSH関連条約の中で8つが未批准であるというのは，やはり問題と言うべきだろう。まだまだ批准をするべき条約が存在し努力が必要であるが，障害となっているものは国内における各方面での調整，とりわけ条約批准に対する基本的な考え方の特質である。

　161号条約は枠組み条約であるし，多くの個別の基準の母体となることから，早期の批准が特に求められる。この条約の場合，日本国内の法令との整合性の問題はほとんどないが，条約の「職業衛生機関」に該当すると考えられる産業医等が，日本の場合使用者からの依頼を受け，または使用者に雇用されている点が，批准を妨げる一つの理由になっている。条約第10条における「職業衛生業務を提供する者」が，労使から十分な独立性を有するとされているからである。もう一つの基本的OSH条約である155号条約については，昨今の労働安全衛生法の改正等もあり，ほとんどの条文内容が担保されるに至っている。ただ，条約の対象は公務員も含めたすべての労働者であるところ，警察官や自衛隊員等に関して若干の懸念が残っているようである。いわゆる促進的な内容をもつ条約（たとえば161号条約）の場合，どこまでが法的義務であるのかが明らかでない，ということを条約批准の際にチェックをする法務当局が問題視するとも言われている。このことは国際条約一般についての日本の根本的な姿勢であるが，多くの国がその点をあまりやかましく言わずに批准していることを考えると，対応の改善が求められる。

3　解決の方向性

　日本におけるOSHに関する法状況は，国際労働基準に照らしてまだ不十分なところが多い。国際標準を取り込むことは国際的な責務でもあること，またそれ

は同時に国内労働立法を整備することも意味するのだということが認識されなくてはならない。ILO条約の批准を通してOSHに関する立法を国内的に促進していくためには，ILO条約に代表される国際労働基準をすべての関係者（いわゆるソーシャルパートナー）が熟知し，批准に向けた努力をする必要があると考える。また，国際条約の批准には国会における承認手続を要し，政治・経済問題の案件審議が優先され，往々にして社会課題が後回しにされる傾向が見られる。長い間懸案になっている雇用及び職業についての差別待遇に関する条約（第111号）も，もう一歩のところでいつも足踏みをしていると聞く。ILOは政府間国際組織としては唯一，非政府主体（労働者および使用者の代表）を正規メンバーとして取り込む，いわゆる三者構成主義をとっており，社会基準設定の直接的恩恵を被る労働者は国際立法過程とその執行過程の現場にいるわけであるから，ILO労働側代表が国内でILO基準の紹介をもっと多くの機会を捉えて行い，政府を動かし，国会に働きかけていくことも必要である。

注・参照文献

[1] ただし，この点はILOにおいて正しく認識されているかどうか疑問も残る．概してILOは基本権条約（結社の自由，差別禁止，強制労働禁止，児童労働）について特別な重要性を与えているが，OSHなどの基準こそが真の意味での国際労働基準であって，これらの普及についてももっと力を入れるべきと考える．吾郷眞一（2005）『国際経済社会法』三省堂，150．

[2] 『講座ILO（国際労働機関）――社会正義の実現を目指して』（下巻）（1999）日本ILO協会，第7章（小木和孝），195．

[3] これからの条約内容の解説はILO駐日事務所のホームページに概ね従っている．
http://www.ilo.org/public/japanese/region/asro/tokyo/standards/list.htm（2015.2.18）

[4] 本条約はその特殊性に鑑み通し番号は付されていない．

[5] 全体で2015年2月現在49というのはOECD諸国の平均74を大きく下回る．加盟国全体の平均批准条約数42を少し超えるのみである．

第3章

企業の労働CSR強化の方向性と労使関係の今後のあり方
—— 真に社会的パートナーになりうるには？

吾 郷 眞 一

　職業に就く過程および働き続ける過程での労働基本権が保障されること，いったん職業に就いた後の職場において労働条件が適切なレベルで維持されること，そして労働終了後の手当てが十分にされていることが，労働する者にとって健康で安全な生活を営むための条件である。いろいろな法，特に社会法（労働法・社会保障法）と言われるものがそれを担保する仕組みであるとされている。それは産業構造において組織労働者が中心的な役割を果たし，労働組合権が守られて自由な労使協議の下に労働条件が決定されるという前提で機能する仕組みである。現在でも社会法の基本的役割は変わらないものの，経済のグローバル化による産業構造の変化に伴い非正規労働が増え，法律でカバーできる領域に限界が出てくると，他の方法による労働条件の確保も必要になる。この状況の中で注目され始めたのがCSR（企業の社会的責任）という法の枠を超えた手段による目的の達成である。

1　CSRの現状

（1）CSRと労働CSR

　最近では多くの企業がそのホームページや事業計画，年次報告書などで企業統治や環境対策などについて所信を表明し，政策を明記することが普通になってきている。大きい企業のホームページを見れば，CSRについて独立した項目が立てられているのがふつうである。しかし，CSRは企業による一方的な宣言にはとどまらない。国際組織がおぜん立てをしたり（たとえば国連による「グローバルコンパクト」や「ビジネスと人権指導原則」），行動要綱を策定して企業に働きかけていく（OECDの多国籍企業ガイドライン）ものもある。さらには民間団体が媒介して企業の自主的取り組みを可視化しようという仕組み（グローバル・リポーティング・イニシアティブGRI）も考案されている。労働の分野は特に進

んでおり，いくつかの民間団体（SAI とか FLA という米国の団体が代表的）が，独自の基準を設けて企業の労働慣行を認証していくことによって，CSR を実践することの手助けを行っている。

　従来 CSR の中身の代表格は環境で，多くの企業においては CSR ＝環境対策として古くから位置づけられていたが，最近少し様相が変わってきた。「わが社は人権を守ります，労働基準を遵守します」というようなものが CSR の要素として取り入れられてきているのである。労働の場における健康・安全を考えるとき，労働に着目した CSR（これを労働 CSR とよぶ）が重要になってくるのである。

（2）各種の国際的労働 CSR 文書
① 国際組織策定の諸文書
　基本的には企業が事業報告の中で環境・社会に関する対応を明示していくことが CSR の中心とはいえ，それをサポートする意味で外部の第三者が基準を設けたり，守るべき責任内容を提示たり，場合によってはそれについて一種の監視制度すら置くものもある。古くは1977～78年に ILO と OECD が企業の守るべき行動要綱を策定し，前者においては要綱違反が訴えられると「解釈」という形で改善勧告を出したり，後者においては違反事実が OECD に届けられると NCP（ナショナル・コンタクトポイント）という組織が調査をして改善勧告を出したりということが行われるようになった。これらは，企業の自発的行動を超え，外部から規制を加える（一種の行動規範となる）ソフトローの領域にまで踏み込んだ状況であると言うことができる。もっとも仮にそれがソフトローであるとすれば，それは裁判規範にならない，すなわち裁判所に訴えて行って拘束力がある判決を得ることはできないということになるが，実質的には同じ効果を達成することがありうる。たとえば OECD ガイドラインに関しては，ネスレ本社のあるスイスの NCP が動き，日本ネスレにおける不当労働行為を追跡し，最終的に労使間の和解にこぎつけた事例が報道されている[11]。

　文書とまでは言えないし，内容的にも抽象性が高く，しかも労働に特化したものではないが，企業にとって労働 CSR 実施のためのガイドラインに一部なるものとして，国連の「グローバルコンパクト」および「ビジネスと人権指導原則」というものを挙げることもできる。前者は2000年に国連事務総長の働きによって出来上がった仕組みであり，後者は2008年国連総長特別報告者提案によって「保

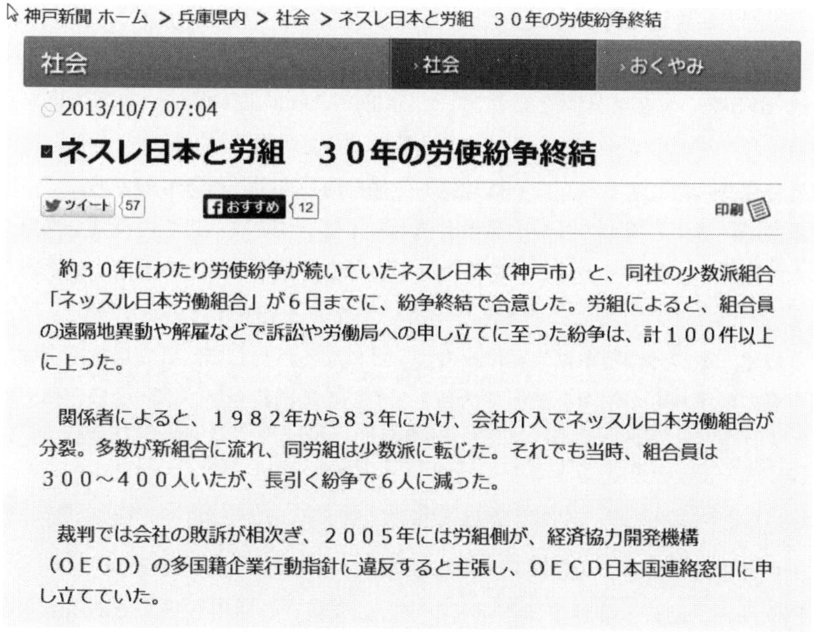

第3章　企業の労働CSR強化の方向性と労使関係の今後のあり方

> 神戸新聞 ホーム ＞ 兵庫県内 ＞ 社会 ＞ ネスレ日本と労組　３０年の労使紛争終結

社会　　　　　　　　　　　　　　　　　社会　　　　　　　　　　　　おくやみ

2013/10/7 07:04

ネスレ日本と労組　３０年の労使紛争終結

ツイート 57　　おすすめ 12　　　　　　　　　　　　　　　　　　　印刷

約３０年にわたり労使紛争が続いていたネスレ日本（神戸市）と、同社の少数派組合「ネッスル日本労働組合」が６日までに、紛争終結で合意した。労組によると、組合員の遠隔地異動や解雇などで訴訟や労働局への申し立てに至った紛争は、計１００件以上に上った。

関係者によると、１９８２年から８３年にかけ、会社介入でネッスル日本労働組合が分裂。多数が新組合に流れ、同労組は少数派に転じた。それでも当時、組合員は３００～４００人いたが、長引く紛争で６人に減った。

裁判では会社の敗訴が相次ぎ、２００５年には労組側が、経済協力開発機構（ＯＥＣＤ）の多国籍企業行動指針に違反すると主張し、ＯＥＣＤ日本国連絡窓口に申し立てていた。

図5-3-1　ネスレに関する報道

(注)　神戸新聞社HPより．

護，尊重及び救済」(Protect, Respect and Remedy) 枠組が人権理事会に提案され，2011年に国連「ビジネスと人権指導原則」"Guiding Principles on Business and Human Rights: Implementing the United Nations "Protect, Respect and Remedy" Framework" (A/HRC/17/31) として国連加盟国（および企業）に実施が働きかけられたものである。いずれも実施を促進するための仕組みが不完全であるので，規範性に欠けるところがあるが，今後の国連の活動次第ではその性質が変わる可能性もある。

　これまた労働に特化したものではないが国際標準化機構（ISO）が2011年に策定したISO26000も相当部分労働CSRと呼ばれるべきものを含んでいて，労働CSRを実践していくうえでは重要な基本文書となる。なお，他の一般的なISO標準と違って，これは認証を目指してはいない。

② 国際労使枠組協約

　国際的な労働組合組織（Global Union Federation: GUF），たとえば国際森林木材労連（IFBWW），と家具販売業者（たとえばIKEA）との間に協定（枠組み協定）が結ばれ，その中でサプライチェーン全般について労働基準を順守することについて合意されたとすると，これは国際的労働協約とも言うべきものであって，関連産業に従事する極めて多数の労働者にとってはソフトロー以上の役割を果たす。また，IKEAに資材・サービスを提供している業者にとって，その協定に定められた労働基準を自分のところでも守っていかないとIKEAとの取引ができなくなるので，その労働基準は規範性をもつことになる。そして，この場合協定締結当事者のいずれもが国境を越えて活動をしている多国籍企業・国際労働団体であることによって，効果は一つの企業内だけにとどまらず，守備範囲は世界中に拡大する。

③ 批准されていないILO条約・ILO勧告・行動要綱・ガイドライン

　ILO条約・勧告・各種ガイドライン（行動要綱）の活用も重要である。企業がCSRを推進していくとき，既存の各種国際文書が役に立つ。条約が批准されておらず，せっかくの国際標準が国内で法として機能しないときや，もともと批准が予定されていない勧告をもっとよく利用していこうとするとき，さらには条約でも勧告でもない行動指針・ガイドラインを実際に適用することが望ましい場合，CSRはこれらを取り込むことができる。批准されていないILO条約およびILO勧告は，その国においては法としての機能を果たさない。であればこそ，これらをCSRに取り込むことが意味をもつのである。CSRがもつコンプライアンス＋アルファーの利点がここで発揮される。何らかの理由で批准されていないILO条約を国に先んじて企業の行動要綱として取り入れることは労働者の諸権利確保を増大することに役立つ。

　職場における安全健康（OSH）については数多くの行動指針・ガイドラインが発行されている。日本語に訳されたものとしても「ILOの労働安全衛生マネジメントシステムに関するガイドライン」[2]，「職場の環境要因に関するILO実施準則」[3]，「労働者の放射線防護」[4]など多数存在する。たとえば後者においてはILOを含む多くの関連国際組織が共同で開発した「電離放射線に対する防護と放射線源の安全のための国際基本安全基準（BSS）」が提示され，細かい基準が

定められている[5]。これらの文書はILO条約でも勧告でもないので、法として実施していくことが意図されてはいない。しかし、多くのものは条約や勧告の内容を精緻にするものであるし、実際の現場においては直接適用可能性が高く、準則としての利用価値が大である。しかも、ILOという三者構成の国際組織が策定したものとして正統性があり、企業がCSRに取り込むには最も適している。

2　CSRの課題

(1) 履行確保

　CSRは基本的に企業の自発性に基づくものである限りにおいて、その履行は法的義務ではない。しかし、法の欠缺を補うもの、ないしは法的最低基準を上回るゴールを設定するものである限り、その履行が確保されるための仕組みがあることが要求される。逆に言うと、そのような仕組みがあって初めてCSRは意味をもってくるのである。単なる意思表明だけであるならばそれは企業のリップサービスにとどまりおそらく何をももたらさない。多くの企業が掲げるCSRの中で特に人権や労働基本権にかかわるものは、世界人権宣言、ILO諸条約という具合にかなり漠然と指標を挙げるものが多く、中には世界人権宣言ではなく国際人権宣言と間違った用語を使うものすら散見する。それではいけないのであって、掲げる目標が具体的であり、本当にそれを履行していくという意思とそのための仕組みが重要になってくる。

　国連グローバルコンパクトはフォローアップ機能を完全な形では具備していないが、ILOの三者宣言やOECDのガイドラインにはそれらが実施されているかどうかについての監視の仕組みが緩やかながら予定されており、さらには私的団体が設定するCSR、特に労働に関係するSA8000では、実施の認証が行われるので、定期的に履行確保がチェックされる。SA8000を司るSAI (Social Accountability International)という民間組織が行う認証活動の正当性については疑問が残らないでもないが、たとえばILOが介在して行われるBetter Work Project [6]などは、しっかりした国際労働基準を背景にした監視が行われるので、法（国際労働法）を補完する仕組みとしては優れているものと評価できよう[7]。

　正規の労働法を補うものとしての労働CSRが効果をもつためには、第三者機関による認証や、労働組合が介在する内部的統制が重要である。

第Ⅴ部　新しい取り組みの強化

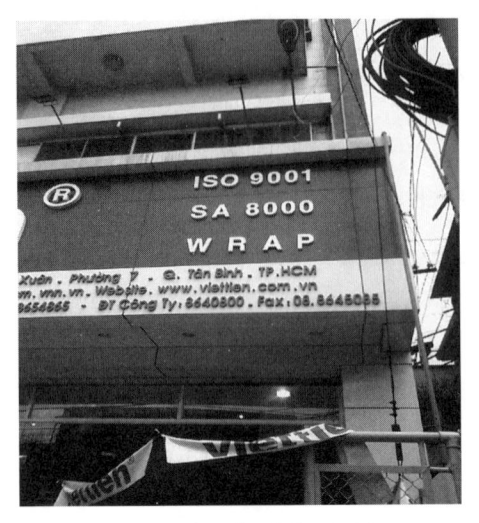

図5-3-2　ホーチミン市の街中にあるシャツメーカー本社ビルに記されたSA8000を含む各種認証取得の表示

（出所）2007年筆者撮影.

（2）労使による推進

　労働 CSR 基準そのものが労使間の合意でできている国際金属労連（IMF）と自動車メーカーとの間の国際労働枠組協約[8]に典型的にあらわれているが，労働 CSR の策定には労使の役割は重要である。ILO 三者宣言が労使の参加の下に出来上がっていることは言うまでもなく，OECD ガイドラインも ILO 条約がずいぶん援用されていることからソーシャルパートナーの関与が前提とされている。日本企業が一方当事者となっている国際労働枠組協約として高島屋，ミズノ，イオンと UNI[9]の間に締結された協約を挙げることができ，高島屋のホームページにも「企業の社会に対するコミットメントを企業自らが宣言するだけではなく，労働者を代表する労働組合との協定として調印し，ともに推進することを謳う共同公約です」[10]と説明されている。労働組合は団結権と団体交渉権さえ与えられていれば，あとは労使協議で労働条件を確定していけると考えるかもしれないが，労働 CSR を労使で構築し企業の経営にそれを反映させることは，労働条件の改善と労働基本権の保障にとって強い力となる。

3 解決の方向性

CSR は法ではないので，それが実効的に働くかどうかはひとえに関与する社会的パートナーの認識と意思にかかわってくる。CSR が目指すものを実現するのは常日頃の社会的対話であり，使用者，労働者，政府，民間団体が一緒になって目標を実現する機会・制度を主体的に構築していくことが求められる。そのためには以下の点が重要と思われる。

① 労働 CSR を企業体の行動指針として取り込むこと
② その際労働組合と協議が行われること
③ 適切な指針を取り込むこと：そのためには労働・社会法，国際労働基準，国際行動指針・ガイドラインなどに対する正確な知識をもつこと
④ 適切と認められる場合国際労働組合団体と協約を結ぶこと
⑤ 発信した労働 CSR を実効的にするための担保装置を構築すること

最後の点を実行に移すためには，労使を含むステークホルダーが協働して助言・認証機構を作っていくことが望ましい。

注・引用文献

[1] 「ネスレ日本と労組　30年の労使紛争終結」神戸新聞電子版2013年10月7日．
　　http://www.kobe-np.co.jp/news/shakai/201310/0006399872.shtml（2015.2.18）
[2] 厚生労働省安全衛生部国際室編（2001）『ILO の労働安全衛生マネジメントシステムに関するガイドライン』中央労働災害防止協会．
[3] 中央労働災害防止協会（2002）「職場の環境要因に関する ILO 実施準則」．
[4] シエンリ・ニウ，吉川徹・小木和孝訳（2011）『労働者の放射線防護——ILO 労働安全衛生・環境プログラム』財団法人　労働科学研究所出版部．
[5] たとえば線量限度についての基準として「あらゆる労働者の職業性被ばくは以下の限度を超えないよう制御しなければならない　(a)連続した5年間で実効線量が年平均20ミリシーベルト　(b)1年間の実効線量50ミリシーベルト　(c)眼の水晶体に対する1年間の等価線量150ミリシーベルト　(d)四肢（手足）または皮膚に対する1年間の等価線量500ミリシーベルト」などと詳しく規定．
[6] http://betterwork.org/global/（2015.2.18）
[7] カラチで2012年9月11日300人近くが犠牲になったアパレル工場火災では，SAI の

第Ⅴ部　新しい取り組みの強化

認証が与えられたばかりだったという。
　http://www.sa-intl.org/index.cfm?fuseaction＝Page.ViewPage&PageID＝1342#.VOQGtiz2SSo（2015.2.18）

［8］逢見直人（2005）「労働組合のCSRの取り組み」『グローバリゼーションと企業の社会的責任――主に労働と人権の領域を中心として』労働政策研究報告書No. 45, JILPT，82-83．

［9］商業，金融，保険，郵便，情報，印刷，放送など150ヵ国，900組織，2000万の組合員を擁する国際労働組合組織（GUF）（本部スイス）

［10］http://www.takashimaya.co.jp/corp/csr/management/governance.html（2015.2.18）

参照文献

［1］吾郷眞一（2007）『労働CSR入門』講談社現代新書．
［2］稲上毅・連合総合生活開発研究所編（2007）『労働CSR』NTT出版．
［3］熊谷謙一（2011）『動き出すISO26000』日本生産性本部．
［4］熊谷謙一（2013）『ISO26000と労使の課題』日本生産性本部．

第4章

子育てと仕事の両立の現状と課題
―― ワークライフバランスと家庭生活・健康の向上に向けて

小 林 章 雄

　　現在の雇用労働環境は，子育てと仕事の両立を果たすことが困難な状況にある。ワークライフバランスを推進して男女がゆとりをもって育児参加できるようにするためには，女性労働者が出産後も継続して就労できるよう支援する制度の整備，運用の実質的な充実，情報の周知などが必要である。また，若年成人の長時間労働を是正して，育児期の父親の帰宅時間を早め，夫が十分に育児参加したり，配偶者とのコミュニケーションを確保する機会を拡大することが必要である。さらに，非正規労働などにおける基本的労働条件の格差を是正し，たとえ母親一人の世帯であっても経済的に自立し，安定した家庭生活が営めるような雇用環境が確保される必要がある。

1　仕事と家庭の両立の現状と課題

（1）育児休業制度の普及・充実・情報の周知

　わが国の2014年の合計特殊出生率は1.42と9年ぶりに低下した。OECD諸国における合計特殊出生率と女性の労働力参加率との関係は，1990年以降は図5－4－1のように正の相関を示しており，女性の労働力参加率が高い国ほど出生率が高くなっている。この中で，わが国は労働力参加率と出生率がともに低い群に属するが，その原因はわが国における仕事と家庭の両立度が低いことによる。仕事と育児の両立という点で見ると，OECD18ヵ国のうち，3歳以下の子どもの託児所や保育園等の利用率，公的に保障された育児休業などからなる育児と仕事の両立度指数は2001年の段階では，18ヵ国中で最低であり[1]，保育所入所待機児童数が全国で4万3,184人（2014年10月）に上っており，働くに働けない，また新たに子どもをもつことも躊躇してしまうというような状況にある。独立行政法人労働政策研究・研修機構の調査[2]によれば，女性管理職は42％が独身で，子どもが

第Ⅴ部　新しい取り組みの強化

合計特殊出生率　　　　　　　　　　　　　　　　OECD加盟24ヵ国　2000年

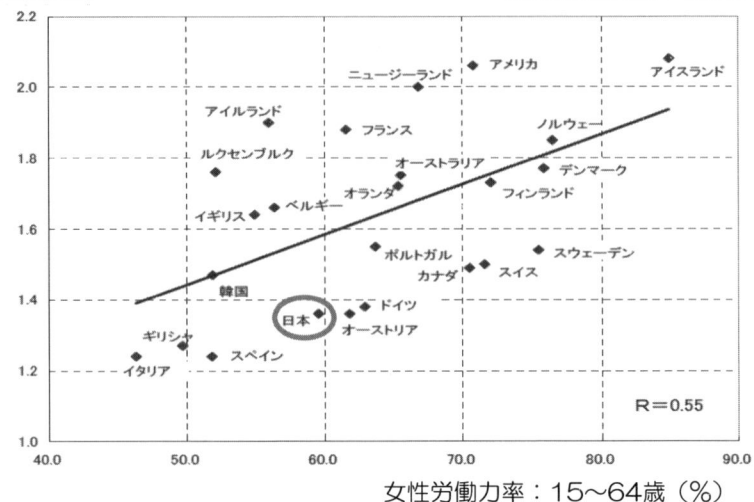

図5-4-1　女性労働力率と合計特殊出生率

(出所)「少子化と男女共同参画に関する社会環境の国際比較報告書」平成17年, 内閣府.

いる女性管理職は37％にとどまっている。男性管理職はそれぞれ9％, 81％であることを考えれば, 女性にとってはキャリアか結婚・出産かの二者択一をせまられる状況が続いていると言える。図5-4-2に示すように, 妻の育児休業制度の有無や取得のしやすさと出生の状況を見ると, 妻の職場の育児休業制度がない場合は, 4年間に出生ありの割合は育児休業制度がある場合の3分の1にとどまっている。また, 育児休業制度がある場合でも, それを利用しやすい雰囲気かどうかによって出生の状況に差が見られる。さらに, 妻が第1子を出産した後に就業を継続する割合を見ると, 仕事をもっていた人のうち, 62％が第1子の出産にともなって退職し, 就業を継続するのは38％にとどまっており, この割合は過去25年間で目立って変化しておらず, 出産を機に離職を余儀なくされる女性が以前と変わらず多いことがわかる[3]。また, 育児休業制度は事業所の規模によってもその規定に差があり, 中小企業, 特に30人未満では育児休業制度の普及が遅れているほか[4], 100人未満の企業では育児休業制度の普及に加えて, 両立支援制度の情報の周知にも課題がある。別の調査で, 雇用形態別に出産前後での同一就業継続の割合を比較すると, 正規雇用者では59.6％であるのに対し, 非正規雇用者

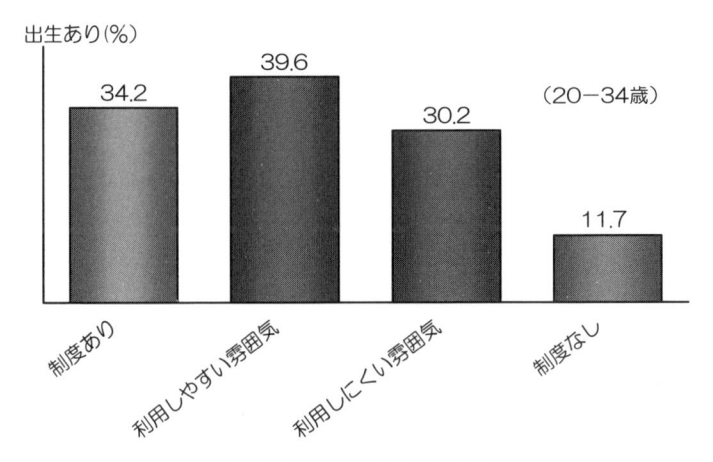

第4章　子育てと仕事の両立の現状と課題

出生あり(％)

- 制度あり：34.2
- 利用しやすい雰囲気：39.6
- 利用しにくい雰囲気：30.2
- 制度なし：11.7

（20－34歳）

妻の職場の育児休業制度の有無

図5-4-2　妻の職場の育児休業制度とこの4年間の出生の状況

（出所）厚生労働省「第6回21世紀成年者縦断調査」2009年.

では18.2％であり，逆に75％が離職しており，非正規雇用者での支援制度の不十分さが出産後の退職につながっている[5]。以上より，妊娠・出産による離職を防止できない背景として，育児休業普及とその効果が大企業や正規労働者にとどまっており，中小企業や非正規労働者についてはなお十分に浸透していないところに課題があると言える。

（2）保育・託児・学童施設の整備・充実

政府は2015年3月，今後5年間に取り組む施策を少子化社会対策大綱[6]にまとめ，その中で待機児童を2017年度末までに解消することを謳った。しかし自治体の調査を基にした需要予測によれば，3年後の2017年度に8万3,000人，2019年度でも5万1,000人の不足が見込まれている[7]。短時間勤務など柔軟な働き方の導入により，以前ならば育児休業を取得することなく仕事を辞めてしまっていた女性が，育児休業制度の普及により育休を取ることになったのに，そのあとで復職しようとした際に，今度は保育所の不足が足を引っ張る形となるなど，施策がかみあっておらず，引き続きかなりの認可保育所の増加が必要である。また，一部の企業が導入しているような社内託児所の整備・運営も期待される。それらの施設は，会社の稼動日に合わせて運営されるため，保育所と会社の休日の相違

による不都合が生じにくく，車通勤の場合には子どもを預けるための送迎の負担を軽減することができる。また，民間の託児施設と契約して入園料の一部などを会社が負担するなどの支援策も望まれる。また，小学校入学と同時に行く場所がなくなる「小1の壁」を解消するため，すでに一部で導入されているように，認可保育園に学童を併設したり，学童保育を夕食付きで夜間まで延長するというような工夫がさらに展開・拡大していくことが望まれる。また，そこで行われる活動について，その良好な質が確保される必要もある。いかに子育て世代が働きやすい環境を整備していくか，多様なニーズを汲んだ取り組みが企業や行政に求められている。

2　雇用労働環境の不安定さと子どもの生活

　日本の子どもの貧困率が年々高まって2012年で16.3％となり，OECD加盟国34ヵ国中10番目に高く，OECD平均を上回っている[8]。特にわが国では，職をもつひとり親の貧困率が高いという際立った特徴がある。職をもつひとり親，ことに母子世帯の母親の就労率は85％を超えているが，その多くが臨時やパート等の非正規労働についており，そうした雇用形態での収入は一家を支えるにはあまりにも低く，母子世帯の70.3％において年間就労収入が200万円未満である[9]。また，場合によっては2つ3つの仕事を掛け持ちし，著しい長時間労働を余儀なくされるという事態ともなる。こうした厳しい雇用労働環境と低所得な生活状況の下では，親の抑うつ感や労働と家庭生活の多重負担感が増大し，親が子どもにゆとりをもって温かく接したり，適切で一貫した養育態度を保つことが難しく，また丁寧なしつけをする代わりに罰を与えるなどの威圧的な方法をとりがちになる。結果として，児童虐待，あるいは極端な事例化はしないまでも，子どもの心身の健全な発育・発達にとって好ましくない影響を与えてしまうことが懸念される。長時間労働と低所得という二重の負担の中にいる親が，育児相談・保育などの社会的サポートやサービスを容易に受けられるよう，国は関係諸機関の連携をはかって対応すること，企業も，ひとり親が子育てしながら就労するのに負担の少ない働き方を支援することが必要である。

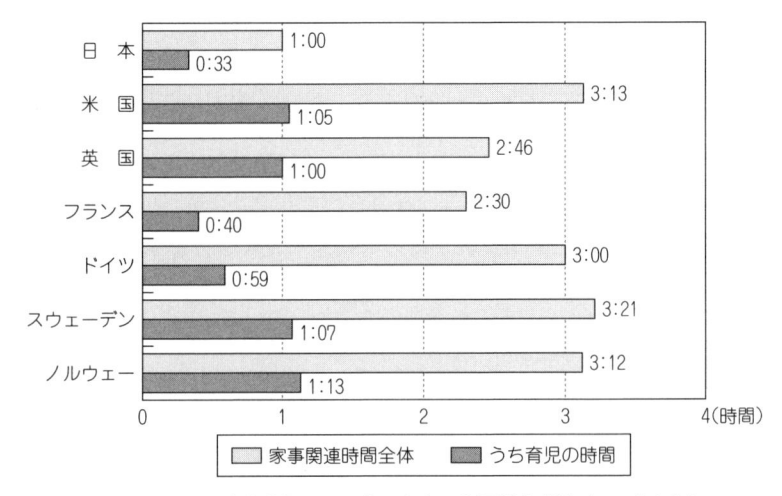

第4章　子育てと仕事の両立の現状と課題

	家事関連時間全体	うち育児の時間
日本	1:00	0:33
米国	3:13	1:05
英国	2:46	1:00
フランス	2:30	0:40
ドイツ	3:00	0:59
スウェーデン	3:21	1:07
ノルウェー	3:12	1:13

図5-4-3　6歳未満児のいる夫の家事・育児関連時間（1日当たり）

（出所）「男女共同参画白書　平成21年版」．

（3）父親・夫の長時間労働と子どもの発育・発達・健康

　子どもの発育・発達・健康について，父親（夫）の役割に対してはこれまで大きな関心が払われてこなかったが，生後6ヵ月時点における父親の育児関与レベルが高かった乳児では，生後18ヵ月時点で不慮の事故を経験するリスクが低いことが報告されており[10]，育児への父親の参加が子供の良好な発達・行動を促したり，父親が子育てに関与することで，母親の自由時間が増え，母親による子どもの世話の質を高める効果などが想定されている。またこのほか，父親が柔軟な働き方を利用せず，育児を分担しないで配偶者まかせにしたり，父親休暇を活用しない場合には，子どもの発達上の問題が多くなる可能性や，父親の育児参加が多いほど乳幼児の心身の発達が促されることが報告されており，子どものwell-being向上の観点からも，より一層の父親の育児参加が求められる。また，思春期を含めた子どもの成育過程における「父親の不在」も克服すべき大きな課題である。6歳未満の子どもがいる夫の1日当たりの家事・育児時間を図5-4-3に示した。わが国の家事・育児関連時間は1時間と，他の先進諸国の2時間半から3時間に比べて極端に短く，また育児の時間も約30分にとどまっている。こうした男性の家事・育児への参加の最大の阻害要因は，男性の長時間労働である。1

週間の労働時間が60時間を超えると，父親の育児参加の度合いが大きく低下する傾向が見られ[11]，また，小学校入学前の子どもがいる母親の調査データの分析でも，帰宅時間が21時以降になると父親の育児協力度が大きく低下することが知られている[12]が，妻が35〜44歳の夫が午後7時までに帰宅する割合はストックホルムで8割，ハンブルグで6割，パリで5割であるのに対し東京では2割である[13]。今後，父親の育児参加を促すためには，まず働き方を見直し，長時間労働を改善することが必要である。

3 ワークライフバランスと家庭生活・健康の向上に向けて

男女雇用機会均等法（2008年改正），男女共同参画社会基本法（1999年公布・施行），育児・介護休業法（2009年改正），次世代育成支援推進対策法（2008年改正）など法的な整備は進んできた。また，厚生労働省は，男性の子育て参加や育児休業取得の促進等を目的とした「イクメンプロジェクト」を始動させ，働く男性が育児休業を取得できる気運の醸成を図り，今後5年間で働く男性の1割以上が育児休業をとれるように働き方改革を推進することなどが掲げられている。しかし現状では依然として，女性は家庭役割への，男性は仕事役割への過剰な関与を強いられている。こうした中，ワークライフバランスを推進して男女がゆとりをもって育児参加できるようにするためには，まず，若年成人の恒常的な長時間労働を是正する必要がある。残業時間を含む最大労働時間を法的に規制すること，ワークシェアリングを推進していくことなどが必要である。また，フルタイムとパートタイム，正規と非正規を問わず，基本的労働条件の格差を是正し，たとえ母親一人の世帯であっても経済的に自立し，安定した家庭生活が営めるような雇用環境が確保されるべきであり，パートタイム労働条約（ILO175号）の批准や，同一価値労働同一賃金水準の原則を推進することなどが必要である。さらに，女性労働者が出産後も継続して就労できるよう，育児・就労両面からの支援が必要である。最近では，育休中の社員が自宅などで短時間勤務をする動きが広がってきたが，こうした短時間勤務や在宅勤務，また短時間正社員制度など，柔軟な勤務体制を確保することが必要である。また，短時間勤務や勤務日に融通のきく職場を紹介するなどの復職支援策も望まれる。男性労働者については，育児休業の活用を一層促すため，企業は育児休業の取得がキャリア形成上の不利益とならな

いように配慮するべきであり，育児休業の期間とその間の所得補てん率の組み合わせについて労働者が柔軟に選択できる工夫なども必要となる。労働者のワークライフバランスと健康な生活には，管理職の理解が極めて重要であることから，部下の生活と仕事の両立の重要性を意識し，育児についての理解がある（イクボス）ことはもちろん，管理職自身も生活と仕事とをともに大切にできるよう，サポートしていくことが重要である。さらに企業も，育児休業法，雇用機会均等法，男女共同参画社会基本法，次世代育成対策支援法などに関する企業の遵守状況について自主的に情報を公開し，企業の社会的責任が確認できるようにする必要がある。これらを通じて，女性の就業継続や，男性の家庭生活への参加が促され，仕事と子育ての両立が困難な現在の構造から，女性が安心して結婚，出産し，男女ともに仕事と家庭を大事にしながら働き続けることができるシステムへと変革することが期待される。

参照文献

［1］ 山口一男（2009）『ワークライフバランス　実証と政策提言』日本経済新聞社，74-110.

［2］ 独立行政法人労働政策研究・研修機構（2014）「男女正社員のキャリアと両立支援に関する調査結果(2)分析編」JILPT 調査シリーズ No. 119：21-22.

［3］ 内閣府男女共同参画局　男女共同参画白書平成24年版.
http://www.gender.go.jp/about_danjo/whitepaper/h24/zentai/html/zuhyo/zuhyo01-04-03.html（2015.06.25）

［4］ 厚生労働省　平成24年度雇用機会均等基本調査.
http://www.mhlw.go.jp/toukei/list/dl/71-24c.pdf（2015.06.25）

［5］ 厚生労働省　第7回21世紀成年者縦断調査.
http://www.mhlw.go.jp/toukei/saikin/hw/judan/seinen10/dl/04.pdf（2015.06.25）

［6］ 内閣府　少子化社会対策大綱　結婚，妊娠，子ども・子育てに温かい社会の実現をめざして.
http://www8.cao.go.jp/shoushi/shoushika/law/pdf/shoushika_taikou2.pdf（2015.06.25）

［7］ 内閣府「子ども・子育て会議（第20回）市町村子ども・子育て支援事業計画の策定作業の進捗状況について」（平成26年11月28日）.
http://www8.cao.go.jp/shoushi/shinseido/meeting/kodomo_kosodate/k_20/pdf/s1.pdf（2015.06.25）

［8］内閣府　平成26年版子ども・若者白書.
　　　http://www8.cao.go.jp/youth/whitepaper/h26honpen/b1_03_03.html（2015.06.25）
［9］厚生労働省「平成18年度全国母子世帯等調査結果報告」.
　　　http://www.mhlw.go.jp/bunya/kodomo/boshi-setai06/02-b15.html（2015.06.25）
［10］Fujiwara, T. et al. (2010) "Paternal involvement in childcare and unintentional injury of young children: a population-based cohort study in Japan," *International Journal of Epidemiology*, Apr; 39(2): 588-597.
［11］厚生労働省「第1回21世紀出生児縦断調査」（2001）
　　　http://www.e-stat.go.jp/SG1/estat/GL08020102.do?_toGL08020102_&tclassID=000001019229&cycleCode=8&requestSender=dsearch（2015.06.25）
［12］松田茂樹（2002）「父親の育児参加促進策の方向性」『少子社会の子育て支援』東京大学出版会, 313-330.
［13］永井暁子（2006）「家族政策と家族生活の日欧比較」財団法人家計経済研究所設立20周年記念講演会報告.

第5章

税・社会保障一体改革により,「逆機能」の解消を

大 沢 真 理

　近年の日本社会では「生きにくい」状況が続いている。「生きにくい」状況は,国際的に見て低い出生率,高い自殺死亡率,高い貧困率などに表れている。強いと言われる正社員の解雇からの保護も,OECD諸国の中位より弱く,非正規の労働市場の規制は大幅に緩和されてきた。雇用が非正規化して賃金が低下しており,しかも政府による所得再分配が,共稼ぎ世帯やひとり親などの貧困をかえって深めるという意味で,逆機能している。貧困率が高い社会では社会的信頼が低い。税・社会保障の一体的改革により,せめて逆機能を解消することは,低所得層にとってはもちろん,高所得層にとっても生活の質を高めることになるだろう。

1　はじめに——生きにくい国ニッポン

　近年の日本社会では「生きにくい」状況が続いている。日本社会での「生きにくさ」を,3種類の指標から概観しよう[1]。

　第一に,日本の出生率は20年以上にわたって世界で最低クラスである。ただし,未婚者の9割はいずれ結婚したいと望んでおり,結婚したら子どもが2人は欲しいと考えている。そうした希望がかなっていれば,合計特殊出生率は1.75程度となるはずである。しかし現実には1.4に満たない数値で,韓国についで2番目に低い出生率となっている（2012年には1.41と,16年ぶりに1.4を上回ったが）。

　第二に,自殺死亡率が世界でトップクラスである。自殺は男性の問題だと思われることが多い。日本では,1998年以来14年間にわたって年間3万人以上が自殺してきた中で（2012年には2万8,000人弱と15年ぶりに3万人を下回った）,たしかに2万人以上は男性である。しかし,2012年の日本の女性の自殺率は,統計が整っている60ヵ国の中で韓国についで第2位であり,深刻な高さである（男性は第9位）[2]。

このように，子どもを生み育てることがむずかしく，天寿をまっとうすることもむずかしいという状況が，日本では経済の低迷，特に雇用の非正規化という事情と強く結びついている。

　第三に所得格差を見ると，それは1980年代から拡大し，2000年以降では相対的貧困率が経済協力開発機構OECDのメンバー国でワーストクラスになっている。相対的貧困の定義は，「等価」所得の中央値の50％に満たない低所得をさす。等価とは，世帯所得を世帯の規模（人数）によってならすことをいう（OECDでは，世帯所得を世帯員数の平方根で割る）。日本の貧困率は高齢人口（世帯主が65歳以上の世帯に属する人口）でも高いが，後述するように，より顕著な特徴は労働年齢人口（世帯主が18～54歳の世帯に属する人口）の貧困にある。

　以上のような「生きにくい」状況に，リーマン・ショックに続く世界金融経済危機，そして東日本大震災という非常事態が襲ってきたのである。

2　分配の問題——雇用の非正規化とトリクル・ダウンの幻滅

　日本の給与収入の分配では，97年から下位階層が拡大し，2010年の給与収入の分布は1989年と同様になった[3]。しかも，たんに20年前に戻ったのではない。

　非正規の雇用者比率は，1989年は20％に満たなかったものが，近年では3人に1人が非正規で，女性では過半数である。また，失業率が20年前に比べて倍以上になっている。そのため，2010年の低所得層には，かつてに比べて雇用が不安定で，社会保険を適用されない人が多いと考えられる。失業者を含めれば，下位階層は2010年のほうが相当に多いと見なければならない。それが貧困層の増加に表れている。

　収入低下の背景としては，まず97年以降，名目でも実質でも平均賃金が低下したことが挙げられる。これも主要国で日本だけの現象である。経済がグローバル化し，先進国はいずれも新興国や途上国と厳しい価格競争を強いられている。しかし，実際に賃金が下がったのは日本だけである。しかも，日本でのみデフレの傾向にあり（2012年末まで），名目賃金はさらに大きく低下してきた。平均賃金の低下の要因は，正社員の賃金カットよりも，パート労働者の比率が上がったこと（非正規化）にある。1997年以来の日本の賃金低下の8割は，非正規化によって説明できるという研究もある[4]。

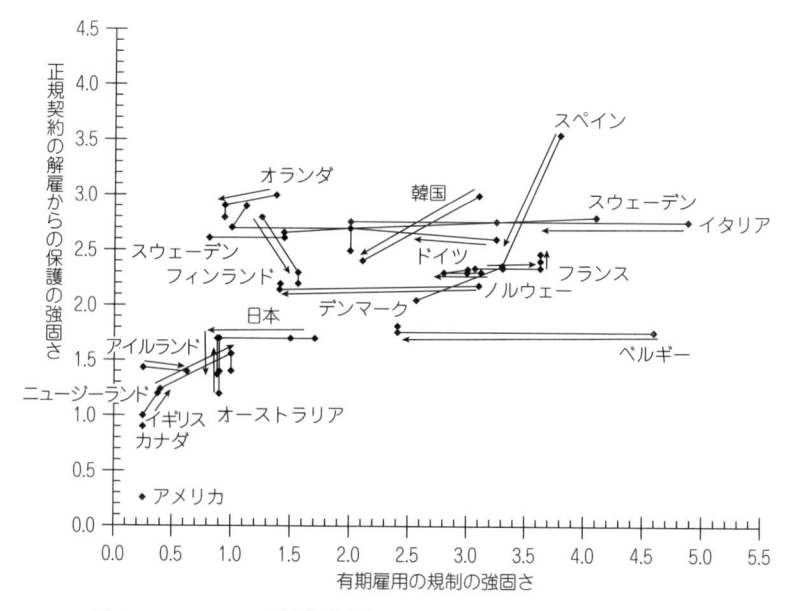

第5章 税・社会保障一体改革により,「逆機能」の解消を

図5-5-1 OECD雇用保護指標,1990年,2000年,2004年,2013年
(出所) OECD雇用保護ウェブサイト (www.oecd.org/employment/protection) より作成.

　この間の日本では,企業が収益を上げても,雇用者報酬は増えないような構造がつくられてきた。高度成長後半の「イザナギ景気」や80年代後半の「バブル景気」の際には,少なくとも雇用者の報酬も伸びていた。ところが2000年代になると,企業が潤っても,それが雇用者に回らないようになった[5]。強者・富者が繁栄すれば,潤いは弱者にも滴り落ちる(トリクル・ダウン)という仮説は,もはや成り立たない[6]。

　非正規化にかんしては,正社員の雇用保護が強すぎるいっぽうで,非正規では雇い止めによって雇用を調節しやすいために非正規が増える,という言説がある。では,国際比較において日本の雇用保護はどの程度強いのか。図5-5-1の縦軸が正社員の解雇からの保護の強さを表す。横軸は,期間の定めがあるという意味の「有期」雇用の規制の強さである。有期とは日本では非正規とおおむね同義である。矢印は,1990年から2000年,04年,13年へと,指標の変化を示す。日本の最近の指標は,ニュージーランドやオーストラリアに近い。一般にアングロサクソン諸国は労働市場規制が弱いが,日本はすでにそれらと変わらない位置にいる(原点に近い無規制のアメリカは別格)。

いっぽう低賃金の水準はどうか。フルタイムの雇用者の賃金収入の第1・十分位について、子どものいない単身者の可処分所得の中央値と比べてみよう。すると、最も低いのはアメリカ、次はカナダ、第三に日本で、いずれも単身者の可処分所得の中央値の6割に満たない水準である[7]。第1・十分位の賃金収入から税・社会保険料を負担すると、フルタイムで働いても貧困から抜け出せないということである。

そこでOECDのデータで相対的貧困率を比較すると、アメリカの貧困率が高く、主要国では日本の数値がアメリカについでいる。OECD全体で比較すると、2009年の全人口の貧困率で日本は5番目に高い[8]。日本では高齢者の貧困率も20％を超えており、ワーストクラスであるが、さらに深刻なのが労働年齢人口の状態である。

3　女性の稼得力がとにかく弱い

日本の労働年齢人口では、貧困者の4割が、就業者が2人以上いる世帯に属している（OECD諸国では他にトルコとアイスランドも）。ようするに共稼ぎでも貧困なのである。ドイツやイギリスのような国では（ノルウェー、オーストラリアも）、労働年齢人口の貧困者は、ほとんどが就業者ゼロの世帯に属している[9]。日本で共稼ぎでも貧困から脱出しにくいことは、女性の稼得力が弱いことを反映している。

それを学歴と関連させてみよう。大学・大学院卒の女性の就業率が高い順にOECD諸国を並べると、日本は下から3番目である。高学歴の女性の就業率が低いことも日本の特徴の1つと言える。ただし、そもそも日本女性では大学進学率が主要国の中で最低であり、高学歴女性自体が少ない。欧米主要国では、かつては男性の大学進学率のほうが高かったが、90年代から女性の大学進学率のほうが上回っている。これにたいして日本女性の大学進学率は低迷しており、日本男性は主要国の中でも高学歴と言える[10]。高等教育という資源が男性に偏って投入されているのが日本の状況である。

就業者数と労働時間と時間当たり賃金を積算した賃金総額において、男性の額を1とすれば、女性はその何割くらいを稼いでいるだろうか（賃金総額の男女比）。日本女性の比率は1990年からほとんど上昇していない。欧米諸国に大きく

第5章 税・社会保障一体改革により,「逆機能」の解消を

引き離されているのはもちろん,90年代初年に韓国に抜かれている。最も高い北欧諸国では,女性は男性に対して7割近く稼いでいるのに対して,日本は35%程度にすぎない[11]。

　賃金総額の男女比の値が高い諸国では,労働年齢人口の貧困率が低いという傾向が認められる。OECD諸国で貧困率が低いのは,デンマーク,スウェーデン,チェコ,オーストリア,ノルウェー,フランスなどである。それらのうち北欧諸国では,医療以外の社会サービスの給付が大きい。保育サービスや介護サービス,失業しても労働市場に戻れるようにサポートする教育訓練サービス（積極的労働市場政策と呼ばれる）などに,相当の予算を当てているのである[12]。これらの社会サービスは,ワークライフバランスを促進し,特に女性にとって就業可能性と人的資源を高めるものであり,社会的投資戦略と言える。

4　日本だけの異常事態——再分配が貧困を深める?

　労働年齢人口に対する再分配の効果を見るために,相対的貧困率を市場所得レベルと可処分所得レベルで計測し,両レベルのあいだの貧困率の変化に注目しよう。貧困率が下がった幅を市場所得レベルの貧困率で割った値を貧困削減率と呼ぶ。ヨーロッパ諸国では（スイスを除く）,貧困削減率が50%を超えており,政府の税制と社会保障制度による再分配が,貧困率を半分以上削減している。これにたいして日本は,スイス・韓国・チリについで貧困削減率が低い[13]。

　さらに,労働年齢人口の世帯から,成人が全員就業している世帯（夫婦共稼ぎやひとり親,単身者の世帯）と,カップルの1人が就業している世帯（多くは専業主婦世帯）を取りだそう。すると2005年において日本では,成人全員が就業している世帯にとっては,貧困削減率がマイナスになる。マイナスの数値は日本しかない。削減率がマイナスとは,税制と社会保障制度による再分配がなければ貧困でなかったはずの人が,再分配によって貧困に陥っているということである。それにたいして専業主婦世帯では,わずかではあれ貧困が削減されている[14]。これらは,日本の税・社会保障制度が専業主婦世帯を優遇していることを物語っている。

　日本では税収と社会保障収入（国民にとっては負担）をあわせた歳入の対GDP比が,OECD諸国でも最も低い。歳入を税と社会保障収入に分けると,税

負担は軽く,反面で社会保険料負担が重いところに,日本の特徴がある。

そうした特徴は過去20年間に作られてきた。1989年には60兆円を超えていた国税収入総額は,近年では40兆円程度に過ぎない。自民党政権が,1990年代に法人と高所得者・資産家の税負担を繰り返し軽減した結果である。当然,日本の税制の累進性は非常に低い。逆に社会保険料負担は主要国で最も重いグループに入ってきた。社会保険料負担には逆進性があり,低所得者ほど収入に占める負担の率が重いことに注意すべきである。

本来は貧困を解消することを期待されている政府の再分配が,日本ではかえって貧困を深めてしまうといういびつな状態にある。OECD諸国でも稀なそうした事態を,私は「逆機能」と呼んでいる。

いびつで逆機能する税・社会保障制度は,同時に,外生的ショックにたいして経済を脆いものにしている。歳入が小さく,その累進性が極めて貧弱であるため,財政が景気の自動安定化機能をほとんどもたないからである[15]。実際,2008年9月のリーマン・ショックの後の世界同時不況により,日本経済は主要国の中で最も大きく落ち込んだ。

思い起こせば小泉政権は,骨太方針2006において,構造改革によって日本経済が「筋肉質」になったと誇ったものである。しかし,実態は筋肉質どころか骨粗しょう症のように脆く,リーマン・ショックで崩落したのである。

5 逆機能を解消する税・社会保障一体改革を

貧困といっても,日本のように「豊かな」国で,所得が中位可処分所得の50％に満たないことは,途上国の絶対的な貧困のようには深刻でない,という意見も聞こえてくる。また,生活の豊かさは所得だけでは測れないという意見は正当である。そうした問題意識から,消費の実態や社会参加・交際などの暮らしぶりで把握する「相対的剥奪」という指標が開発された。「社会的包摂」は,所得貧困とともに相対的剥奪の持続性も加味した指標であり,2000年代初めからヨーロッパ連合EUの社会政策において採用されている。

いっぽうで,相対的貧困を含む所得格差の重要性にあらためて注目しているのが,近年の社会疫学である。アメリカの州の比較や国際比較によれば,所得格差が大きい社会では,およそ他人は信頼できないと考える人の比率が高く,高所得

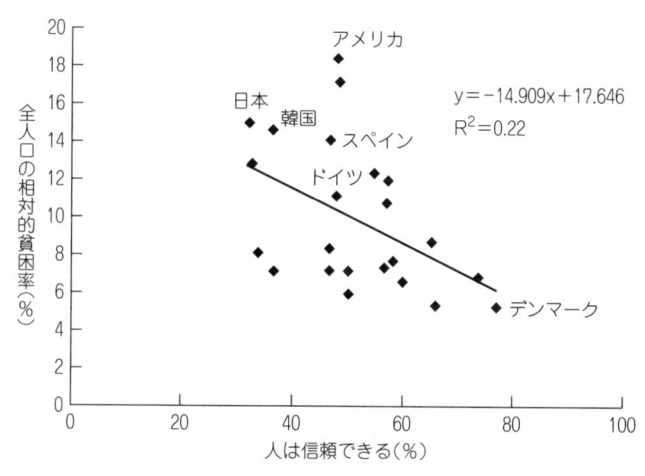

第5章 税・社会保障一体改革により,「逆機能」の解消を

図5-5-2 全人口の相対的貧困率（2005年）と社会的信頼（2004年）

(注)「人は信頼できる」は,「他人と接する時, 相手を信頼できるか, 用心する方がいいか」の設問に対して,「いつも信頼できる」,「たいてい信頼できる」と回答した者の比率の合計.

(出所) 全人口の相対的貧困率は OECD. StatExtracts,「人は信頼できる」は International Social Survey Program, "Citizenship 2004," Q43より作成.

階層の人々の寿命も短いことが判明している[16]。

　ウィルキンソンらの研究では，日本は所得格差が小さい国として扱われている。平均寿命，殺人事件数，肥満者の比率といった他の指標で，日本の数値は良好であり，それとも合致する位置づけと言えるだろうか。しかし，2004年の国際調査における「およそ他人は信頼できる（いつでも・たいてい）」という回答の比率では，日本は主要国の中で最も低い[17]。阿部彩が指摘するように，ウィルキンソンらの研究で使われた所得格差の指標は，日本の実態に即しているとは言えない[18]。図5-5-2のように，2000年代半ばの相対的貧困率を社会的信頼の数値と関連させれば，かなり明らかな相関が見られる。平均寿命や肥満が反映するのは，現在の社会状態よりも，20年から30年以前の公衆衛生や所得分配の状態かもしれない。日本では他殺は少ないとしても，上述のように自殺は世界のワーストクラスである。格差社会では，金持ちといえども安心して長生きすることがむずかしいとすれば，貧困削減・公正な分配は，金持ちにとってこそ必要だと言えよう。

　2009～12年の民主党政権の税・社会保障一体改革では，税制の財源調達力を高

め所得再分配機能を高める方針が,掲げられていた。社会保障の機能強化という方針は,2008年の福田政権以来,「2度の政権交代を超えて共有できる流れ」となっていた[19]。しかし,安倍政権の経済財政運営(「アベノミクス」)は,そうした流れをかならずしも共有していない[20]。

日本の税と社会保障制度が抱える深刻な逆機能の問題を正面から国民に訴え,改革を進めることこそが政治の責任である。

参照文献

[1] 大沢真理(2013)『生活保障のガバナンス——お金の流れとジェンダーで読み解く』有斐閣,序章.

[2] WHO (2014) Preventing suicide: a global imperative.

[3] 2011年12月20日税制調査会,参考資料(所得税).

[4] 山田久(2010)『デフレ反転の成長戦略 「賃下げ」「値下げ」の罠からどう脱却するか』東洋経済新報社, p.78.

[5] 大沢真理(2010)『いまこそ考えたい 生活保障のしくみ』岩波ブックレット No. 790, pp.10-11.

[6] 須藤時仁・野村容康(2014)『日本経済の構造変化—長期停滞からなぜ抜け出せないのか』岩波書店.

[7] 大沢真理(2010)『いまこそ考えたい 生活保障のしくみ』岩波ブックレット No. 790, p.42.

[8] 大沢真理(2014)「生活保障のガバナンス——所得貧困にそくして」『社会政策』5 (3), p.80.

[9] 大沢真理(2013)『生活保障のガバナンス——お金の流れとジェンダーで読み解く』有斐閣, p.377.

[10] 大沢真理・難波早希(2011)「解題」,エスピン=アンデルセン著,大沢真理監訳『平等と効率の福祉革命——新しい女性の役割』岩波書店,図1.

[11] 大沢真理(2013)『生活保障のガバナンス—お金の流れとジェンダーで読み解く』有斐閣, p.190.

[12] 大沢真理(2015a)「日本の社会政策は就業や育児を罰している」『家族社会学研究』27(1), p.29.

[13] 大沢真理(2013)『生活保障のガバナンス——お金の流れとジェンダーで読み解く』有斐閣, p.377.

[14] 大沢真理(2013)『生活保障のガバナンス——お金の流れとジェンダーで読み解く』有斐閣, p.378.

[15] 内閣府（2010）『平成22年度年次経済財政報告』pp. 106-7.
[16] ウィルキンソン，R．・ピケット，K．（2009=2010）『平等社会――経済成長に代わる，次の目標』東洋経済新報社，pp. 60-81, 95-6, 209-16.
[17] 井手英策（2011）「調和のとれた社会と財政――ソーシャル・キャピタル理論の財政分析への応用」井手英策・菊池登志子・半田正樹編『交響する社会 「自律と調和」の政治経済学』ナカニシヤ出版，p. 90.
[18] 阿部彩（2011）『弱者の居場所がない社会――貧困・格差と社会的包摂』講談社現代新書，pp. 155-7.
[19] 社会保障制度改革国民会議（2013）「社会保障制度改革国民会議　報告書――確かな社会保障を将来世代に伝えるための道筋」．
[20] 大沢真理（2015a）「日本の社会政策は就業や育児を罰している」『家族社会学研究』27(1)；大沢真理（2015b）「「男性稼ぎ主」型の悲惨な現実と脱却の道――非営利・協同セクターが共倒れしないために」『協同組合研究』34(2).

終 章

日本学術会議提言が実効あるものになるために
―― 生活に根ざした改革のグランドデザインを

岸 - 金堂玲子

　これまでの各章では国の政策や行政への要望，当事者である経営者・労働者と産業医など職業保健サービスを担う専門職の役割が述べられた。学術会議提言発出後，過労死等防止対策基本法が成立し，EU（ヨーロッパ連合）のように「勤務時間インターバル」を採用する企業が出てくるなど一定の改善もあるが，課題は山積みで，むしろ最近の法改正では解決の方向性とは逆行しているように見えるものもある。一方，産業衛生の専門学会がさらに個別の具体的な提言を出すなどの前進もある。すべての人が人間らしい労働を通じて生活の質の向上を実感できるような社会の構築に向けて，本章では人々の日々の生活に根ざしたボトムアップの改革とそのためのグランドデザインを，海外での体験も交えて考えたい。

1　Healthier working life（より健康な労働生活）を国の健康政策の基本に

　「より健康な労働生活（Healthier working life）」は北欧など先進国では公衆衛生の中で最も優先順位の高い課題である[1]。一方，わが国では従来から糖尿病や高血圧，高脂血症等は専ら"生活習慣病"として扱われ，職場環境改善の視点は健康政策としてはほとんど入っていなかった。しかし労働実態を踏まえて"労働関連疾患"としての疾病予防対策をせずには壮年期の肥満や糖尿病などの増加をくいとめることは容易ではない。それは第1次・健康日本21の結果からも明らかである。省庁あげて取り組まれたはずの"ワークライフバランス"もかけ声ほどには浸透しなかった。ワークライフバランスの重要性を理解し望んではいても，一個人，あるいは一会社などの取り組みをはるかに超える運動，すなわち労働時間の見直しや，出産した女性が子どもを健やかに育てながら働き続けることができるような積極的な施策を国の優先順位の高い理念とすることなしには解決が難しいからである。

2　労働雇用問題解決のためには政策のグランドデザインを

　日本学術会議提言に示したが，労働雇用問題解決のためには国民の健康と安全そして安寧（wellbeing）を守る施策，特に労働雇用システムの根本的な立て直しとそれに付随する社会サービスの抜本改革が重要である．日本の場合，男・女，正規・非正規，若年者・高齢者，疾病や障害を有するなどにかかわらず，希望する人が労働の場で働き続けることができるような制度構築が課題になる．併せて同一価値労働同一賃金や最低賃金の増額が可能になれば非正規と正規の格差が縮小するであろう．

　宮本太郎は，わが国では，家計にお金を直接積み上げていく形での生活保障を追及する傾向にあるが，一方，世界で比較的うまくいっている生活保障の形として，北欧では公共サービスにコストを投入し，保育サービス，学び直しのための生涯教育，再就職のため職業訓練期間を年金に繰り入れるなど働く世代への支援を手厚く行っており，それが結果的に，大きな福祉国家であるにもかかわらず，質の高い雇用を支える公共サービスとして経済パフォーマンスをも良好なものとし，過去20年，経済成長と財政収支の安定を生み出してきたとしている[2]．

　最後のセイフティネットとして生活保護はもちろん重要ではあるが，働くこと自体がインセンティブ（incentive）を有すれば生活保護の増加やその罠，"いわゆるPoverty trap（貧困の罠）"から逃れることもできる[3]．したがって日本でも適切な職業訓練を受ける「橋Ⅰ」，たとえ一時，失業に陥っても次の仕事を目指しより高い教育提供により労働市場へと結ぶ「橋Ⅱ」，家族の必要に応じて介護や保育サービスを受けることができる「橋Ⅲ」，体とこころが弱まってしまった人々を再度，労働市場とつなぐ医療やリハビリ，あるいは高齢者が働き続ける条件づくりの「橋Ⅳ」など，多くの「橋」をかけ働く場所へ行く道筋をつける必要がある．図終-1に示したようにILOの21世紀の目標である「すべての人に人間らしい労働」を基本理念として据え，いまだ十分でない男女共同参画をどの橋にも基本として加えて，さらに教育，失業者への再訓練，家族のための保育や介護のサービス，適切な医療や予防対策など4つの橋の必要性を強調したい[4]．

　特に社会経済格差が進行している現状では，今後の日本の持続的な社会発展を考えれば，図に示した「橋」の種類と意味を広い視点で考え，失業者や生活保護

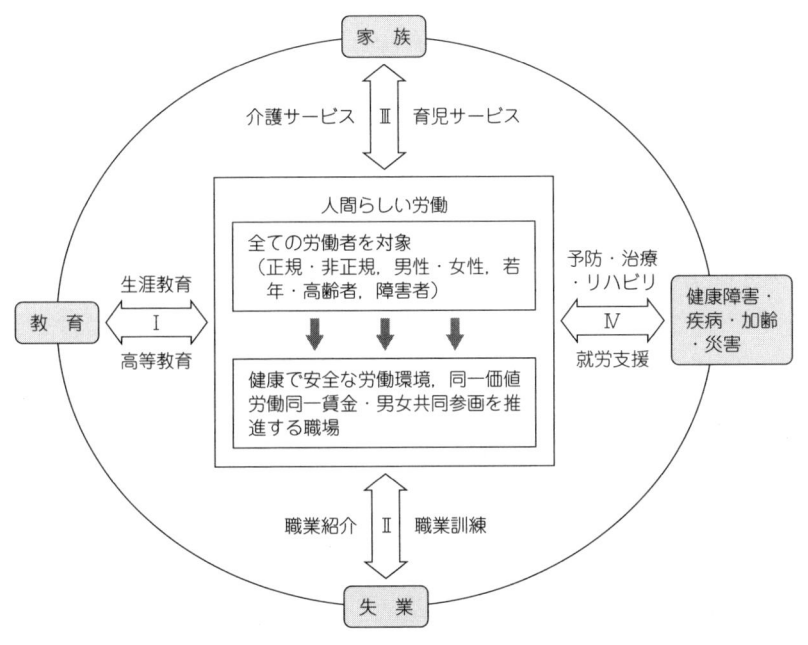

終章　日本学術会議提言が実効あるものになるために

図 終-1　人間らしい労働と職場にかける4つの橋

受給者などすべての国民を視野に入れて働く人の健康や安全，生活を考えるべきである。埋橋孝文によると，OECD 国際比較で見て，①日本の法定最低賃金は28ヵ国中26位と低く，また老齢所得補償の水準も低い。②失業保険受給期間が短く，失業扶助制度もない。③最後の拠り所としての公的扶助制度（生活保護）は包括的であるものの，all or nothing で受給者割合（捕捉率）が極めて低いので，生活保護を受給できないワーキングプア層などが多数存在する。③低所得層に対する所得底上げのための「社会手当」整備が遅れている。「住宅給付制度」が全くない。ひとり親給付や家族手当の水準がギリシャ，スペインと並んで最も低く，給付される子どもの上限年齢も低い。④子をもつ低所得層のために給付つき税額控除が各国で導入されているが日本では未だ導入されていない。就労している低所得者層（ワーキングプア層）への目配りとして「社会手当」や社会サービスの充実というセイフティネットを提唱している。"生活保護へのバッシング"も目立つ中，現行の制度では，子ども（特に多子）の養育・教育に関わる経費や医療サービス給付を視野に入れると，"貧困の罠"，すなわち労働へのインセンティブ

がなくなり保護から抜けられない状態が存在する可能性も指摘している[3]。次節以降は私の北欧フィンランドでの経験から日本のグランドデザインを考える一つの例として参考にお伝えしたいことである。

3　森と湖の国（北欧フィンランド）で学んだこと

（1）ヘルシンキの職業保健研究所を訪ねて

　私が初めて北欧フィンランドに滞在したのは今から30年前，1984年秋であった。その年，国際職業保健学会（ICOH: International Congress of Occupational Health）がアイルランドのダブリンで開催され，さらにその6週間後にスウェーデンで有機溶剤中毒に関する国際カンファレンスがあったので，その間，ヘルシンキの国立職業保健研究所（Finnish Institute of Occupational Health）を訪ね研修をお願いすることになった。北ヨーロッパの小国にありながら，職業保健分野では世界の"leading institute"とされるこの研究所でわかったのは，北欧は高齢者介護や福祉で知られているが，同時に働く世代のための労働衛生でも世界的に優れたシステムをつくりあげた国であった[5]。

　一般に海外で暮らすと思い入れが出て必要以上に美化してしまう場合が多いと言われる。しかし実は2度の留学先は米国で，1979～80年と1989～90年にマイアミ・フロリダと東海岸ボストンで過ごした。そういう意味では北欧は単なる「思い入れ」ではない。私は公衆衛生学を専門に長年，教育研究をしてきたので，健康や安全・安寧の問題を国や社会の在り様を見ながら考える習慣が根底にある。雇用労働問題で多くの矛盾が噴出している現代日本では私たち自身が変革のグランドデザインをもちうることが大事と思う。その点で短期間であるものの幾度となく訪れた北欧諸国での個人的な経験を書かせていただく。

　本書第Ⅱ部第1章および第Ⅳ部第1章で述べられているように職域保健サービスのカバー率を見るとフィンランドは世界で最も高く，また第Ⅲ部第6章で紹介されている高齢者の労働適応能力（ワークアビリティ）の評価法を1980年代から開発し発展させた国でもある。それは，先駆的なシステムを作り研究を行っている原動力は人々の暮らしと深くかかわっているからである。

（2）フィンランドの人々の労働と暮らし・家庭生活

　フィンランドでも1990年代初めはバブル経済崩壊時期であった。たまたま訪れ，国民の苦しみ（大手造船会社CEOの自殺に象徴されるような不況と大量の失業者の出現）とその克服過程を見た。たとえば市民は失業をそれほど恐れてはいない。それは最大2年間は失業手当が支給され，その間に訓練により職業能力を一層高め次の職につくことができるからであった。つまり人々には再び就業し社会に参加できる，就労と職業訓練・教育をつなぐ強固な「橋」があった。

　フィンランドはヨーロッパの多くの国と同じく週38時間労働である。フレックスタイム制を取っており，正規のオフィスアワーは朝8時から夕方4時であるが，家庭の事情で7時から3時まで働いても9時から5時まで働いてもコア時間に出勤していれば構わない。日本での長時間労働の癖が抜けずに夕方6時過ぎまで本や文献に目を通していることが多かった私は，誰もいなくなる5時過ぎにくるお掃除のおばさん達とすっかり顔なじみになった。実際，研究所の前の道路は職場や家路へと急ぐマイカーで一番混むのは朝7時代と，夕方は3時からせいぜい5時までで，私が研究所を出るころには落ち葉でぬれた歩道を歩く人影も全くまばらになってしまう。

　ほとんどのマーケットは夕方6時半にはしまってしまう。週休2日制は徹底しているので土曜日は繁華街の大きな店でも開いているのは午前中だけ，日曜日には食料品店も薬屋も土産物屋もみんなしまってしまい，開いているのは博物館と美術館くらいである。そのためフィンランドから帰国後しばらくは，札幌なら夜の8時過ぎ（東京の山手線なら夜の9時，10時台になっても）仕事帰りのスーツ姿の男女がたくさん乗っている日本の状況にはなじめず，「日本に勤務する北欧企業の駐在員には"ストレス手当"を支給している」というフィンランドにある情報関係企業の話を思い出すことになった。

　（1906年にヨーロッパで最も早く女性参政権を認めた）この国では共働きが普通で，土曜日には夫婦揃って買い物，日曜日は完全な休養にあてるというのが平均的な週末の過ごし方である。年次休暇は公務員では6週間，民間は5週間である。面白いのは公務員のほうが長い点である。日本なら"公務員ばかり休んでおかしい"とマスメデイアなどから批判されるであろう。そのあたりの事情を親しくなった研究者仲間に聞きただすと「フィンランドでは国が民間より率先してよいことを実施しなければならないからよ」との答えであった。彼女の夫は電力会

社勤務のエンジニアで5週間の年休であった。毎週末には自然を楽しむベリー摘みや，きのこ狩りに誘われた。夏ともなれば数週間はサマーハウスでゆったり過ごすのが普通だ（簡素なもので人口の7割が所有しているという）。

日本のGDP（総額）はアメリカ，中国についで3位であるが，一人当たりGDP（per capita）に直すと世界での順位は近年，21〜27位でかなり低い。一方，日本より休暇は長く，労働時間は短くても，北欧諸国では高い。ノルウェーは世界2位，以下，デンマーク，スウェーデン，アイスランド，フィンランドの順で，フィンランドのGDP（一人当たり）は世界で12〜16位だが日本よりはこの数十年，ずっと高い。

ところでフィンランドが共働きをしやすい国だと思った一例は職場でのランチの充実ぶりにも表れている。滞在中，毎日，研究所内のレストランで昼食を食べたが，スープからデザートまでついた，たっぷりの日替わりランチが提供されており味もよかった。友人の息子さんたちは学校で，夫は会社でしっかりした食事を昼の給食としてとることができるので，彼女は夕食としては一品料理程度の軽い食事を用意すればよいとのことであった。なお大学の学生食堂は誰でもが利用できる。当事者の学生たちは組合（student union）を作り，大学経営に参加し，食堂も経営している。学生は確かに大学では当事者である。自治も権利も保障され，経営の中で一定の役割をもつのも当然かもしれない。北欧では高校は義務教育，大学の授業料は現在も無料であるので誰でも意欲があれば進学できる（序章で述べた最近の日本で危惧される「貧困の連鎖」が最も少ないのが北欧である。一方，日本では高校すら義務教育でない）。

（3）進んだフィンランドの労働衛生の仕組み

1978年には職業保健法が施行された。特徴として，農林業，自営業（たとえば理美容師など），家内労働などを含めてすべての働く人に対して等しく産業保健サービスを提供するように法律で義務付けられている。職業保健サービスは多くの大企業では日本のように会社内に施設をもって自前で労働者に対するサービスを行っているが，私的な病医院や市町村保健センターでサービスを受けることもできる。中小企業や農民・自営業者などは市町村保健センターで保健サービスを受けることが多い。日本と同じく労働者はばく露されている有害化学物質の種類や労働の種類によって定期的な健康診査を受けることになるが，目的はあくまで

「職業性疾患の早期発見」で，日本で行われている血圧測定など「一般健康診査」は通常のプライマリ・ヘルスケアの範囲という考え方で職業保健サービスとしては行われていない。

具体例を挙げると，ヘルシンキ近郊の従業員800人ほどの塗料製造工場では産業医は専任ではなくほかの施設と兼務で週に午後何回か医務室に控えており，本職は精神科医であった。常勤の産業保健師，職場の環境管理の専門家から説明を受けた。環境管理の専門家の名刺には「M. SC., Manager, Pollution control」と印刷されていた（M. SC は修士号のこと）。フィンランドでは本書の第Ⅳ部4章の中で述べられているオキュペーショナルハイジニストの制度が古くから確立している。すでに1979年から化学物質の MSDS (Material Safety Data Sheet：安全データシート) を職場に常備しておいて，どの種類の化学物質に対してどのような保護具（手袋や防塵マスクなど）を着用するかなどを労働者に対し知らせるための参考資料とし，労働監督官にも提示しなければならなかった。日本でも最近は労働安全衛生法で約600余りの物質に対して職場に備えることが義務付けられたが，EU 諸国では早くから義務化が始まり，しかも現在は職場で使用する「すべての化学物質」に対して原則的に適用されており，事業所では広範囲の化学物質について準備する必要がある。

一方，作業環境測定は，（一部を除いて），日本のように年に2回測定とは定められてはおらず，職場の濃度に応じて毎月でも，また1～2年に一度でもよい。産業医やオキュペーショナルハイジニストなどの専門家がそれぞれの職場ごとに化学物質のリスク評価を行い状況に合わせて実施する。実はこのほうが実際のばく露リスク評価に基づくマネジメントであるので専門職としての力量が必要である。タイなどアジア諸国やアフリカの国から産業看護師などがフィンランドに実地研修に来ている様子を目の当たりに見てこの国が労働衛生分野では世界のリーダーと感じさせられた。

(4)「労働保護」と「労使同格」の原則

日本では非1次産業全体で大企業数は1％，中小事業所が99％，小企業は73.7％であるが，フィンランドでも小企業の割合が大きく全職場のうち70％は労働者数が20人以下である。このうち従業員10人以下の職場は市町村保健センターが「労働保護*」のための監督を担当していた。National Board of Labour

Protection（国の労働保護委員会）をはじめとする各種の委員会やLabour Protection Fund（労働保護基金）が政策の決定に関して大きな役割を果たしていたが，この基金の拠出先や運用は雇用者と被雇用者の両者の代表が同格で等しく決定権をもっている。フィンランドの労働法の大きな特徴はこの「労使同格の原則」ですべての法的機関に同人数の代表を送っていた。

　＊労働保護（Labour protection）：日本でいう労働衛生行政，あるいは衛生管理という表現をフィンランドでは英語で「労働保護」という言葉で訳されている。「労働保護」は単なる「管理」ではない点に注意をしよう。

（5）盛んな職業病の疫学研究と職業病統計

　森と湖の国・フィンランドの別名は"登録の国"（Country of Registration）である。北欧諸国は皆，同じであるが，生まれたときからIDをもっていて医療保険や社会保障，教育，税金の支払いなどが皆このID番号をもとにして行われている。職業病登録は1960年代から1975年にかけて整備された。特に議会で労働保護監督法（Act on Supervision of Labour Protection）が通った後，すべての医師は職業病と診断した場合，公的に報告をしなければならなくなった。フィンランドの職業病統計を日本と比較すると，日本の業務上疾病は休業4日以上のみを届け出ているのでそういう縛りがない分，職業病発生状況を正確に把握し，労災と認定されるケースは多い（第Ⅱ部第1章参照）。そのほか，がん登録，先天異常登録など疾病登録や病院退院時登録が行われているので医師の診断に基づいて精度が高い大規模な調査がレコードリンケージによって実施されている。

　日本では個人情報保護の点からマイナンバー制度自体が問題だとする論調も多いが，北欧では最初にID登録がなされたのは18世紀の半ばであるのですでに子々孫々に登録が引き継がれ，登録制度を利用して貴重な科学研究が行われている。日本でも国民の利益になる科学的な利用を区別するなど，北欧の経験に学ぶことは多いのではないだろうか。

（6）環境保護は職業性疾患の予防にもつながる

　日本で職業性胆管がん問題が集中発生した際（第Ⅲ部第2章），IARC（国際がん研究機構）のモノグラフをはじめ，世界的に報告が全くなかったことを不思議に思った私は，北欧ではどうか？　友人に尋ねた。「日本ではまだ使っているの

か？　我々の国では生体への毒性が強く地球環境に問題を起こす有機塩素系溶剤は使わない。水性溶剤に替えている」との答えであった。確かに私が訪問を始めた当時からすでにヨーロッパ全体の印刷や塗装の職場で（商品としての発色はやや劣るが，神経障害など慢性有機溶剤中毒を起こさない）水性溶剤への転換が進んでいた。これは，日本の当該工場で社長が世界一のカラー発色を自慢していた（しかし労働者は地下の換気の悪い作業場で高濃度の発がん性物質の空気を吸わされ続けていた）のとは対照的である。

　北欧諸国が世界で最も早く（1970年代に）アスベスト（石綿）の使用を禁止したことも思い出される（第Ⅱ部第5章参照）。市民の強い環境問題へのパブリック・オピニオンが職場での発がん性有害物質であることがわかった時点で使用を許さなかったのだと言われている。

4　日本学術会議からの提言の後

　我々は提言の中で，「労使は社会的パートナーである」ことを課題解決のために強調した。提言を発出した後，厚生労働省を訪ね提言について学術会議の意図を説明する機会があった。その際，担当官から「提言ではヨーロッパ型の労使関係を念頭におかれているが日本では何しろ労働組合が弱い。それが大きな違いと思う」と言われた。確かに「労働の実情はつねに労使関係というものへの関心なしには正確に把握できない」，労使関係論は「広義の労働条件について働く人々が享受できる発言権または決定参加権の有無を問う」からである[6]。しかし，もう一方の経営者団体連合会には社会的パートナー意識が乏しいことも大変残念であった。たとえば雇用労働に関する本委員会では市民参加の公開シンポジウムを数回開催したが，厚労省や連合などが発言した日本学術会議シンポジウムに経営者の立場での参加要請をするとともに，「ヒアリングで経団連に出向き意見をうかがいたい」との要請を何度かしたが全く叶わなかった。

　これからの雇用労働のあり方について，類書にはない多様な視点からの示唆に富む情報や，専門的な解説を含む本書が多くの方がたに読まれ，日本の労働と雇用を再構築する力になることを願っている。しかしページ数の関係で十分掘り下げられなかった点もあり，今後，さらにそれらの課題に取り組んでいきたいと考えている。その意味では私が委員長をしている日本産業衛生学会の政策法制度委

員会からより具体的な提言が日本学術会議提言のあとですでに3本出されるなどの前進があったことも紹介したい[7][8][9]。

　働き続ける女性が増える中，結婚後も旧姓使用を認める職場が増えているが，一方で国家資格や公文書では戸籍名の使用が義務づけられている。しかし純粋に男女同氏制を維持する国は今や世界でも日本のみである。私の場合，「岸」は夫の姓，「金堂」は結婚前の姓である。実際，世界では（ドイツなど）「複合姓」も選択肢のひとつである国は多い。最後に，私たち自身が日々の生活に根ざして改革の一歩を前へ進めることが最も重要であることを強調し稿を終えたい。

参照文献

[1] 岸玲子（2006）「環境と人権がつくる人々の健康と安全　公衆衛生学の新たな発展をめざして」『公衆衛生』70（4）：298-303.
[2] 埋橋孝文（2013）「日本の生活保護・低所得者支援制度――ワーキングプア層への目配り」宮本太郎編『生活保障の戦略――教育・雇用・社会保障をつなぐ』岩波書店.
[3] 宮本太郎（2009）『生活保障――排除しない社会へ』岩波新書.
[4] 岸玲子・宮本太郎（2010）「特集　雇用労働環境と働く人の健康・生活・安全　まとめ：人間らしい労働と健康で安寧な生活を確保するためのシステム構築」『学術の動向』15(10)：59-64.
[5] 岸玲子（1985）「フィンランドの労働衛生事情(1)〜(4)――ヘルシンキの職業保健所を訪ねて」『労働の科学』40(5)：57-63，(6)：52-57，(8)：62-67，(9)：56-61.
[6] 熊沢誠（2013）『労働組合運動とはなにか，絆のある働きかたを求めて』岩波書店.
[7] 日本産業衛生学会・政策法制度委員会（2013）「労働衛生法令の課題と将来のあり方に関する提言」『産業衛生学雑誌』55（4）：A77-A86.
[8] 日本産業衛生学会・政策法制度委員会「提言　職場におけるこれからのメンタルヘルス対策のありかたについて」(2015年6月1日)．(『産業衛生学雑誌』印刷中)
　　https://www.sanei.or.jp/images/contents/326/Proposal_Mental_Health_Occupational_Health_Policies_and_Regulations_Comittee.pdf
[9] 日本産業衛生学会・政策法制度委員会「産業現場におけるこれからの化学物質管理のありかたについて」(2015年6月1日)．(『産業衛生学雑誌』印刷中)
　　http://www.sanei.or.jp/images/contents/325/Proposal_Chemicals_Occupational_Health_Policies_and_Regulations_Comittee.pdf

資料

提 言

労働・雇用と安全衛生に関わるシステムの再構築を
――働く人の健康で安寧な生活を確保するために――

平成 23（2011 年）4 月 20 日　日本学術会議
労働雇用環境と働く人の生活・健康・安全委員会

この提言は，日本学術会議労働雇用環境と働く人の生活・健康・安全委員会の審議結果を取りまとめ公表するものである。

労働雇用環境と働く人の生活・健康・安全委員会

委員長	岸　玲子	第二部会員	北海道大学環境健康科学研究教育センター・センター長特任教授
副委員長	和田　肇	連携会員	名古屋大学法学研究科教授
幹事	小林章雄	連携会員	愛知医科大学医学部教授
幹事	矢野栄二	特任連携会員	帝京大学医学部教授
	吾郷眞一	第一部会員	九州大学大学院法学研究院教授
	大沢真理	第一部会員	東京大学社会科学研究所教授
	樋口美雄	第一部会員	慶應義塾大学商学部教授（平成21年7月31日まで）
	春日文子	第二部会員	国立医薬品食品衛生研究所食品衛生管理部室長
	相澤好治	連携会員	北里大学副学長医学部教授
	川上憲人	連携会員	東京大学大学院医学系研究科教授
	實成文彦	連携会員	山陽学園大学副学長
	清水英佑	連携会員	中央労働災害防止協会労働衛生調査分析センター所長
	波多野睦子	連携会員	東京工業大学理工学研究科電子物理専攻教授
	宮下和久	連携会員	和歌山県立医科大学副学長医学部教授
	村田勝敬	連携会員	秋田大学医学部教授
	五十嵐千代	特任連携会員	東京工科大学医療保健学部産業保健実践研究センター長・看護学科准教授
	井谷　徹	特任連携会員	労災保険情報センター専務理事（平成22年12月10日まで）
	小木和孝	特任連携会員	労働科学研究所主管研究員・国際産業保健学会（ICOH）会長
	草柳俊二	特任連携会員	高知工科大学工学部社会システム工学科教授
	久永直見	特任連携会員	愛知教育大学・保健環境センター教授
	宮本太郎	特任連携会員	北海道大学法学研究科教授（平成22年12月10日まで）
	森岡孝二	特任連携会員	関西大学経済学部教授

提言作成にあたり以下の方たちにご協力いただきました。

堀江正知	産業医科大学教授
酒井一博	（財）労働科学研究所所長

資料 提言――労働・雇用と安全衛生に関わるシステムの再構築を

要　旨

1　背　景

経済環境や社会構造の変化，とりわけ世界規模で進行している経済情勢の大きな変化は，働く人の生活と健康や安全，あるいはその家族の生活にかつてない厳しさをもたらし，地域社会など国民生活全体にも大きな影響を及ぼしている。OECDによれば，近年，日本の相対的貧困率は先進国中第2位とされるが，貧困の背景には，低賃金で働く非正規雇用の増大という雇用問題がある。他方，雇用が安定していると考えられている正規雇用労働者についても，過労死・過労自殺につながるような長時間労働は依然として続いている。多くの労働者が精神的ストレスを抱えており，職場でのメンタルヘルス（精神保健）対策が大きな課題になってきている。

2　労働者の健康・安全に関する現状と課題

過労死の労災申請件数はこの10年間で約2倍に，過労自殺の申請件数は約6倍に増加した。長時間労働は労働生活と家庭生活の調和（ワークライフバランス）を難しくさせる大きな要因ともなっている。一方で，非正規雇用者はこの20年で実数で約2倍になり，現在では全労働者の1/3以上が非正規雇用である。その多くが下請けや孫請け企業で働いており，外傷や健康障害の危険性が高い業務に従事させられているにもかかわらず，安全衛生サービスからは外れていることも多い。特に労働者のほぼ6割が働いている中小零細企業での労働・雇用環境の改善は重要な課題である。現行の産業保健サービスのあり方を見直し，すべての働く人に産業保健サービスを適用する方向と，職場での自主的な環境改善を支援する法制度の整備，産業医，産業看護職，産業技術職などの産業保健専門職の活用，人材の養成と教育訓練のための体制構築や研究体制の整備も急がれる。

3　提言の内容

(1)　国の健康政策に「より健康で安全な労働」を位置づけるとともに社会的パートナーである労使と協力して安全衛生システムの構築を図る

労働安全衛生を推進し，適正な労働時間短縮と労働生産性の向上の両立ができ，また国を挙げて進めているワークライフバランスと男女共同参画が達成できるように，国は「より健康で安全な労働生活」を政策の上位理念とし，それを「健康日本21」などの重要な健康政策の中に位置づけるべきである。

使用者と労働者は社会的パートナーとしてそれぞれの職場，あるいは産業分野において安全衛生システムの構築を図り，予防活動を進めていくべきである。そのため，国は，国際協調の見地からも労使と協力して日本が国際標準からみて遅れている分野では，ILO未批准条約の批准と国内法制度の整備に向けて一層の努力が要望される。

(2)　労働・雇用および安全衛生にかかわる関連法制度の整備と新たなシステム構築に向けて
① 過重労働と過労死・過労自殺を防止するための法的な整備を行う

国は，過重労働対策基本法を制定し，過重労働対策の基本を定め，過重労働に起因する労働者の健康被害の実態を把握し，過労死・過労自殺等の防止を図る。３６協定などの制度を見直し，1日の最長労働時間，時間外労働の時間についての１日，１週，１月，１年単位での上限を設定し，併せて最低休息時間制度を導入し，時間外労働等の賃金割増率を引き上げるべきである。また，ILO第132号条約の批准を目指し，最低２労働週の連続休暇の取得を推進するための諸条件の検討を開始すべきである。

② 非正規雇用労働者の待遇改善に向けて法制度を整備する

賃金や年金，社会保険などの基本的労働条件について，非正規雇用労働者の待遇の抜本的な改善を行うために，ILO第175号条約（パートタイム条約）を批准し，雇用形態や性別による差別を禁じるための法制度を作るべきである。行政や労使は，同一価値労働同一賃金の原則の導入に向けて，それぞれの産業や職種で職務評価手法の開発など具体的に解決すべき諸課題の整理・検討を早急に開始すべきである。

③ すべての就業者に安全衛生に関する法律・制度を適用する体制を強化する

これまで安全衛生サービス提供が不十分であった10人未満の零細な事業所の労働者や，自営業者，農業従事者，非正規雇用労働者など，すべての就業者に労働安全衛生対策が行き渡るよう，国は関連法制度の整備を行うべきである。そのためILO第155号条約（職業上の安全及び健康並びに作業環境に関する条約）とILO第161号条約（職業衛生機関に関する条約），両条約の我が国における早急な批准が不可欠である。

④ 職場の危険有害環境を改善するために法制度の整備を図る

国は，職業性健康障害の発生状況を的確に把握し，実行ある予防体制を確立するため，作業環境測定結果の報告を義務付け，国が行う安全衛生調査に9人以下の小規模事業場と自営業を含めるなど行政データを一層利活用できる仕組みへと改善すべきである。自主的な労働安全衛生活動をするため，労働者が有害性を「知る権利」について，ILO第170号条約（化学物質条約）を批准し，関係国内法を整備すべきである。

⑤ 中小零細企業での労働安全衛生向上のための諸施策を充実させる

大企業と比べて格差の広がる中小企業にも実効性のある仕組みの構築が喫緊の課題である。国は，中小企業による労働安全衛生活動を支援するため，産業保健推進センターや地域産業保健センターなどの公的な機関が労使・専門職・地域保健との連携の中で十分に機能を発揮できるよう法的整備とシステム構築を一層進める必要がある。

⑥ メンタルヘルス対策のために有効な施策やプログラムの立案・普及を図る

国はメンタルヘルス確保のため，長時間労働などの労務の過重性への対応に加え，労働者の人

間的な成長や社会参加を含めた，心の健康をめざした新たな施策の立案を行い，職場の予防活動や支援機能を高める新しい有効な枠組みを作るために，各事業者，労働組合の積極的な参画を図るべきである。あわせて休業した労働者が円滑に職場に復帰するためのプログラムの普及とサービスの質の標準化を図るべきである。

⑦ 産業保健専門職による質の高い産業保健サービスを実施するための法制度を確立する

　国は，産業保健専門職が，労働現場における多様な健康や安全の問題に対して，労使とは独立した立場からその専門性を発揮し，使用者および労働者に助言する責任をもつチームとして質の高い産業保健サービスを提供することができるように，産業医，産業看護職，産業衛生技術職などの法的位置づけを明確にしたうえで，こうした専門職種の機能やサービス機関を発展させる新しい法制度を確立するべきである。

⑧ 安全衛生に関する研究・調査体制の充実を図る

　国は大学・研究機関および産業界・労働界の参加を得て，国レベル，地域レベルで戦略課題を策定・改訂し，重点研究を効果的に推進するべきである。さらに国や地域レベルで，労働・雇用環境の実態を把握し，その結果を対策に活用するべきである。そのためには国が既に把握している労働安全衛生関係の特別調査，労働者死傷病報告，労災補償新規給付決定例等について，大学等の研究者が収集されたデータの十分な分析と利活用を行えるように制度化を図るべきである。

(3) 事業主および労働者，関係諸機関に求められる取り組み

① 事業主および労働者は自主的な安全衛生活動を推進する

　事業主ならびに労働者は，職場における法規遵守の徹底および現場での自主的な安全衛生活動を一層推進し，安全と衛生の両面から包括的に職場の複合リスクを評価・管理する技術を開発・普及させ，災害や健康障害の根本的原因の解消を進める努力をすべきである。特に中小企業は，労働安全衛生マネジメントシステム（OSHMS）を積極的に導入し，自主的な労働安全衛生活動を推進するとともに，地域で業種別に共同グループ化を図るなど，より積極的な労働安全衛生活動を進めるべきである。

② 大学，研究機関，学協会等の活動を一層強化し，連携を図る

　戦略課題を重点的，効果的に推進するために，中立的な立場から調査・研究を推進している大学・研究機関など諸機関の一層の充実が望まれる。同時に産業医，産業看護職，安全・衛生技術者の教育と，企業内で働く安全衛生専門実務者の育成のために，専門的な教育訓練を行う大学や研究機関は一層の教育体制の強化をすること，それらの機関と全国の大学や教育機関，学協会の連携など多様な取組みが必要である。

目次（略）

1 はじめに

(1) 課題別委員会設立の背景

　健康で安全な労働・雇用環境が確保されること，家庭生活が安寧で豊かであることは，社会の健全な発展を支える不可欠な条件である。しかし，昨今の世界規模で進行する経済情勢の大きな変化は，働く人の健康と安全，あるいはその家族の生活にかつてない厳しさをもたらしている。

　2008 年秋の米国のサブプライムローン危機とリーマンショックを契機に，失業と貧困が世界的な問題となっている[1]。失業に加え，我が国ではパートタイム労働者，アルバイト，派遣労働者，有期雇用の契約社員など非正規労働者の急増が，健康で安全な労働・雇用環境にとって大きな問題となっている。1987 年に全労働者の 19.7%であった非正規比率は 2007 年には 35.6%になり[2]，2010 年 7～9 月では非正規労働者は男性 558 万人 (19.6%)，女性 1,216 万人 (53.2%)に上っている[3]（〈参考資料１〉の図１，図２，図３を参照）。OECD によれば，近年の日本の相対的貧困率 1)※はアメリカに次いで先進国中第２位とされるが[4]，貧困の背景には雇用問題がある。従来，我が国では，「官が産業や企業を守り，企業が終身雇用で男性稼ぎ手を守り，男性労働者が妻と子を守る」，いわゆる「日本型３重の構造」が機能し，社会保障や福祉の支出も比較的少なかった。しかし，その３重の構造から外れて低賃金で働く非正規雇用が増大し，社会保障の不十分さと相まって，非正規雇用労働者の失業，貧困の問題につながっている[5，6]。働く母子世帯で最も生活が厳しい状況があり[7]，さらに，2008 年末の「派遣村」開設にも象徴されるように，非正規雇用労働者が失業した際には，即，住居の喪失につながる等の事態も深刻化している[8]。

　一方で，我が国の自殺者は過去 13 年間，年間３万人を越え，特に壮年期男性の自殺の比率が高くなっている[9]。その理由の一つには正規労働者における長時間労働がある。過労死や過労自殺といわれる業務上疾病の主たる原因は，異常なまでの長時間労働にある。また，不況や不安定雇用などの原因も無視できない。

　このような労働・雇用環境の激変に伴い，職場でのメンタルヘルス対策は大きな課題である。さらに，労働・雇用環境の悪化は，労働者個人にとどまらず，家族や地域社会や国民生活全体に大きな影響を及ぼしている。政府は労働生活と家庭生活の調和（ワークライフバランス）やワークシェアリングを提唱しているものの，たとえば，男性の育児休暇取得比率は 2009 年現在で1.7%に過ぎない[10]。子育て世代の 30 代・40 代前半の男性では他の年齢層に比較しても長時間労働が特に顕著であることが，その背景にあると推察される。

　こうした問題を，一時的な経済危機に派生したものとして捉えるのではなく，我が国の労働・雇用環境のシステム構築のグランドデザインを視野に入れ将来にわたる課題解決の方策を考える必要がある。働く人の生活・健康・安全にかかわる労働・雇用環境の問題について，より多角的に検討することにより課題を整理し，具体的な提言を行うため，日本学術会議では，社会科学，医学・健康科学，工学等の広い分野から委員の参画を得て「労働・雇用環境と働く人の生活・健康・安全委員会」を設置し，審議を重ねた。

(2) 日本学術会議から出された過去の関連提言と本提言の立脚点

日本学術会議からは，1965年に勧告『産業安全衛生に関する諸研究の拡充強化について』[11] が出され，労働災害の多発に対して有効な対策を講じるための多面的な研究の必要性が説かれている。また，1980年に出された要望『労働衛生の効果的推進について』[12] は，技術革新に対応できるような職場での安全衛生を確保するために，労働者の健康実態を正確に把握する疫学調査と，職場関係者の不断の教育・研修の必要性が提案されている。その後2009年に提言『経済危機に立ち向かう包摂的社会政策のために』[13]が，また2010年には日本の展望の委員会の下で，提言『誰もが参加する持続可能な社会を』[14]，および提言『リスクに対応できる社会を目指して』[15]が出され，それぞれ労働・雇用，社会保障にまたがる提案がなされている。しかし働く人の健康や安全については，その重要性が増しているにもかかわらず，この約30年間にそれを直接取り上げた提言等は出されてこなかった。

労働・雇用環境と働く人の健康や安全については，国などの関係機関，企業や労働組合，研究者や学術機関などそれぞれに大きな責任が課されている。国際的には，既に様々な取組みが行われてきている。日本も原加盟国であるILO (International Labour Organization；国際労働機関) は，90年以上にわたり一貫して，社会正義を目指した活動，とりわけ国際労働基準設定をおこなってきており，最近ではdecentworkforall（すべての人に働きがいのある人間らしい労働を）という目標を優先課題の一つに掲げ，就労の場における基本的権利の保護，差別の排除，社会的保護，社会的対話を推進してきた。ILOが設定する国際労働基準である条約および勧告は，全加盟国の政労使が平等に参加して2/3以上の多数で採択して作り上げる国際標準であり，社会正義の達成のみならず公正競争の見地からも全世界が一致して批准，実施して行くことが望まれる基準である。加盟国が条約を批准すると国内法的にも効力が生じるが，日本では憲法の定めるところによっては直接国内法としての有効性を持つ。2011年3月現在，我が国では48の条約が批准されているが，フランス123，英国86，ドイツ83など欧州の国々と比べて批准数の遅れが目立つ[16]（なお米国は批准数が14と極端に少ないが，それは連邦制の下ですべての州を拘束する労働法を連邦議会が制定できないことが理由である）。したがって今後，我が国においては，国際労働基準に対しては，働く人たちの安全・健康を確保するために，また，国際的な義務の履行という意味においても政府をはじめとして社会的パートナーである労使の系統的な取組みが喫緊の課題と言える。

今，より積極的な対処がなされないならば，我が国でこれまで積み上げてきた従来からの安全衛生活動の維持さえも困難になり，職業性の健康障害の増加や新しい健康障害の発生に至るおそれが大きい。さらに正規雇用と非正規雇用の分断が広がり，社会の持続性が損なわれるであろう。本委員会では，近年の労働・雇用環境における諸問題を踏まえて現状と問題，解決のための方策を明らかにし，提言としてとりまとめた。

本文は以下の構成としている。第2章では昨今の労働・雇用形態の大きな変化，長時間労働が働く人自身の健康に及ぼしている影響を，その原因であり結果でもある非正規・不安定雇用などの著しい増加との関連で述べ，さらにそれらが家族の生活と健康の問題に対してどのように波及

しているかについて検討する。第3章では最近の現状を踏まえながら，我が国における労働安全衛生の課題を述べる。具体的には職場の危険有害業務，メンタルヘルス対策など働く人の心身の健康と安全に関わる課題，併せて長年，指摘され続けながらも改善が容易でなかった中小零細企業での労働安全衛生の問題について述べる。第4章ではそれらの諸課題の解決で最も基本となる国の政策や行政機構，労使に要望される役割，産業保健サービスのありかた，強化すべき取組み内容を指摘する。最後に第5章では関連分野における学術研究体制充実について述べる。

2 労働・雇用が人々の健康と安寧に及ぼしている問題
(1) 過重労働による健康問題
① 過労死・過労自殺の現状と問題

厚生労働省の「脳・心臓疾患及び精神障害等に係る労災補償状況」[17]における1999年度から2007年度までの推移を見れば，過労死（脳・心臓疾患等）に係る労災請求件数は約2倍，認定件数は約5倍（うち死亡は約3倍）に，また，過労自殺（精神障害等による自殺）に係る労災請求件数は約6倍，認定件数は約19倍（うち死亡は約7倍）に増加している（〈参考資料1〉の表1を参照）。過労自殺に係る労災認定件数（2009年）は，職業別にはホワイトカラーが全体の68％を占め，年齢別には20〜39歳が全体の56％を占めている。

過労死と過労自殺では異なる原因もあるが，両者に共通する最も大きな要因は，長時間労働にある。2011年1月の調査では，週35時間以上の全労働者（役員を含む）3,902万人の13.6％に当たる530万人が週60時間以上働き，過労死の認定基準[18]である月80時間以上の残業をしている[19]。また2007年の調査では，男性正規労働者（2,380万人）のうち，年間250日以上働く者が57.3％，そのうち週60時間以上働く者が25％を占め，ことに25〜39歳では29.1％に上っている[2]。従来からIT技術者など専門技術職の過重労働は指摘されてきたが，近年は医師（勤務医）・教員で週平均が60時間を超える実態が報告されている[20]。全労働者の平均労働時間は，1990年代以降，見かけは減少してきた。しかしそれは，女性を主力とするパートタイム労働者（アルバイトや派遣をも含む週35時間未満の短時間労働者）の増加によるところが大きく，フルタイム労働者あるいは正社員の労働時間はほとんど変化していない。2006年の調査では，男性正社員（正規雇用）は週平均52.5時間，年間ベースで約2,700時間働いている[21]。我が国の女性の労働時間は男性に比べるとかなり短いが，同調査によると，女性正社員（正規雇用）の週労働時間は44.9時間で，EU（欧州連合）諸国の女性フルタイム労働者と比べると5時間〜8時間長い[22]。なお，ワークライフバランスの観点からは，家事労働時間を含めると，日本では女性労働者の合計労働時間が男性労働者よりも長くなっていることも無視できない。

我が国の労働者の働きすぎは，年次有給休暇の取得率の著しい低さにも表れている。1980年に61％であった取得率は，2004年に過去最低の46.6％まで下がり，その後低水準で推移している。2009年に企業が付与した有給休暇日数は，1人平均17.9日で，そのうち実際に取得した日数は8.5日，取得率は47.1％にすぎない[23]。EU諸国では，年間で30日前後の有給休暇が付与され，そのほぼ9割が消化されている上に，2週間以上の連続休暇が一般化している[24, 25]。

また，年間3労働週の年休と，2労働週の連続休暇を定めた ILO 第132号条約（有給休暇条約）を批准している国は 36ヶ国にのぼっている。厚生労働省も「労働時間等見直しガイドライン」（労働時間等設定改善指針，平成20年厚生労働省告示第108号）を改正し，既に2週間程度の連続休暇の取得促進を謳っている。なお，我が国は欧米に比べて祝祭日が多いと言われているが，厚労省「平成21年就労条件総合調査」によれば，祝日を含めた平均年間休日数は 105 日（有給休暇を除く）で，祝日数が多いからと言って，年間休日数が諸外国に比べて多いわけではない。これは，完全週休2日制の実施企業の割合が 58%（規模30人以上）に留まることと，労働者の多くは，祝日に休むとは限らず，企業独自のカレンダーで出勤していることを意味している。

② 過労死・過労自殺を予防するための課題と対策

　過重労働による労働者の健康障害対策は長年，政労使で取り組まれてきたが，根本的な予防対策は遅れている。労働者の健康や安全を確保するため，何よりも長時間労働を解消する方策を講じることが，焦眉の課題といえる。特にホワイトカラーについてはいわゆるサービス残業（賃金不払残業）の解消が急がれる。こうした課題については，現場を熟知している労使の取組みが重要であることは言うまでもない。しかし，我が国の労働組合の多くが企業内組合であることから，全労働者に向けた政策の実現が困難であるという限界，あるいは約9割の事業場に労働組合が存在しないという現実から，立法の役割が依然として大きい。その際に，長時間労働による過労死や過労自殺が社会問題となっていない他の先進国の基準・制度は参考になる。

　労働基準法は，第32条で1週40時間・1日8時間の原則を定めているが，同法36条では労使協定（いわゆる36協定[2]）の締結を前提として時間外や休日労働を許している。しかも，協定において定められる時間外労働に関する上限規制は，強行性がない非常に緩やかなものであり，これをはるかに超える協定も多く存在している。同37条の時間外労働や休日労働に対する賃金の割増率は，限定的に引き上げられたが，長時間に及ぶ時間外労働を規制するには十分ではない。また，同39条では年次有給休暇の定めがあるが，年休日数や付与・取得方法から見て，先進国の基準からはかなり低い水準に止まっている。したがって，労働基準法におけるこうした規制を大幅に改めることが，長時間労働の解消にとっては有効でかつ不可欠であり，以下の施策を実行に移すことが必要である。

　すなわち，長時間労働の解消には，時間外労働を含めた1日の最長労働時間を設定すること，1日の仕事の終了から翌日の仕事の開始までに一定の休息時間を設けること（直接的規制方式），時間外労働や休日労働に対する賃金の割増率を大幅に引き上げること（間接的規制方式），あるいはこれらを組み合わせた規制を実施することが求められる。直接規制では，現行の法定労働時間規制を空洞化させている，36協定の制度を改め，時間外労働について，1日，1ヵ月，1年の単位での厳格で法的拘束力を持つ限度時間を設定することが有効である。休息時間については，EU において最低連続 11 時間の休息時間を付与することが行われているが，この休息制度を我が国でも導入することが望ましい。また，健康で文化的な労働生活を送るためには，年間で平均 18 日付与されている年次有給休暇の完全取得が必要であるが，それを推進するためには，年休の

計画的な付与を使用者に義務づけること，2 労働週（10 労働日）の連続休暇を規定した ILO 第132 号条約の批准を視野に入れ，国内で大企業のみならず中小企業を含む種々の産業でどのような課題があるのかを整理し，既にモデルとなっている企業の経験に学ぶなど，有休のあり方などを含めて，今後のより健康で文化的な労働生活について国民的な議論を進め諸環境の整備を図ることが必要である[26]。

(2) 非正規労働者の安全・健康・権利
① 非正規雇用の現状と問題

1980 年代前半には非正規雇用（パートタイム，有期雇用，労働者派遣，アルバイト等）の全労働者中に占める割合は 15%前後であったが，昨今では 35%強にまで増加している[2]（〈参考資料1〉の図 1，図 2，図 3 を参照）。非正規雇用労働者は，性別や年齢階級別で割合が異なっており，女性では 25 歳から 34 歳で若干低下しているが，各年齢層に分布しているのに対して，男性では若年者と高齢者に集中している（〈参考資料1〉の表 2，表 3 を参照）。

非正規雇用が増えてきた最大の理由は，人件費コストの切り下げである。主要国では日本だけが名目平均賃金が長期的に低下しており，パート労働者の比率が上昇していることにその主たる原因がある（〈参考資料1〉の図 4 を参照）。2009 年の調査では，男性正規職員の平均収入を 100 とした時，女性正規職員のそれは約 70 であるのに対し，非正規の男性は 57，非正規の女性は 42 と極端な差があり，この開きは OECD 諸国内でも極めて大きい[27]。また，非正規雇用はその大半が有期雇用であり，景気の調整弁として「派遣切り」や「雇い止め」につながりやすいことも看過できない。同時に社会保険の面でも種々の不利益があり，厚生年金加入が，現行では正社員の 3/4 以上の労働時間なら対象になるものの，それ以外のものは該当しないなどの問題があり，将来の無年金・低年金者を作り出してしまう危惧がある。

製造業では，非正規雇用は下請けや孫請け企業に多い。非正規の労働者は怪我や健康障害の可能性の高い危険・有害業務に従事させられ[28，29]，健康障害の危険性が高いにもかかわらず，職場での安全衛生対策が十分に講じられていない。正規労働者に比べて非正規労働者に対しては，安全衛生教育が不十分である。また，健康診断が行われても業務や作業の状態と対応しないことが多い。福利厚生サービスや，制度化されている安全衛生サービスも，受けにくい実態にある。このため，上司や同僚は，非正規労働者の心身の不調・異常に気づきにくく，サポートもしにくくなっている。また，派遣労働者においても派遣先での対策が不可欠であるにもかかわらず，それが講じにくい仕組みになっている。

我が国ではこれまで健康・安全衛生面からの非正規労働者に対する本格的な研究や調査は，ほとんど行われていない。海外の調査では，非正規労働者は正規労働者と比べて死亡率や労働災害による傷病率が高いことが報告されている[30]。また，このような状態と呼応して，非正規労働者は正規雇用の労働者より精神的健康状態に問題があるが，正規の職を得ることである程度改善するという報告[31，32]があり，非正規雇用が精神的健康の面でも，悪影響を与えていることが考えられる。

医療へのアクセスの点においても，医療保険への加入率が低いなどの要因からか，非正規労働者の医療サービス利用が少ない傾向や，休むことが雇用契約の継続に影響することをおそれてか，正規労働者と比べて病気による休職や欠勤が少なくなる傾向が認められる[33]。派遣労働者に対しては労働者派遣法第45条により，労働安全衛生法で規定する事業者に課せられた多くの責務が，派遣先の事業者にも同様に課せられている。しかし，派遣先は派遣労働者の健康問題を認識しても責任がないと考えて対処しない場合が多く，また，派遣元は労働者に日常的に接しないために問題を把握していないため，結果として派遣労働者の安全衛生対策は，ないがしろにされている[34]。

② 非正規雇用の安全衛生対策への課題

安全衛生に関する法律・制度からは，多くの非正規労働者が排除され，とりわけ派遣労働において，この問題が顕著に現れている。安全衛生対策の第一歩は，対象者の把握であるので，事業所内で働くすべての労働者について，雇用形態の違いに関係なく管理責任を果たすことが，事業者に義務付けられるべきである。

業務を指示する事業者は，そこで勤務するすべての労働者を把握し，個々の労働者に確実に保護が与えられるような運用体制を作らなければならない。厚生労働省は，労働安全衛生法に基づき，労使が一体となって労働災害の防止に取り組むための安全衛生委員会の設置を一定規模以上の事業場に促している。しかし，非正規労働者は安全衛生委員会のメンバーとなっていないことが多い。各事業所における現在の委員会の構成を再検討し，すべての労働者の利益・意見を代表するシステムを構築する必要がある。

非正規労働者については，職場での安全衛生面に限らず，労働条件一般において正規労働者との間に大きな格差がある。その中には正規労働者と同じような働き方をしている労働者も多い。現在全労働者の約1/3を占める非正規労働者の雇用改善は，以前にも増して重要な課題となっている。

1994年に採択されたILO第175号条約(パートタイム労働条約)を受けて，EU諸国では，フルタイム労働者とパートタイム労働者，あるいは無期雇用労働者と有期雇用労働者の均等待遇のための立法が早期から模索され，実現してきた。このことが雇用の保護・保障を伴った多様化(フレクシキュリティ)やワークシェアリングを可能にしてきた。こうした状況を考慮すると，我が国においても，労働契約法第3条2項やパートタイム労働法を改正するなど，正規労働者と非正規労働者の合理性のない差別の禁止や均等待遇(比例的な処遇も含む)を義務づける法制度を早急に整備する必要がある。そのためには，雇用形態の違いのみならず性別による賃金差別の解消にも資する同一価値労働同一賃金の原則[3]の導入に向けた検討が必要である。この原則については，従来は日本型賃金体系等との関係で導入が困難であるとされてきたが，男女の賃金差別を禁止している労働基準法第4条においてこの原則が既に採用されており，最近では政府の政策文書において，男女共同参画の推進や雇用形態間の差別の解消のために同原則の導入に向けた検討が積極的に進められようとしている。また，使用者団体もこの原則についての検討を開始している

[35, 36]。ただし，同原則の内容，職務分析・評価の手法，同原則の実現方法については，国によっても（職務分析を労働協約で行っている国，訴訟において第3者機関利用する国等），あるいは対象(性別間，雇用形態間)によっても内容が異なっていることもあり，その点も含め関係者間での早急な調整や検討がなされるべきである。

(3) 労働・雇用環境と家庭生活・健康
① 労働・雇用環境と家庭生活・健康の現状と問題

OECD 諸国の中では，我が国は合計特殊出生率，女性の労働力参加率がともに低い群に属するが[37]（〈参考資料1〉の図5を参照），仕事と家庭の両立度が低いことが大きな原因である。たとえば，認可保育所に入れない待機児童は 48,356 人（2011 年 3 月 8 日現在）にのぼり[38]，子どもを預けて働きたくても働けない現状がある。また，育児休業取得率は女性 85.6%，男性 1.7%にすぎず（2009 年度）[10]，育児のための休業制度が十分に機能しているとはいえない。これに加え，我が国では女性が出産，育児などで一時的な離職をすると，その後の就労において以前と同様な職に就くことが困難であることも少子化の促進に関連している。一方長時間労働が，パートナーとの質的・量的な交流の機会を少なくする[39]とともに，父親である男性が子育てと仕事の両立を果たすことを困難にし，夫婦関係の満足度や出産意欲を低下させて少子化の促進要因になっている。

一方で，親の労働・雇用環境の不安定さは，子どもの生活の安寧にも大きく影響する。児童虐待として通告された事例の 1/3 の家族において「経済的困難」が虐待につながる要因と判断されている[40]。母子家庭等のひとり親世帯における経済的困難は，特に顕著であり，たとえば母子家庭の約 7 割が年間就労収入 200 万円未満である[41]。これは，育児との両立等の理由により，選べる職種が臨時・パート等非正規雇用が多くなりがちであることなどによる。厳しい労働条件と職場のストレス，低所得の中で子育てを一人で担う生活状況は，親の抑うつ感，労働と家庭生活の多重負担感を増大させ，結果的に児童虐待につながりかねない。

親の仕事が安定していない，働き方に自由度が少ない，育児休暇が充実していないなどの要因は子どもの情緒に影響を与え，行動上の困難を高めること，親の仕事の質と子どもの問題とは親のメンタルヘルスを介して関連すると考えられることから，親の健康的な働き方は，子どもの心身の健全な発育・発達にとって不可欠である[42]。

また，子どもの良好な知的能力や健康状態は，単に親の就労が確保されていることにとどまらず，その仕事の質が健康と安全の観点から一定の保障がされ，ワークライフバランスが保たれることなどにより保証されるものであり，そのための種々のサポートが得られることが必要である。

父親が育児を分担しないで母親任せにし，休暇を活用しない場合には，子どもの発達上の問題が多くなる一方，父親の育児関与レベルが高いほど乳幼児の安全や心身の発達が促される[43]ことから，より一層の父親の育児参加が必要である。しかし，我が国の男性の育児休業取得率は 1.7%と低く[10]，家庭生活における家事・育児の分担は極めて少ない[44]（〈参考資料1〉の図6を参照）。また，思春期を含めた子どもの成育過程における「父親の不在傾向」も大きな課題であ

る。厚生労働省は，男性の子育て参加や育児休業取得の促進等を目的とした「イクメンプロジェクト」を始動させ，働く男性が育児休業を取得できる気運の醸成を図っているが，男性の家事・育児への参加の最大の阻害要因は，父親の長時間労働にある。労働時間が60時間を超えると，父親の育児参加の度合いが大きく低下し[45]，帰宅時間が21時以降になると父親の育児協力度は大きく低下することから，育児期にある男性の働き方の見直しがまず必要である[46]。

② ワークライフバランスと家庭生活・健康の向上に向けた課題

若年成人の恒常的な長時間労働は，パートナーとの交流や男性の家事・育児への参加を阻害している。国は，残業時間を含む最長労働時間を法的に規制し，ワークライフバランスを推進して，男女がゆとりをもって育児参加できるようにするべきである。

女性労働者については，出産後も継続して就労するために，育児などの理由により短時間勤務を望む女性が短時間正社員となることを法的に保障するべきである。一方，男性労働者に関しては，育児休業の活用を一層促すため，企業は育児休業の取得がキャリア形成上の不利益とならないように配慮するべきである。また，育児休業の期間とその間の所得補てん率の組み合わせについて労働者が柔軟に選択できるような工夫が必要である。さらに企業も，育児休業法，雇用機会均等法，男女共同参画社会基本法，次世代育成対策支援法などに関する企業の遵守状況について自主的に情報を公開し，企業の社会的責任が確認できるようにする必要がある。

また，低所得と長時間労働という二重の負担の中にいるひとり親を支援するためには，国は育児相談，保育などの社会的なサポートやサービスが容易に受けられるよう，関係諸機関の連携をはかって対応することが望まれる。企業も，ひとり親が子育てしながら就労するのに負担の少ない働き方を支援することが必要である。

3 我が国における労働安全衛生の課題

労働安全衛生には，働く人の心身の健康と安全に関わる課題として，（1）負傷や疾病のおそれがある危険有害業務への対策，（2）職場のストレスに対するメンタルヘルス問題などが含まれる。

(1) 職場の危険有害環境と働く人の健康や安全をめぐる課題
① 職場の危険有害環境の現状と問題

職場には，従事している業種によって，墜落・転落，はさまれ・巻きこまれ，崩壊，爆発火災などが発生しうる危険な環境や，粉じん，化学物質，騒音，振動，放射線や重量物取扱い，反復動作などによる健康障害が発生しうる環境等，種々の環境リスクが伴う。厚生労働省の調査によると，労災保険新規受給者数（休業4日以上）は，最近10年は横ばい状態が続いている。しかし，その一方で，一時に3人以上が死傷する重大災害は，1985年以降再び上昇している[47, 48]（〈参考資料1〉の図7を参照）。過去の長い曝露歴と，近年の社会的関心の高まりを背景に，石

綿によるがんの労災補償は，2005年715人，2006年1,784人と急増し，2008年には1,062人である。今後も建物解体等での新たな石綿曝露が続くものと想定される[49]。また，最も多い業務上疾病である腰痛をみると，近年は介護労働を含む医療福祉分野での増加が著しく，2009年には1,180人で，建設業の4倍に上っている[50]。

　こうした職場における危険有害環境の問題の背景にはまず，最も重要な法定の最低基準すら遵守されない事業所，あるいは自主的安全衛生活動に消極的な事業場があり，労働災害の多発を許している現状がある。さらに近年は，システム要因による重大な危害対策の不備，ヒューマンエラーによる災害防止対策の緊急性，新規有害物質による障害予防策の解明などを喫緊の課題として挙げることができる。我が国では諸外国と比較して職業性疾病が十分に把握対処されていないことも問題である。こうした現状を抜本的に改めていくためには，単に危害発生の原因を解明するのみでなく，災害を未然に予防するための一次予防に力点を置き，早期発見・早期治療を行う二次予防，その後の社会復帰のための機能低下防止・治療・リハビリテーションを行う三次予防と組み合わせた体系的な予防システムの構築が急務であり，その研究・普及体制をどう確立するかが問われている。

　法的な面では，我が国では有機溶剤中毒予防規則などで決められている作業環境測定や特殊健康診断（職業に起因する疾病に関する健康診断）の対象物質が少ない上，作業環境測定の実施義務はあるが結果報告の義務がない。特に中小企業での法制度整備には問題が残っており，労働者50人未満の事業場には定期健康診断結果の報告義務がないこと，労働者9人以下の事業場と自営業は，国の安全衛生関係の調査の対象外であることなどが，危険有害要因の早期把握や評価を困難にしている。

　また職場環境での有害物曝露を抑え，外部への放出も防ぐための，低コストの排気装置や集じん・除害装置など工学的対策技術の開発・普及が，十分ではない。さらに，新材料・新技術に起因する労働災害を予防するための対策が十分には確立されていない。1979年〜2009年の新規化学物質の輸入製造の届け出は2万件を超えるが，それらの届け出に必要な法定の有害性調査項目は変異原性またはがん原性のみである。さらに我が国では許容濃度設定のための有害性情報が不足しており，国が作業環境の管理濃度を定めた物質は未だ85個に過ぎない。一方で，働く人に対する有害物質情報の周知も不足している。2006年の労働環境調査結果によれば，有害物に関する特殊健康診断が要る労働者中63%は，有害物を安全に取り扱うために必要な情報を記載した化学物質等安全データシートの存在を知らない[51]。有害性情報の乏しい新規化学物質の職場への導入も多く，職業がんや職業性アレルギー等の疾病が発生する可能性もある。

② **職場の危険有害環境を改善するために**

　以上に挙げた種々の危険有害環境に基づく健康や安全の問題を改善するためには，従来とは異なる予防体制が緊急かつ広範に必要である。まず法規遵守と現場の自主的活動が必要であり，それらの対策を通じて根本的原因の解消に向かうことが必要である。特に訓練・教育，環境改善事例の収集と普及ならびに労働者と機械・設備を一つのシステムとみなしてリスク評価をし，それ

に基づいてリスク管理の技術やツールを開発し普及させることが，重要である。加えて個々の事業場単位では改善が難しく，当該産業全体の安全体制に関わる解決策が必要な危険有害環境については，現場対応のみならず国の政策的な解決策の提示までを示すような学際的研究が求められる。職場での自主的取組みを支援する法制度を含む枠組作りも必要になる。1990年に採択されたILO第170号条約（化学物質条約）[4]は，労働者が事業場で使われる化学物質の有害性を「知る権利」を定めているが，日本はこれを批准し法制度に取り入れるべきである。なお，システム要因などに関連して発生し多岐にわたり重大な被害を招く災害の可能性のある事業においては，災害規模の予測に基づく備えと，発生時における被害を最小化する組織的取り組みの体制を事前に整備しておく必要がある。

新規ならびに既存の物質の危険有害性の把握と事業場，労働者への伝達を図るためには，危険有害性に関する国内外の情報を国の安全衛生研究機関や大学等が積極的に収集し，関連の研究を展開する必要がある。さらに，職業性健康障害の発生状況を的確に把握する体制を全産業にわたって確立することが急務である。労働安全衛生法第108条の2に規定された疫学的調査を国がより積極的に行うことも不可欠である。

全国の職場の危険有害環境に起因する労働災害，職業性疾病の発生状況に関する報告体制を整備し，産業現場で活用する仕組みが必要である。休業3日以内も含めた労災補償申請状況，労働者私傷病報告等の国が把握しているデータを開示して就労条件別の発生原因解明に役立てるべきである。さらに，環境測定結果報告ならびに小規模事業所の健康診断の結果報告の義務化に加え，国が行っている安全衛生関連調査の対象に9人以下の小規模事業場と自営業を含める必要がある。これらのデータを，個人情報保護の上で危害発生状況の解明および一次予防に力点を置いた予防システムの構築などに役立てるべある。また，機器や化学製品などを産業現場で安全に使用できるよう，メーカーに情報の提供を義務づけることも重要である。健全な職場環境の確保は，安全衛生を一体化して取り組むことによって実現できるからである。

(2) 働く人のメンタルヘルス（心の健康）をめぐる課題
① 職場のメンタルヘルスの現状と問題

2000年に厚生労働省による職場のメンタルヘルスに関する指針（「事業場における労働者の心と健康づくりのための指針」）が公表されて以来，この10年間で職場のメンタルヘルス活動は急速に普及してきた。メンタルヘルス対策を実施する事業場の割合は2002年から2007年にかけて，23.5%から33.6%に増加した[52]（〈参考資料1〉の図8，図9を参照）。しかし，2012年度までに目標とする50%にはなお不足しており，さらに事業場規模による対策の格差はむしろ拡大傾向にある。

また対策の進展にも関わらず，職場における心の健康障害はなお高い水準で継続・増加傾向にある。2007年の調査では，仕事や職業生活での強い不安・悩み・ストレスがある労働者の割合は58%であり，1997年の63%からはやや減少しているがなお高い[53]。2009年度に申請のあった精神障害等による労働災害補償請求の件数は1,136件であり，これまでの最高件数を記録した。

うち157件は自殺による請求である。2009年に自殺した全労働者数は9,154人であり，1998年から高い水準で推移している[54]。

EUでは，「職場で働く人々の安全と健康を向上させるための推進策の導入に関する欧州理事会枠組み規則」（89/391/EEC）の下，労働者のメンタルヘルスに関連する合意である「職業性ストレスに関する枠組み合意」（2004）および「職場におけるハラスメントと暴力に関する枠組み合意」（2007）がその後公表され，これらの枠組みに従い，欧州各国で対策が進められてきた。たとえば英国の健康安全省によるマネジメントスタンダードアプローチやデンマークの労働基準署による職場環境の行政査察などがその好例である[55, 56]。2008年には European Framework for Psychosocial Risk Management（PRIMA-EF）プロジェクトにより，職場のメンタルヘルスの第一次予防対策について欧州共通の枠組みが提案された[57]。英国国立医療技術評価機構が公表したガイドラインは，労働者の人間成長や社会参加を含めた心の健康を目指した対策を重視している[58]。我が国でも，こうした新しい国際動向と調和をとりながら，メンタルヘルスのあり方について検討することが求められる。

また今日，事業者と雇用者の関係の変化，成果主義の導入などを背景として，目標に向かっての協働，人材育成，所属感の醸成など，職場の基本機能の低下が指摘されている[59]。職場のコミュニケーションや助け合う雰囲気の低下がメンタルヘルスに影響を与えている可能性を指摘するデータも公表されている[60]。こうした新しい職場のメンタルヘルスの課題に対しては，長時間労働などの労務の過重性への対応に加えて，職場のコミュニケーションや一体感など，職場の支援機能を高めるための新しい対策の枠組みが必要になると考えられる。

2008年の調査ではうつ病を含む気分障害で治療を受けている者は104万人であり，1999年の44万人から倍以上に増加しており[61]，労働者においても罹患者やそのための休業者が増加している可能性がある。うつ病などの精神障害により休業した労働者の円滑な復職を支援する体制の整備も急務である。事業場の職場復帰支援プログラムを作成している事業場はわずかに6％であり[62]，さらに一層の普及の推進が必要である。また現在，独立行政法人や民間医療機関により，事業場外の職場復帰支援サービス（いわゆる「リワークプログラム」）等が提供されているがその施設数や定員数は限られており，プログラムの内容や質にもばらつきがある。

② 職場のメンタルヘルスを向上させるために

国際的動向を見据えながら，新しい職場のメンタルヘルスの方向性を確立するために，行政，労使代表，関連する研究者および産業保健専門職が参画する場を設け，職場のメンタルヘルスの具体的な枠組みの確立に向けての積極的な議論が早急に開始されるべきである[63]。この議論には，労働者の人間的成長や社会参加・社会貢献などのポジティブな側面の促進も含めた新しいメンタルヘルスの目標，事業場ごとの職業性ストレスのモニタリングと改善の推進方策が課題として含められる必要がある。

こうした対策をすべての事業場，およびその労働者に普及・提供するために，日常の経営活動の中で労働者のメンタルヘルスを実現するべきである。すなわち，経営者，人事労務担当者，管

理監督者などが日常の企業および職場の運営の中に、労働者のメンタルヘルスを保持・増進する要素を意図的に取り入れるべきである。このために、経営者、人事労務担当者、管理監督者などが人材マネジメントと労働者のメンタルヘルスとの関係を理解する必要がある。そのためには、メンタルヘルスに関する知識を、産業保健スタッフに加えて経営者、人事労務担当者、管理監督者などが学ぶことができる機会を戦略的に増やすことが必要である。こうした取組みには、専門的な教育を提供する拠点機関を設置すること、経営者団体等が経営者向けの教育機会を増やす取組みを行うこと、職場のメンタルヘルスの基礎知識を明確にした上でこれを管理監督者の職能教育や資格認定の一部に含めることなどが期待される。

また、うつ病などの精神障害により休業した労働者が円滑に職場復帰することを支援するために、職場復帰支援プログラムの普及を推進する必要がある。休業した労働者の職場復帰支援には一定の知識や経験が必要となる。そのため事業場の活動を支援する事業場外機関の整備・充実が求められるが、労働者が直接利用するリワークプログラム等については、労働者が容易に利用できるようにするための施設数の確保や費用設定の検討、サービスの質の標準化、より有効なプログラムの開発とその効果の科学的検証に関する研究の推進が求められる。

(3) 中小零細企業での安全衛生の課題
① 中小零細企業における安全・衛生の現状と問題

中小企業基本法において中小企業とは、事業雇用する労働者数が製造業・建設業・運輸業では300人以下、卸売業・サービス業では100人以下と、規定されている。2006年の統計によれば、300人未満の事業場が、全事業場の99.8%（586万カ所）、全従業者の87.3%（4,956万人）を占め、自営業を含む50人未満の事業場は全事業場の96.8%（568万カ所）、全従業者の62.0%（3,518万人）を占める[64]。一般的に中小企業になるほど、労働衛生への取組みが低率である。これは、大企業に比べ、中小企業では必ずしも経営が安定せず余裕がないこと、企業によって異なるとはいえ一般に労働衛生に対する関心度が低い等の理由による。大企業の傘下に大企業の仕事を請負う多くの関連企業が存在し、親会社の下に、子会社、孫会社、ひ孫会社という下請け構造があり、その中でリスクの高い有害・危険作業が大企業から中小に下請けされている現状がある。労働災害や職業性疾病が中小企業に多く発生し易い状況にあると推察される[65]（〈参考資料1〉の図10を参照）。

労働安全衛生法では、従業員50人以上の事業場では、労働安全衛生法により産業医の選任が義務付けられており、健康診断の実施、作業環境の管理と改善、健康相談、月一回の職場巡視などの産業保健活動に従事している。多くの事業場では、産業医は産業看護職・産業衛生技術職・臨床心理士等とともに、産業保健チームを組み、産業保健活動を行っている。

事業者が整えるべき労働衛生管理体制としては、法定の有害危険要因に対する作業主任者選任が全事業所に課せられている。また50人以上の事業所には産業医・衛生管理者の選任と安全衛生委員会の設置が、10人以上50人未満の事業場には安全衛生推進者の選任が求められているが、10人未満の事業場にはなんら規定がない。

また，労働安全衛生法による事業者の安全配慮義務として，全事業場に，法定の有害・危険要因の測定，特殊健康診断の実施と結果の労働基準監督署への報告，法定の有害・危険業務に対する作業主任者による従事労働者への安全衛生教育，危険有害性の調査に関する努力義務，過重労働への対策が義務付けられているが，労働者数 50 人未満の事業場には，夜勤等に係わる定期健診を含む定期一般健康診断結果の労働基準監督署への報告義務がない。このような背景から，職業に起因する疾病（職業病）に関する健康診断として法的に定められている特殊健診すら実施していない小規模事業場の労働者が多いのが実態である。

② 中小零細企業における安全・衛生を改善するために

小規模事業所における労働安全衛生活動を困難にする要因としては，法規制の問題がまず挙げられるが，それのみならず，安全衛生を進めていく人・費用・時間・情報の不足がある。資源の少なさを補い，人材育成を推進していくための方策が求められる。小規模事業場は安全衛生にかける費用も捻出することが困難な場合も多いため，中小企業に対しては，産業保健サービス全般を包括的に提供し支援する質の高い公的な外部機関の活用が求められる。外部機関による産業保健サービス支援のしかたとしては，都道府県の産業保健推進センターおよび地域産業保健センター[5]と中小企業が連携することにより，地域産業保健センターを通じて医師および保健師が中小企業（あるいはそのグループ）と契約し，訪問支援などの産業保健サービスを展開することが望まれる。地域のすべての中小企業の安全衛生をあらゆる角度から支援するシステムの構築が急務である。

さらに，中小企業が業種別の共同グループ化（関連の企業が協同組合をつくり，ともに安全衛生活動を進めるなど）をはかり，産業・業種に共通するリスクについて経験・情報等の共有を行う一方で，労働衛生機関・産業医・保健師等の専門職などサービス提供側もネットワークを形成し，両者が協働することにより，産業保健推進センターや地域産業保健センターが労使・専門職・地域保健等との連携の中でリーダーシップを執り，機能を発揮できるようにするシステムづくりも，必要である。

国はすべての事業場において，労働安全衛生マネジメントシステム（OSHMS : Occupational Safety and Health Management System）[6]を推進していくことを図っているが，現実的には全く不十分と言わざるをえない。中小企業で OSHMS が進まない理由として，OSHMS そのものの認知度が低いこと，内容が複雑であること，OSHMS を進めていく人材教育がされていないことなどがある。そのためには，小規模事業場で容易に導入できるような教育プログラム，アクションチェックリスト，改善事例集，その他安全衛生に関する問題に対処する際のアクセス方法などを提供するべきである。また，経営者・労働者の啓発教育による能力の向上と育成，推進者選任の徹底，条件付推進者選任免除，衛生管理者の共同選任などの体制整備，安全衛生委員会などの事業場内の体制を確立するべきである。

4 政策の中での働く人のより健康な労働の位置づけとそのための諸方策

(1) 労働関連疾患の予防と生活習慣病対策の関係について

1976年，WHO総会で提唱され，1982年に設置されたWHO・ILO合同専門委員会で採択された報告では，それまでのじん肺や化学物質による中毒・振動病など労働との関連が明確な古典的な職業病の予防とともに，循環器疾患や筋骨格系疾患など働く人の素因や生活習慣とも関連があるが労働条件や作業が疾病の発症を早めたり増悪させたりする可能性のある疾患を work related diseases（労働関連疾患，あるいは作業関連疾患と訳される）と定義付け，その予防の重要性が示された。同報告は職場に広がるさまざまなリスク要因と健康障害との関連性を疫学研究によって明らかにし，働く人の疾病の予防対策に生かすことの重要性を世界的に明らかにしていると言える。これまでの内外の研究では心血管障害やメタボリックシンドロームのリスクとなる血圧，高脂血症，肥満と仕事のストレスや労働時間，シフトワークの関連性が指摘されている。

しかし，その後の我が国の政策をみると，21世紀の国民健康づくり政策として取り組まれた「健康日本21」や，最近のメタボリックシンドローム対策としての「特定健診」など，いずれの健康政策の中にも，働く人の労働条件や労働環境の改善は，ほとんど位置づけられていなかった。「より健康な職場づくり（労働時間など安全衛生を目的とした環境改善対策）」よりも「職場での健康づくり（個々の生活習慣病対策）」が主題となり，各職場では栄養指導や運動指導が中心になされてきたからである。長時間労働などの労働実態を踏まえた労働関連疾患に対する予防対策がなされなかった結果，「健康日本21」の中間評価においても，肥満や運動習慣など20項目の成績はむしろ悪化し，結果として，成人期の循環器疾患や糖尿病の増加をくいとめることは容易ではない状況になっている。省庁を挙げて取り組まれているワークライフバランスが個人あるいは1企業の努力や取組みでは限界があるように，働く人，一人一人が健康で豊かになることを目指す日本の21世紀の国づくりの理念を明確にし，国の健康政策全体の中で働く人のより健康な労働生活の優先順位を現在より上位に位置づける必要がある[66]。

(2) 政府機関，産業界，労働界，大学・研究機関の協働で労働安全衛生を進めるためのシステム構築を

我が国は，ILO第187号条約（職業上の安全および健康促進枠組条約，2006年採択）を，2007年に世界で最初に批准した。この条約は，職業上の安全と健康ならびに作業環境に関する国内政策と，計画や制度の策定を定めており，安全で健康的な労働環境をすべての労働者に対して確保していく国の施策と制度を確立していく上で重要な基盤となる。この条約では，代表的な使用者団体および労働者団体と協議して国の制度を確立し国内計画を実施していくこと，事業場において経営者と労働者またはその代表間の協力により職場の安全と健康を促進することが国際基準として示されているが，それを既に批准したので，今後，我が国においても具体的に政府・使用者・労働者が安全で健康的な労働環境の確保に積極的に参加し，危険有害環境に対する予防策を優先的に講じていくシステムを構築し，3者の協力による実効あるプログラムを推進していくことが強く求められている。

加えて，今後，労働安全衛生の国内の状況を的確に把握し，進展の指標を定めて労働者の安全と健康を確保する労働環境を漸進的に達成する方策を計画的に講じていくためには，特に，地域においては，労使と，第一線で働く労働基準監督官など労働行政と，職域保健の専門職の協働作業が重要である。それにより地域での産業保健活動が一層進む実効ある組織になりうるであろう[67]。

(3) 今後の産業保健サービスのあり方
① すべての働く人に産業保健サービスを提供するために

これまで述べてきたように，現在，我が国では非正規労働者に対しては，産業保健サービスが提供されにくい状況にある。また，第一次産業従事者，自営業者，国家公務員に対しても，明文化した法規定が整備されてないために，その提供が不十分である。今後，10人未満の零細な事業所の労働者，自営業者，農業などの第1次産業従事者，国家公務員などを含め，産業保健サービスがすべての労働者に提供されるよう，産業保健サービスの対象者，制度，活動内容を見直し，拡大する必要がある。

我が国では，ILO第161号条約，いわゆる職業衛生機関に関する条約（1985年採択）を未だ批准していないが，「職業衛生機関」とは，労使から独立性を保ち，職場での安全かつ健康な作業環境の確立と維持，および労働者の健康を考慮してその能力に作業を適応させることについて，使用者および労働者に助言する責任をもつ機関のことである。条約は，一般原則で，加盟国は最も代表的な労使団体と協議して，職業衛生機関に関する一貫した国の政策を策定，実施かつ定期的に見直すとともに，公共・民間両部門の全労働者のために，全産業，全企業において，こうした機関を発展させることを求めている。同じくILOの安全衛生に関する基幹条約で50ヵ国が批准しているILO第155号条約（職業上の安全及び健康並びに作業環境に関する条約）[7]の批准により，すべての職場の働く人の労働安全と健康障害の予防が図られるシステムが作られるので採択から既に4半世紀過ぎた両条約の我が国における早急な批准が必要である。

② リスクマネジメント型の自主対応型産業保健活動を強化する

国際的に産業保健サービスの中心であるリスクマネジメント型で，かつ自主対応型の産業保健活動については，我が国では未だその導入が部分的であり，その法的根拠，普及方策は国として定められていない。そこで産業保健活動の内容についても再検討する必要がある。我が国では，法により規定された活動体系の中では，健康診断，特に一般定期健康診断の実施と事後措置が大きな比重を占めており，一般定期健康診断を制度化していない国際的な産業保健の動向とは大きく異なる。

に特健康診断の実施義務が事業者にあることと関連して，健康診断による個人の健康情報を事業者が閲覧するという個人情報保護上の問題がある。我が国の産業保健サービスを国際水準に引き上げるためには，現行の健康診断制度に偏った内容を見直し，現場の労使の能力を強めるような形の自主対応型の労働安全衛生活動を重視する産業保健サービスへ戦略的に転換する必要が

ある．一方，現在実施されている健康診断の有効性などは科学的根拠に基づいて内容や頻度を見直すとともに，労働と健康との関連性をモニタリングする形で健康診断の活用を図る必要がある．同時に労働者の健康情報の保護の強化なども，大幅な見直しに向けて検討が行われるべきである．

③ 事業所での地道で自主的な産業保健活動の取組みを支援する

　事業者に対しては，労働安全衛生法，労働基準法などの法律遵守を求めるとともに労使が日常の企業活動の中で一層，自主的に労働者の健康と安全を実現することが期待される．労使がこのような役割を果たすためには，小規模事業場も含めて，事業場が地道にかつ戦略的に労働安全衛生活動を推進することが重要である．労働者の安全衛生活動への参加を担保するための安全衛生委員会の充実，労働者への安全衛生情報の積極的提供がすべての事業場で推進されるべきである．労働局などの監督行政の重要性は論を待たないが，今後は労使が自主的な労働安全衛生活動を推進するような働きかけを強めるとともに，事業場の自主的労働安全衛生活動に対して認証し，法的優遇策などのインセンティブを与える等，新しい行政施策を取る必要がある．

④ 産業保健専門職の位置づけと役割

　現状の産業医の活動は多岐にわたり，長時間労働者への医師面接，メンタルヘルス不調の労働者の職場復帰，今後導入される事業場でのストレスチェックの義務化など，産業医の業務は拡大し，これらの業務に追われる状況も多い．事業所側が専門性を有する産業医の活動に見合った相応の処遇をしていない事例も従前から指摘されているが，その一方で，産業医の中には労働安全衛生法で定められた安全衛生委員会への参加，月1回の職場巡視の実施など最低限の活動を行っていない事例も見受けられる．また近年，著増するメンタルヘルス不調への対応など事業場からの諸ニーズに一人の産業医がすべての技能を有して対応するのは容易でない．

　したがって，今後の産業保健サービス向上のための方策として，我が国の産業医や産業医制度がこれまで現場で果たしてきた大きな役割を高く評価し，産業医の教育訓練の機会と質の向上を一層図るとともに，今日，労働現場で生じている多様な健康問題に対応するために，産業保健専門職がチームとして質の高い産業保健サービスを提供できる体制をつくること，その際，ILO第161号条約に示されているように，職場の健康安全の課題について，労使とは独立した立場から特に予防的対策や職場環境への取組への改善策を提供することのできる制度の検討を開始すべきである．また，産業保健をチームとして実施する場合，産業医以外のその他の職種の法的な位置づけは曖昧であるので，産業医，産業看護職，産業衛生技術職などの法的位置づけを明確にし，合わせて，より質の高い産業医や産業保健専門職の養成とそのための方策の見直しが必要である．

5 学術研究・調査体制の現状とその充実に向けての課題
(1) 大学や研究機関の現状と課題

　先進国における安全衛生研究の計画策定を俯瞰すると[68]，重大労働災害の発生に対する有効な対策，職場の健康障害要因による職業性疾病発生への幅広い予防策，安全衛生管理における実

効性あるリスク管理体制の重視などについて共通点が見られる。また諸外国では，政府機関，大学・研究機関，産業界，労働界の協働により戦略的に課題の策定が図られている。

一方，我が国では，ライフスタイルと労働衛生の関係，健康影響のメカニズム解明，労働安全衛生活動の評価と管理などについて主として研究がなされているが，大多数の労働者が働いている中小企業に関する研究は必ずしも十分といえない。中小企業の労働衛生管理の実態や労働者の健康状態の正確な把握，労働衛生管理における成功事例や失敗事例の蓄積，労働衛生管理の問題点を明らかにすることが必要である。しかし労働・雇用環境をめぐる最近の学術研究の動向については，大きな問題が生じている。すなわち労働環境衛生の研究に携わる研究者数は著しく減少し，多くの医科系大学での産業保健研究は低調と言わざるを得ない。労働安全衛生に関する学術面をこれまで牽引をしてきた医学部衛生学，公衆衛生学教室において労働安全衛生を主たる課題とする研究室は非常に少なく，研究ならびに人材育成機能の低下が懸念される。その一方で，労働・雇用環境と健康や安全の課題は多様に存在しているので，今後は働く人々の安全で健康な生活のための労働安全衛生研究や人材育成を担う専門職大学院など今後の制度設計を含めて，これらの課題に取組む仕組みと戦略の再構築が喫緊の課題である。

働く人の健康・生活・安全に関する研究では研究機関の寄与も極めて大きい。我が国には，労働安全衛生分野の研究機関として，独立行政法人労働安全衛生総合研究所，産業医科大学産業生態科学研究所，財団法人労働科学研究所などがあり，また唯一の労働政策を専門とした調査研究機関として労働政策研究・研修機構（JILPT）がある。本来，国民にとって必要で充実せねばならない労働安全衛生に関わる研究機関については，今後，中長期的な計画と実績の評価が重要である。また労働安全衛生における多様な課題を考えると労働科学研究所など民間機関の存在意義も大きい。

(2) 政府統計，行政資料データの利活用の問題

労働保健医療分野における政府統計，行政資料データについても，一層の利活用が望まれる。我が国は労働安全衛生法の下で，毎年，世界に類を見ない一般健康診断データや，職場での有害要因曝露データが豊富に収集されているにもかかわらず，有効に蓄積・利用されていない。具体的には，一般定期健康診断や特殊健康診断の結果および，いわゆる業務上疾病発生状況については，概数が公表されているのみで，業種別，事業所規模別等詳細は公表されていない。また，多くの統計では，その労働者の従事した職業の詳細，従事年数，原因となった具体的有害要因と曝露歴，その事例でみられた症状と経過等，概数の背景となる事業場の規模，業種等についての細目，業務上疾病の事例については一部を除いて，全く公表されていない。また，政府統計は詳細が公表されないため，それに基づく科学的な分析がほとんどなされていない。過去から現在に至る労働衛生上の統計解析による事業場規模，業種別等の問題把握，ならびに個別の職業病事例についての事業場規模，業種別，従事年数，原因となった具体的有害要因と曝露歴，その事例でみられた症状と経過等の詳細に関する科学的な分析，それに基づく対策等，エビデンスに基づく労働衛生対策を進めるために，その有効活用を可能にする体制作りが重要かつ不可欠である。既に

日本学術会議からは 2008 年に提言『保健医療分野における政府統計，行政資料データの利活用について―国民の健康と安全確保のための基盤整備として』[69]が出されている。本提言の趣旨に基づき，労働衛生に関する政府統計の収集蓄積体制を整備するとともに，収集された資料の詳細をより積極的に公開すべきである。

(3) 今後の研究・調査体制の充実に向けての課題

職場での安全衛生の重要性に鑑みると，労働・雇用環境における安全衛生研究の国家戦略のあり方について政府機関，大学・研究機関，産業界，労働界の参加による合意形成を基に戦略課題を策定・改訂し，重点研究を効果的に推進する必要がある。こうした中で，とりわけ中立的な立場から調査・研究を推進している大学など諸機関の充実は欠かせない。そこで，大学・研究機関における産業保健研究の推進と人材育成を支援する必要がある。また，労働衛生に関する政府統計資料について，研究や政策実現にとって有益な形で充実させていくこと，研究者などが利活用が可能な形でデータを公表していくことが望まれる。同時に産業医，産業看護職，安全・衛生技術者の教育と，企業における安全衛生専門の実務者の育成のために，国際的に通用する高いレベルの専門的な教育訓練を行う大学や研究機関では一層の教育体制の強化をすること，それらの機関と全国の大学・教育機関，学協会の連携など多様な取組みが必要である。

6 提 言

以上，労働・雇用環境の現状を踏まえて，働く人の健康と安全を確保するための課題と解決のための方策を明らかにした。これに基づいて以下のような提言を行う。

(1) 国の健康政策に「より健康で安全な労働」を位置づけるとともに社会的パートナーである労使と協力して安全衛生システムの構築を図る

すべての職場で労働安全衛生を推進し，それにより適正な労働時間短縮と労働生産性の向上の両立ができ，また国を挙げて進めているワークライフバランスと男女共同参画が達成できるように，国は「より健康で安全な労働生活」を政策の上位理念とし，「健康日本 21」などの重要な健康政策の中に職場環境の改善を位置づけるべきである。

さらに，使用者と労働者は社会的パートナーとして責任を負うそれぞれの職場，あるいは産業分野において安全衛生システムの構築を図り，予防活動を進めていくべきである。そのため，国は，国際協調の見地からも労使と協力して日本が国際標準からみて遅れている分野では，ILO 未批准条約の批准と国内法制度の整備に向けて一層の努力が要望される。

(2) 労働・雇用および安全衛生にかかわる関連法制度の整備と新たなシステム構築に向けて
① 過重労働と過労死・過労自殺を防止するための法的な整備を行う

国は，過重労働対策基本法を制定し，過重労働対策の基本を定め，過重労働に起因する労働者

の健康被害の実態を把握し，過労死・過労自殺等の防止を図る。具体的には，36協定などの制度を見直し，1日の最長労働時間，時間外労働の時間についての1日，1週，1月，1年単位での上限を設定し，併せて最低休息時間制度を導入し，時間外労働等の賃金割増率を引き上げるべきである。また，ILO第132号条約の批准を目指し，最低2労働週の連続休暇の取得を推進するための諸条件の検討を開始すべきである。

② 非正規雇用労働者の待遇改善に向けて法制度を整備する

賃金や年金，社会保険などの基本的労働条件について，非正規雇用労働者の待遇の抜本的な改善を行うために，ILO第175号条約（パートタイム条約）を批准し，雇用形態や性別による差別を禁じるための法制度を作るべきである。行政や労使は，同一価値労働同一賃金の原則の導入に向けて，それぞれの産業や職種で職務評価手法の開発など具体的に解決すべき諸課題の整理・検討を早急に開始すべきである。

③ すべての就業者に安全衛生に関する法律・制度を適用する体制を強化する

明確な法規定が整備されてないために，これまで安全衛生サービス提供が不十分であった10人未満の零細な事業所の労働者や，自営業者，農業従事者，非正規雇用労働者など，すべての就業者に労働安全衛生対策が行き渡るよう，国は関連法制度の整備を行うとともに行政指導を通じてその徹底を図るべきである。そのためILO第155号条約（職業上の安全及び健康並びに作業環境に関する条約）とILO第161号条約（職業衛生機関に関する条約），両条約の我が国における早急な批准が不可欠である。

④ 職場の危険有害環境を改善するために法制度の整備を図る

国は，全産業にわたって職業性健康障害の発生状況を的確に把握し，実行ある予防体制を確立するため，作業環境測定結果についてはその報告を義務付け，国が行う安全衛生関係の調査に9人以下の小規模事業場と自営業を含めるなど行政データを一層利活用できる仕組みへと改善すべきである。職場で自主的な労働安全衛生活動をするためにも，労働者が化学物質や放射線等の有害性を「知る権利」について，ILO第170号条約（化学物質条約）を批准し，関係国内法を整備すべきである。

⑤ 中小零細企業での労働安全衛生向上のための諸施策を充実させる

大企業と比べて格差の広がる中小企業にも実効性のある仕組みの構築が喫緊の課題である。国は，中小企業による労働安全衛生活動を支援するため，産業保健推進センターや地域産業保健センターなどの公的な外部機関が労使・専門職・地域保健との連携の中で十分に機能を発揮できるよう法的整備とシステム構築を一層進める必要がある。

⑥ メンタルヘルス対策のために有効な施策やプログラムの立案・普及を図る

国はメンタルヘルス確保のため，長時間労働などの労務の過重性への対応に加え，労働者の人間的な成長や社会参加を含めた，心の健康をめざした新たな施策の立案を行うとともに，職場の予防活動や支援機能を高める新しい有効な枠組みのために，経営者団体および各事業者，労働組合の積極的な参画を図るべきである。休業した労働者が円滑に職場に復帰するためのプログラムの普及とサービスの質の標準化を図るべきである。

⑦ 産業保健専門職による質の高い産業保健サービスを実施するための法制度を確立する

国は，産業保健専門職が，労働現場における多様な健康や安全の問題に対して，労使とは独立した立場からその専門性を発揮し，使用者および労働者に助言する責任をもつチームとして質の高い産業保健サービスを提供することができるように，産業医，産業看護職，産業衛生技術職などの法的位置づけを明確にしたうえで，こうした専門職種の機能やサービス機関を発展させる新しい法制度を確立するべきである。

⑧ 安全衛生に関する研究・調査体制の充実を図る

国は大学・研究機関および産業界・労働界の参加を得て，国レベル，地域レベルで戦略課題を策定・改訂し，重点研究を効果的に推進するべきである。さらに国や地域レベルで，労働・雇用環境の実態を把握し，その結果を対策に活用するべきである。そのためには国が既に把握している労働安全衛生関係の特別調査，労働者死傷病報告，労災補償新規給付決定例等について，大学等の研究者が収集されたデータの十分な分析と利活用が行えるように制度化を図るべきである。

(3) 事業主および労働者，関係諸機関に求められる取り組み

① 事業主および労働者は自主的な安全衛生活動を推進する

事業主ならびに労働者は，職場における法規遵守の徹底および現場での自主的な安全衛生活動を一層推進し，安全と衛生の両面から包括的に職場の複合リスクを評価・管理する技術を開発・普及させ，災害や健康障害の根本的原因の解消を進める努力をすべきである。特に中小企業は，労働安全衛生マネジメントシステム（OSHMS）を積極的に導入し，自主的な労働安全衛生活動を推進するとともに，地域で業種別に共同グループ化を図るなど，これまで以上により積極的な労働安全衛生活動を進めるべきである。

② 大学，研究機関，学協会等の活動を一層強化し，連携を図る

戦略課題を重点的，効果的に推進するために，中立的な立場から調査・研究を推進している大学・研究機関など諸機関の一層の充実が望まれる。同時に産業医，産業看護職，安全・衛生技術者の教育と，企業内で働く安全衛生専門実務者の育成のために，専門的な教育訓練を行う大学や研究機関は一層の教育体制の強化をすること，それらの機関と全国の大学や教育機関，学協会の連携など多様な取組みが必要である。

〈用語の説明〉

1）相対的貧困率

　OECDによる定義は，等価可処分所得（世帯の可処分所得を世帯員数の平方根で割った値）が，全国民の等価可処分所得の中央値の半分に満たない国民の割合を指す。これによると2000年半ばの日本の相対的貧困率は14.9%で，当時のOECD加盟国の平均は10.6%であり，メキシコの18.4%，トルコの17.5%，米国の17.1%に次いで4番目に高かった。逆に，西欧諸国は大半が10%以下であり，全調査国中もっとも低いスウェーデンとデンマークの5.3%を筆頭に，北欧諸国の貧困率が低い（OECD Growing Unequal 2008）。最新の統計では，日本の相対的貧困率は2006年の時点で15.7%である（厚生労働省，「相対的貧困率の公表について」2009年10月20日発表）。

2）36（さぶろく）協定

　労働基準法第36条の規定からとった略語。労働時間は1日8時間，1週間40時間を超えて労働させることは禁止されているが，例外として，この三六協定を提出した事業場は，オーバーワークさせた場合でも刑罰が免がれる。三六協定を締結かつ届出をせず，残業や休日労働をさせると労働基準法違反となる。

3）同一価値労働同一賃金の原則

　同一の価値を有する労働に対して同一の賃金（報酬）を支払うべきであるという原則をいう。ILO第100号条約（男女同一価値労働同一賃金原則条約），同175号条約（パートタイム労働条約）等は，この原則を採用している。日本は，労働基準法4条があることから，前者の条約を批准しているが(1967年)，後者については未批准である。いずれも比較可能他対象者との平等処遇を内容としているが，前者の場合は比較が男性であるのに対して，後者の場合はフルタイム労働者であり，賃金等については時間比例の扱いとなる。原則導入に関して，問題は「職務分析・職務評価」の手法であり，厚生労働省はパートタイム労働法8条・9条を受けて，「職務分析・職務評価実施マニュアル」（2010年4月）を公表している。この点を含めて学問的にもようやく検討が開始された段階であり（森ます美・浅倉むつ子編，『同一価値労働同一賃金原則の実施システム』，有斐閣，2010年），今後の研究の進展が望まれる。

4）ILO第170号条約（化学物質条約）

　化学物質について，健康に及ぼす本質的危険性の種類や程度による分類または危険性の有無の決定に必要な関係情報を評価するため，権限ある機関またはその許可した機関によるシステムと基準の設定。すべての化学物質にその正体を示すマーク付けと分類・安全予防措置などを示すラベル付けを行う。有害化学物質については，より詳細な化学物質安全データシートを事業者に提供する。この他，供給者責任，事業者の責任，輸出国の責任などが規定されている。

5）地域産業保健センター

　厚生労働省が各地域の医師会に委託して実施している制度で，常時使用する労働者数が50人未満で産業医の選任義務のない小規模事業場に働く労働者への産業保健サービスを充実させることを目的として，職場の事業主や従業員の皆様に対し，健康相談・保健指導のサービスを無料で行っている

6）労働安全衛生マネジメントシステム（OSHMS：Occupational Safety and Health Management System）

　事業者がその責任において労働者の協力の下に一連の過程を定めて，継続的に行う自主的な安全衛生活動を促進し，事業場の安全衛生水準の向上に資することを目的としたもので，リスクアセスメントの結果を基に，PDCA（Plan：計画，Do：実施，Check：評価，Act：改善）サイクルを繰り返し実施することをいう。

7）ILO第155号条約（職業上の安全及び健康並びに作業環境に関する条約）

　条約はその政策が対象とすべき主要分野を定め，国の段階および企業の段階でとるべき，かなり具体的な内容も規定している。たとえば，生命や健康に切迫した重大な危険のある場合，労働者はその状況を直ちに直接の監督者に報告する。使用者が是正措置をとるまで，労働者はこのような危険な職場に戻ることを求められない。こうして緊急避難した労働者はそのために不当な取扱を受けないよう保護される。使用者は，適当な応急手当を含む緊急時の対策を定めておかなければならない。また，管理下にある作業場，機械，装置などが安全であり，健康への危険がないようにすべきである。などである。

〈参考文献〉

[1] ILO,『仕事の世界報告書2010年版：一つの危機から次の危機へ？』, 2010年9月.
[2] 総務省,『平成19年(2007年)就業構造基本調査』, 2008年7月.
[3] 総務省,『平成22年(2010年) 労働力調査詳細集計』, 2010年11月.
[4] OECD, GrowingUnequal,2008.
[5] 岸玲子・宮本太郎,「人間らしい労働と健康で安寧な生活を確保するためのシステム構築」, 学術の動向2010年10月号, p.59-64.
[6] 湯浅誠,『反貧困』, 岩波書店, 2008年.
[7] 宮本太郎,『生活保障　排除しない社会へ』, 岩波新書, 2009年.
[8] 厚生労働省,『平成21年版厚生労働白書』.
[9] 内閣府,『平成22年版自殺対策白書』, 2010年6月.
[10] 厚生労働省,『平成21年度雇用均等基本調査結果』, 2010年7月.
[11] 日本学術会議, 勧告『産業安全衛生に関する諸研究の拡充強化について』, 1965年12月15

日.
- [12] 日本学術会議, 要望『労働衛生の効果的推進について』, 1980 年 11 月 21 日.
- [13] 日本学術会議社会学委員会経済学委員会合同包摂的社会政策に関する多角的検討分科会, 提言『経済危機に立ち向かう包摂的社会政策のために』, 2009 年 6 月 25 日.
- [14] 日本学術会議, 日本の展望委員会社会の再生産分科会, 提言『誰もが参加する持続可能な社会を』, 2010 年 4 月 5 日.
- [15] 日本学術会議, 日本の展望委員会安全とリスク分科会, 提言『リスクに対応できる社会を目指して』, 2010 年 4 月 5 日.
- [16] 吾郷眞一,「我が国における ILO 条約の批准状況と雇用に関する CSR の意義」, 学術の動向 2010 年 10 号, p.50-53.
- [17] 厚生労働省,『平成 21 年(2009 年)度における脳・心臓疾患及び精神障害等に係る労災補償状況』, 2010 年 6 月.
- [18] 厚生労働省,『脳血管疾患及び虚血性心疾患等（負傷に起因するものを除く。）の認定基準（「脳・心臓疾患の認定基準」）の改正』, 2001 年.
- [19] 総務省,「労働力調査」, 2010 年 1 月.
- [20] 森岡孝二,「働く人々の労働時間の現状と健康への影響」, 学術の動向 2010 年 10 号, p.10-14.
- [21] 総務省,『平成 18 年(2006 年)社会生活基本調査』, 2007 年 7 月.
- [22] OECD, Average usual weekly hours worked on the main job, January, 2011.
- [23] 厚生労働省,『平成 21 年（2009 年）年就労条件総合調査結果』, 2010 年 7 月.
- [24] エクスペディアレポート,『有給休暇調査, 2010』, 2010 年.
- [25] Ray R., & Schmitt J., No‐vacation nation USA: a comparison of leave and holiday in OECD countries, European Economic and Employment Policy Brief No.3, 2007.
- [26] 和田 肇,「労働法から見た過労死・過労自殺問題」, 学術の動向 2010 年 10 号, p.16-19.
- [27] 厚生労働省,『賃金構造基本統計調査』.
- [28] 総務省,『平成 21 年労働力調査』.
- [29] 厚生労働省,『平成 21 年労働災害動向調査』.
- [30] Kivimäki M., Vahtera J., Virtanen M., Elovainio M., Pentti J., & Ferrie J., Temporary employment and risk of overall and cause-specific mortality. Am J Epidemiol, 2003.
- [31] Virtanen P., Vahtera J., Kivimäki M., Liukkonen V., Virtanen M., & Ferie J., Labor market trajectories and health: A four-year follow-up study of initially fixed-term employees. Am J Epidemiol, 161, 840-846, 2005.
- [32] Virtanen M., Kivimäki M., Elovainio M., & Vahtera J., Selection from fixed term to permanent employment: prospective study on health, job satisfaction, and behavioural risks. J Epidemiol Community Health, 56, 693-699, 2002.
- [33] Virtanen M., Kivimäki M., Elovainio M., Vahtera J., & Ferrie J., From insecure to secure

emplyment: changes in work, health, health related behaviours, and sickness absence. Occup Environ Med, 60, 948-953, 2003.

[34] 矢野榮二,「非正規雇用と健康」, 学術の動向 2010 年 10 号, p.20-23.

[35] 男女共同参画会議基本問題・計画専門調査会,『第 3 次男女共同参画基本計画の策定に向けた中間整理』, 2010 年 4 月.

[36] 日本経済団体連合会,『2011 年版経営労働政策委員会報告』, p.58.

[37] OECD(2009)（編）：髙木郁朗監訳,『国際比較：仕事と家族生活の両立』, OECD, ベイビー&ボス総合報告書, 明石書店, 2009 年.

[38] 厚生労働省, 2010 年 9 月 6 日発表.

[39] 玄田有史,『人間に格はない 石川経夫と 2000 年代の労働市場』, ミネルヴァ書房, 2010 年.

[40] 松本伊知朗(編),『子ども虐待と貧困 「忘れられた子ども」のいない社会をめざして』, 明石書店, 2010 年.

[41] 内閣府,『男女共同参画白書平成 22 年版』, 2010 年 6 月.

[42] Strazdins L., Shipley M., Clements M., Obrien L. V., & Broom D. H., Job quality and inequality: Parents' jobs and children's emotional and behavioural difficulties. Social Science & Medicine. 70, 2052-2060, 2010.

[43] Fujiwara T., Okuyama M., & Takahashi K., Paternal involvement in childcare and unintentional injury of young children: a population-based cohort study in Japan. International Journal of Epidemiology. Apr; 39(2), 588-97, 2010.

[44] 内閣府,『平成 18 年版少子化社会白書』, 2006 年 12 月.

[45] 厚生労働省,『第 1 回 21 世紀出生児縦断調査』, 2003 年 5 月.

[46] 小林章雄,「労働態様が家族の生活と健康に与える影響と課題」, 学術の動向 2010 年 10 号, p.45-49.

[47] 厚生労働省,『平成 21 年における死亡災害・重大災害発生状況等について』, 2010 年 5 月.

[48] 草柳俊二,「建設プロジェクトにみる労働環境改善への新たな動向 ―指示される活動から, 自ら取組む改善活動への転換」学術の動向 2010 年 10 号, p.32-35.

[49] 久永直見,「労働環境衛生対策の過去・現在・未来 ―石綿を例として―」, 学術の動向 2010 年 10 号, p.24-27.

[50] 中央労働災害防止協会,『労働衛生のしおり平成 22 年版』, 2010 年.

[51] 厚生労働省,『平成 18 年（2006 年）労働環境調査』, 2007 年 9 月.

[52] 厚生労働省,『平成 19 年（2007 年）労働者健康状況調査』, 2008 年 7 月.

[53] 厚生労働省,『平成 20 年（2008 年）労働者健康状況調査』, 2009 年 7 7 月.

[54] 警察庁,『平成 21 年中における自殺の概要資料』, 2010 年 5 月.

[55] 柳田亜希子,「産業ストレスの第一次予防の国際標準 ―イギリスにおける職業性ストレス予防のためのリスクマネージメントへの取り組み」, 産業ストレス研究 16(4), p.223-227,

2009 年.

[56] 小田切優子, Bogehu R. M., 「産業ストレスの第一次予防の国際標準 −デンマークにおける産業ストレス対策」, 産業ストレス研究 16 (4), p.217-222, 2009 年.

[57] Leka S, Cox T (eds.) The European Framework for Psychosocial Risk Management: PRIMA-EF. WHO, Geneva, 2008. 邦訳:『欧州における労働危機管理体制の手引: 雇用者と労働者のための助言』, 2009 年.
http://www-sdc.med.nagasaki-u.ac.jp/gcoe/publicity/prima2009.pdf（最終アクセス 日 2010/9/23）

[58] UK National Institute for Health and Clinical Excellence. Promoting mental wellbeing through productive and healthy working conditions: guidance for employers. Public Health Guidance No.22, 2009. http://www.nice.org.uk/PH22(最終アクセス日 2010/9/23)

[59] 守島基博, 『人材の複雑方程式 −日経プレミアシリーズ』, 日本経済新聞出版社, 2010 年.

[60] 内閣府, 「第3章　職場でのつながり」, 『平成 19 年版国民生活白書』, p.127-132, 2007 年.
http://www5.cao.go.jp/seikatsu/whitepaper/h19/01_honpen/index.html（最終アク セス日 2010/11/29）

[61] 厚生労働省, 『平成 20 年（2008 年）患者調査』, 2009 年 12 月.

[62] 厚生労働省, 『平成 19 年（2007 年）労働者健康状況調査』, 2008 年 10 月.

[63] 川上憲人, 「働く人のうつと自殺の予防: 海外の取組みと我が国の問題解決の方向性」, 学術の動向 2010 年 10 号, p.28-31.

[64] 総務省, 『平成 18 年（2006 年）事業所・企業統計調査』2006 年 10 月.

[65] 平田衛, 「中小企業で働く人々の安全衛生とこれからの保健サービス」, 学術の動向 2010 年 10 号, p.36-39.

[66] 岸玲子編, 「「人間らしい労働」と生活の質の調和—働き方の新しい制度設計を考える」, 労働科学研究所出版部, 2009 年.

[67] 宮下和久, 「地域に根ざした産業保健活動 —政府統計の利活用等を含めて今後の課題について」, 学術の動向 2010 年 10 号, p.40-44.

[68] 小木和孝, 「海外の労働安全衛生への取り組みから見た日本の学術研究の方向性と課題」, 学術の動向 2010 年 10 号, p.54-58.

[69] 日本学術会議, 基礎医学委員会・健康・生活科学委員会合同パブリックヘルス科学分科会, 提言『保健医療分野における政府統計, 行政資料データの利活用について —国民の健康と安全確保のための基盤整備として』, 2008 年 8 月 28 日.

〈参考資料1〉図表

図1　雇用労働者数の推移

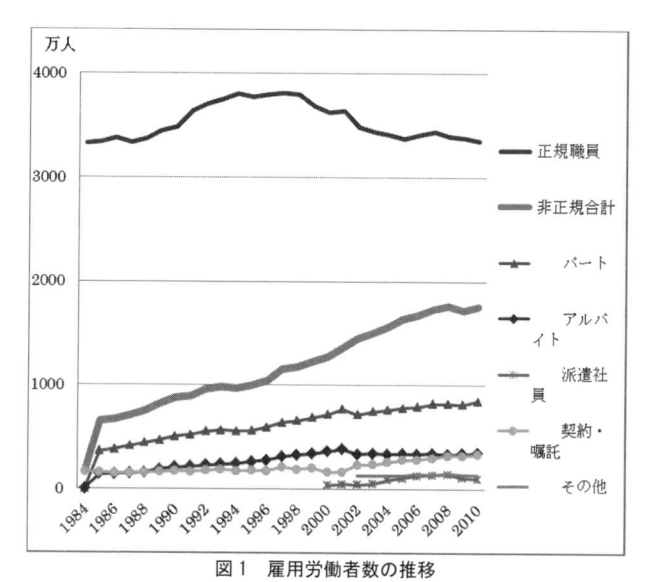

出典：総務省統計局労働力調査

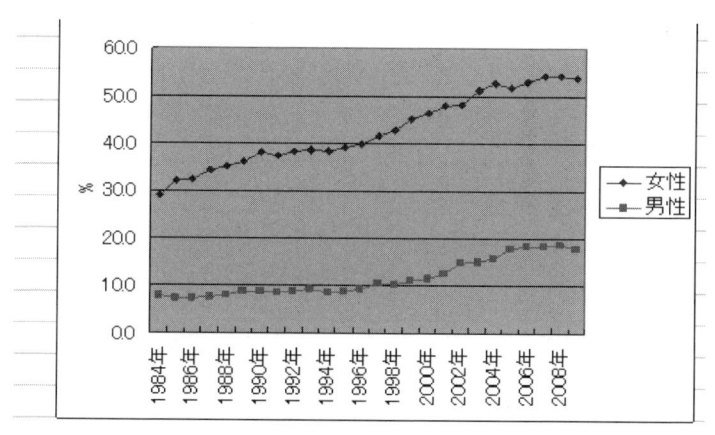

図2　非正規の職員・従業員の割合の推移（役員を除く雇用者のうち）
　　　　総務省統計局労働力調査(特別調査および詳細集計)を基に作成

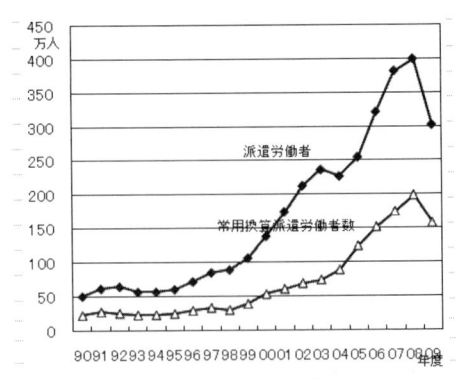

図3 派遣労働者数の推移
出典：厚生労働省「労働者派遣事業報告集計結果」

表1 過労死・過労自殺の労災請求と認定の推移

年度		1999	2000	2001	2002	2003	2004
脳・心臓疾患等	請求件数	493	617	690	819	742	816
	認定件数	81	85	143	317	314	294
	うち死亡	48	45	58	160	158	150
精神障害等	請求件数	155	212	265	341	447	524
	認定件数	14	36	70	100	108	130
	うち自殺	11	19	31	43	40	45
		2005	2006	2007	2008	2009	
		869	938	931	889	767	
		330	355	392	377	293	
		157	147	142	158	106	
		656	819	952	927	1136	
		127	205	268	269	234	
		42	66	81	66	63	

出典：厚生労働省「脳・心臓疾患及び精神障害等に係わる労災補償状況」

表2 年齢階級別の非正規の職員・従業員の比率（％）：女性（役員を除く雇用者のうち）

女性	1990年	1995年	2000年	2005年	2010年
15－24歳	20.7	28.3	42.3	51.3	49.8
25－34歳	28.2	26.8	32.0	38.3	41.6
35－44歳	49.7	49.0	53.3	54.4	51.1
45－54歳	44.8	46.9	52.0	56.7	58.0
55－64歳	45.0	43.9	55.9	61.4	64.0
65歳以上	50.0	51.4	59.6	70.8	70.2

総務省統計局労働力調査（特別調査および詳細集計）を基に作成

注）1990年，1995年，2000年の数値は労働力調査特別調査の各年2月の数値であり，2005年の数値は労働力調査詳細集計の1－3月平均の数値である。2000年8月からの統計では，15－24歳について「在学中を除く」という数値も掲載されているが，ここでは15－24歳の総数から算出している。

資料　提言――労働・雇用と安全衛生に関わるシステムの再構築を

表3　年齢階級別の非正規の職員・従業員の比率（%）：男性（役員を除く雇用者のうち）

男性	1990年	1995年	2000年	2005年	2010年
15－24歳	19.9	23.7	38.6	44.6	41.2
25－34歳	3.2	2.9	5.7	13.2	13.2
35－44歳	3.3	2.4	3.8	7.1	8.2
45－54歳	4.3	2.9	4.2	9.1	7.9
55－64歳	22.7	17.8	17.7	27.8	27.4
65歳以上	50.9	50.6	54.7	65.6	69.7

総務省統計局労働力調査（特別調査および詳細集計）を基に作成

注）1990年，1995年，2000年の数値は労働力調査特別調査の各年2月の数値であり，2005年の数値は労働力調査詳細集計の1－3月平均の数値である。2000年8月からの統計では，15－24歳について「在学中を除く」という数値も掲載されているが，ここでは15－24歳の総数から算出している。

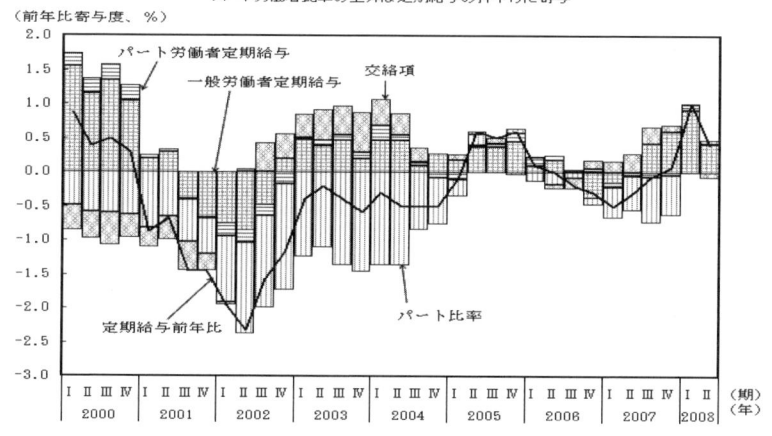

図4　定期給与の変動要因

出典：平成20年度年次経済財政報告

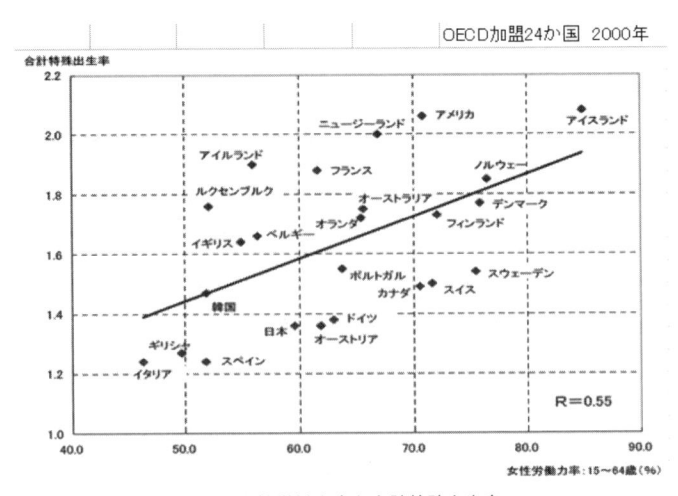

図5 女性労働力率と合計特殊出生率
出典：内閣府「少子化と男女共同参画に関する社会環境の国際比較報告書」平成17年

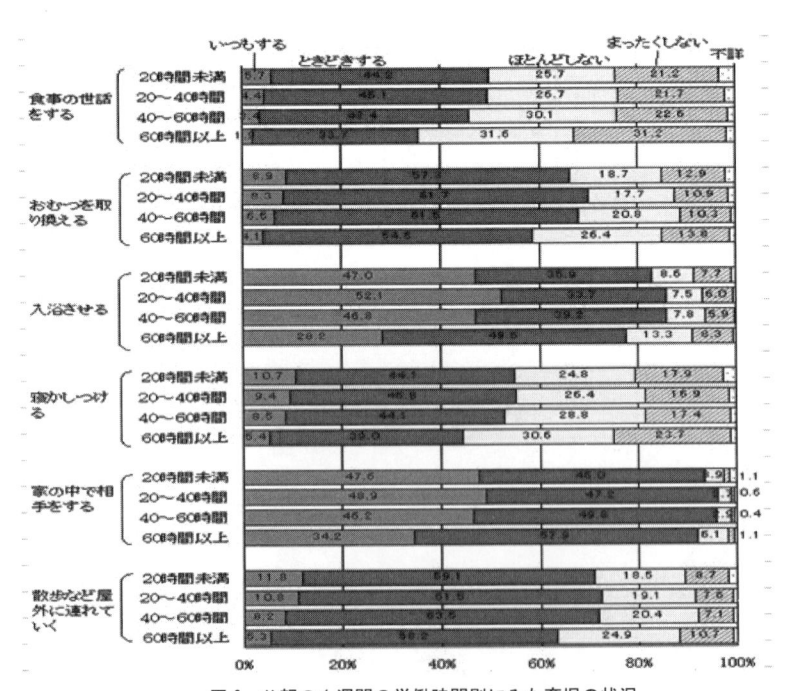

図6 父親の1週間の労働時間別にみた育児の状況
出典：厚生労働省「第1回21世紀出生児縦断調査」

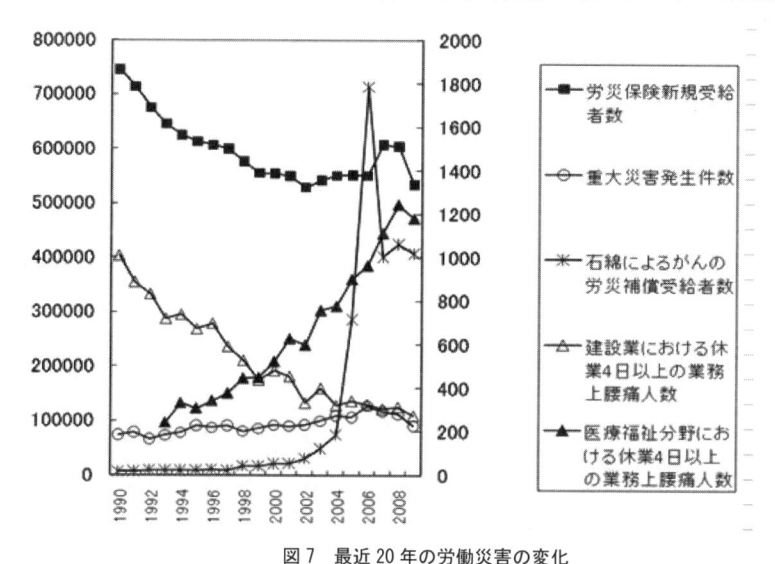

資料 提言——労働・雇用と安全衛生に関わるシステムの再構築を

図7 最近20年の労働災害の変化
厚生労働省「平成21年における死亡災害・重大災害発生状況等について」を基に作成

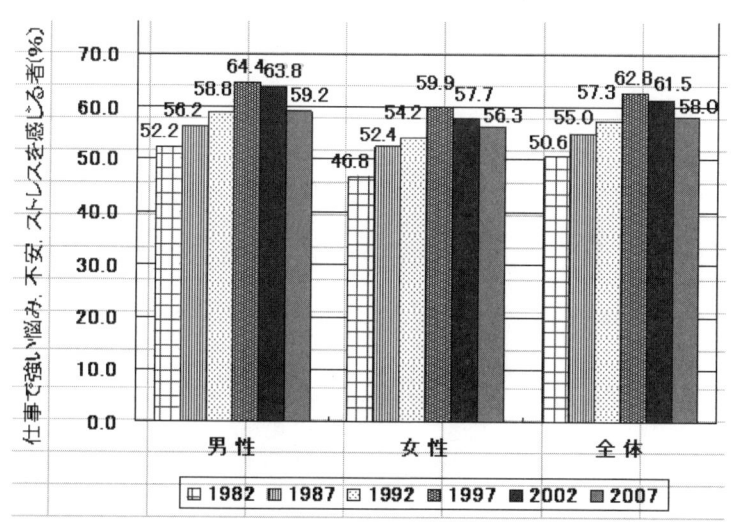

凡例:
- 労災保険新規受給者数
- 重大災害発生件数
- 石綿によるがんの労災補償受給者数
- 建設業における休業4日以上の業務上腰痛者数
- 医療福祉分野における休業4日以上の業務上腰痛者数

図8 自分の仕事や就業生活での強い不安，悩み，ストレスがある労働者の割合の年次推移
厚生労働省「平成19年労働者健康状況調査の状況」を基に作成

凡例: 1982　1987　1992　1997　2002　2007

313

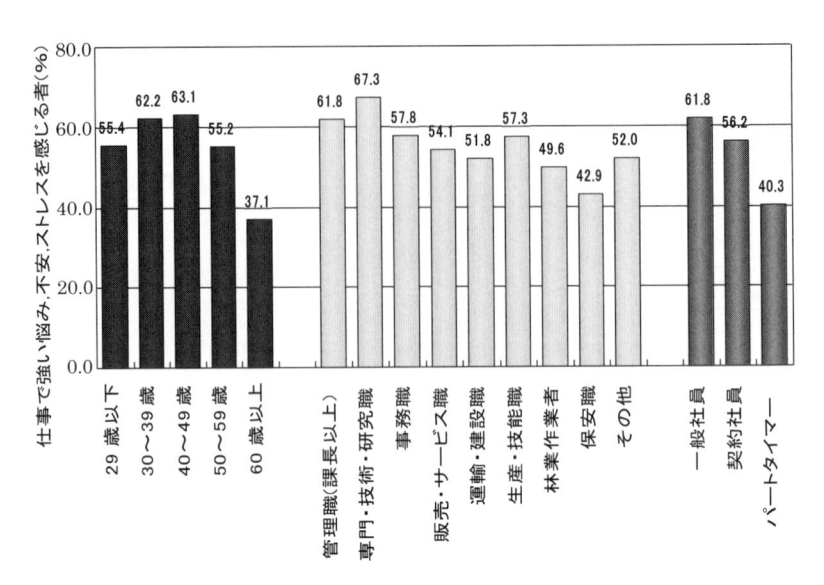

図9 年齢・職種・就業形態別に見た，仕事や職業生活での
強い不安，悩み，ストレスの内容別労働者割合
出典：厚生労働省「平成19年労働者健康状況調査の状況」

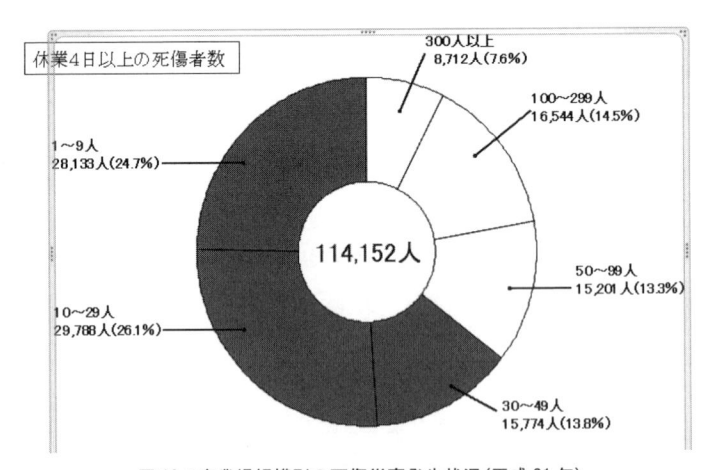

図10 事業場規模別の死傷災害発生状況（平成21年）
出典：厚生労働省「平成19年労働者健康状況調査の状況」

〈参考資料2〉労働雇用環境と働く人の生活・健康・安全委員会審議経過（略）

索　引（＊は人名）

A-Z

AIHA　*186*
ALARA の原則　*86*
CIH　*190*
CSR　*81, 243*
Deacent work for all　*1, 2*
EU　*220*
Fit Note　*131*
GDP　*274*
GIAP　*206*
ICOH　*176*
ILO（国際労働機関）　*2, 3, 4, 60, 152*
ILO 勧告　*237, 246*
ILO 条約　*3, 4, 25, 237, 246*
　　第115号　*238, 240*
　　第139号　*238, 240*
　　第148号　*238, 240*
　　第155号　*238, 239*
　　第156号　*162*
　　第161号　*161, 162, 238, 239*
　　第162号　*238, 240*
　　第170号　*238, 240*
　　第187号　*238, 239*
　　——の批准　*237, 241*
ILO の三者宣言　*247*
ILO 労働安全衛生マネジメントシステムガイドライン（ILO-OSH2001）　*155*
ISO26000　*245*
Job Content Questionnaire (JCQ)　*105*
karoshi　*14*
M 字型カーブ　*134*
MSDS　*275*
OECD の多国籍企業ガイドライン　*243*
OSHA　*221*
PDCA サイクル　*155*
PPP（汚染者負担原則）　*93*
PRIMA-EF　*122*
QWL　*135*

The Support PAG (Program Action Group) model　*220*
WISE (Work Improvement in Small Enterprises)　→ワイズ方式
Worker's Health Center（WHC）　*220*

ア　行

アウトソーシング　*205*
青石綿（クロシドライト）　*93*
　　——の使用禁止　*95*
アクティブ・サーベイランス　*64*
アセアン労働安全衛生ネットワーク（ASEAN-OSHNET）　*160*
＊阿部彩　*265*
アルバイト　*232*
アレルギー性肺胞炎　*66*
アレルギー性鼻炎　*66*
（安全）衛生委員会　*218*
（安全）衛生推進者　*218*
安全衛生教育　*223*
安全管理者　*165*
安全健康に関する統計　*223*
安全健康配慮義務　*160*
安全データシート　*115*
安全の指標　*61*
育児・介護休業法　*141*
育児休業取得率　*7, 135*
育児休業制度　*252*
医師である衛生管理者　*165*
いじめ　*230*
石綿　*6, 71*
石綿災害　*92*
石綿条約（ILO 条約第162号）　*238, 240*
　　——批准　*6*
石綿による健康被害の救済に関する法律　*93*
石綿は「奇跡の鉱物」　*95*
石綿肺がん　*65, 93*
石綿暴露作業による労災認定事業場　*97*
イタイイタイ病　*99*

315

1,2-ジクロロプロパン　73, 111
医療勤務環境改善　203
医療保険者　212
印刷職場の胆管がん　7
インターバル休息制度　27
インダストリアルハイジニスト　214
＊ウィルキンソン，R.　265
うつ病の早期発見　130
うつ病のスクリーニング　130
英国安全衛生庁（HSE）　121, 158, 220
英国国立医療技術評価機構（NICE）　122
衛生委員会　171
衛生管理者　165, 191, 220
衛生技術者　161
疫学　93
エキスパート　200
欧州の産業制度　220
欧州枠組み指令（European Directive）　220
大阪府泉南地区石綿災害　92
＊大原孫三郎　5
オキュペーショナルハイジニスト　171, 186, 275
オゾン層破壊性物質代替品　74

カ 行

改善基準勧告　204
解体作業　97
ガイドライン（行動要綱）　246
化学物質管理　115, 190
化学物質条約（ILO条約第170号）　238, 240
化学物質による疾病　64
学習指導要領　233
確定的影響　86
学童施設　253
確率的影響　86
過重労働　103, 152
　　――対策　20
家事労働　18
学校教育　232
学校における安全衛生教育　74
過労運転　203
過労死・過労自殺　13
過労死等の防止のための対策に関する大綱　27

過労死等防止対策推進法　26, 269
過労死110番全国ネットワーク　14
過労死弁護団全国連絡会議　14
過労死防止法　26
過労死ライン　16
環境汚染　100
環境災害　100
環境の安全保健　197
監視機構　236
監視制度　244
期間の定めのない労働契約（無期雇用）　49
企業外労働衛生機関　209
企業の社会的責任（CSR）　243
企業秘密　116
規制緩和
　雇用と労働の――　18
　労働時間の――　22
基本産業保健サービス（BOHS）　160
基本的人権＝人格権の侵害　98
逆機能　259, 266
キャリア教育　228
キャリアセンター　229
休業4日以上　61, 217
休業4日未満　61
救済基金　93
休息時間　56
胸膜中皮腫　6
胸膜プラーク　94
業務災害　69
業務上疾病　64
　　――発生件数　64
＊清浦雷作　99
局所排気装置　114
許容濃度等の勧告　87
勤務環境の改善　197
勤務時間インターバル　269
国の法的責任　97
クボタ・ショック　92
クボタ尼崎工場　92
＊熊谷信二　73
熊本大学研究班　99
倉敷労働科学研究所　164
グローバル化　18

索　引

グローバルコンパクト　243
経営者団体連合会　277
経営の安全保健　197
頸肩腕障害　139
健康いきいき職場づくり　127
健康情報　172
健康診断　230
健康日本21　108, 221
健康リスク評価　84
原子放射線の影響に関する国際科学委員会
　（UNSCEAR）　88
建設産業　77
建設マネジメント　81
建設労働者の労災裁判　97
建築基準法　96
建築業　71
公害健康被害補償　93
公害裁判　92
鉱業法　164
合計特殊出生率　251, 259
公衆衛生看護　179
工場医　164
工場法　3, 4, 24, 164
公的扶助制度　271
高度プロフェッショナル制度　23
高齢者の労働適応能力　272
呼吸保護具　114
国際基準　4
国際産業保健学会　153
国際標準化機構（ISO）　245
国際放射線防護委員会　85
国際労使枠組協約　246
国際労働勧告　237
国際労働基準　236
国際労働条約　237
50人未満の事業所　217
個人ばく露測定　193
固定残業制　34
子どもの貧困率　254
雇用の安定性　131
雇用保護　261
コントロール・バンディング　158, 192
コンピテンシー　200

サ　行

財産権＝主として物権の損害　98
最低賃金　55, 270, 271
再発防止対策　198
再分配機能　8
裁量労働制　35
　企画業務型——　22
　専門業務型——　22
作業環境（空気汚染，騒音及び振動）条約
　（ILO条約第148号）　238, 240
作業環境測定　114, 191, 275
　——士　191
作業管理対策　148
作業記録　116
作業態様に起因する疾病　64
サービス残業　21
36協定　27
参加型職場環境改善　157
産業医　6, 161, 164, 218, 220
　——業務　160
産業医学基本講座　167
産業医科大学　167
産業衛生技術　186
産業看護　176
産業看護師／産業看護職　161, 220
産業技術職（エキスパート人材）　198
産業構造の変化　197
産業社会のグローバル化　197
産業生態科学研究所　167
産業保健看護専門家　181
　——制度　213
産業保健サービス　153
産業保健スタッフ　220
産業保健総合支援センター　170, 208, 219
三位一体教育　201
時間外労働（残業）　16
事業者モデル（employer model）　221
ジクロロメタン　112
時効の撤廃　116
事後措置　165
自殺死亡率　259
自主対応　199

317

自主的改善　*152*
持続可能な雇用社会と労働法システム　*57*
失業者　*120, 270*
失業手当　*273*
実施（行動）準則　*237*
自動安定化機能　*264*
社会疫学　*264*
社会的信頼　*259, 265*
社会的責任　*81*
社会的対話　*121*
社会的投資　*263*
社会的パートナー　*277*
社会的包括　*264*
社会保険　*54*
社会保障の機能強化　*266*
重大労働災害　*152*
住民健康調査　*97*
就労と職業訓練・教育をつなぐ強固な「橋」　*273*
手腕振動　*71*
小規模事業場　*167, 222*
上肢障害　*65*
情報化　*18*
小・零細企業　*201*
職域保健サービスのカバー率　*272*
職員の保健および安全保持　*170*
職業安全法（米国）　*221*
職業衛生機関　*241*
職業衛生機関条約（ILO条約第161号）　*238, 239*
職業がん条約（ILO条約第139号）　*95, 238, 240*
職業上の安全及び健康促進枠組条約（ILO条約第187号）　*238, 239*
職業上の安全及び健康に関する条約（ILO条約第155号）　*238, 239*
職業性呼吸器疾患　*66*
職業性疾患　*60*
職業性ストレス　*102, 103*
職業性胆管がん問題　*276*
職業病　*152*
職業病統計　*276*
職業病の過少報告　*60*
職業病の国際比較　*66*

「職業病の予防」　*60*
職業保健サービス機関（フィンランド）　*160*
『職工事情』　*25*
職場改善　*149*
職場巡視　*171*
職場ドック　*162*
職場における腰痛予防対策指針　*138*
職場の安全サイト　*61*
職場のメンタルヘルスに関する指針　*119*
職場復帰支援プログラム　*121*
職場文化　*154*
食物連鎖―生物濃縮　*100*
「女工と結核」　*3*
女性雇用者数　*134*
知る権利　*117*
白石綿（クリソタイル）　*93*
人格権侵害　*98*
新時代の日本的経営　*8, 48*
じん肺　*64*
　――法　*95*
心理士　*161*
心理的健康職場　*129*
ステークホルダー会議　*127*
ストック（蓄積）公害　*95*
ストレスチェック　*21, 129*
すべての人に人間らしい労働　*270*
スマイルマーク
生活習慣病　*269*
生活保護　*270, 271*
正規労働者　*17, 38*
生産的高齢労働者（プロダクティブ・エイジング）　*145*
精神障害　*65*
セイフティネット　*271*
積極的労働市場政策　*263*
ゼロとマイナスの安全保健　*204*
船員保険　*93*
全国過労死を考える家族の会　*14*
全国健康保険協会管掌健康保険（協会けんぽ）　*212*
専属産業医　*169*
全体換気装置　*112*
潜伏期間　*116*

318

索 引

専門医制度　167
線量限度　86
騒音　71
総括産業医　170
相対的剥奪　264
相対的貧困率　260, 262, 265
総務省勧告　62
ソウル声明　153
ソフトロー　244

タ 行

大学進学率　262
第12次労働災害防止計画　66, 221, 235
多職種の協働　203
胆管がん　73, 111
短時間勤務　256
男女雇用機会均等法　22, 141
男女平等　1
たんぽぽ計画　211
地域・職場連携推進事業　213
地域産業保健センター　170, 209, 219, 223
地域保健法　213
地域窓口　219
父親の育児参加　255
中央労働災害防止協会　211
中皮腫　65, 93
長時間労働　6, 8, 33, 136, 273
賃金格差　50
通常の労働者　52, 57
提案型職場点検ツール　162
＊暉峻義等　4
同一（価値）労働同一賃金　57, 270
統括産業医　170
統計資料　224
登録の国　276
特殊健康診断　114
特定化学物質等予防規則　95
共働き　17
努力報酬不均衡モデル（ERI）　105

ナ 行

日本医師会　167
日本医師会認定産業医　210

日本学術会議　9, 67, 126, 152, 269
日本学術会議提言　26
日本型3重の傘（構造）　7
日本作業環境測定協会　188
日本産業衛生学会　5, 67, 164, 167
　──看護部会　177
乳がん　137
認知行動療法（CBT）　123
認定産業医　167
年次健康診断　153
年次有給休暇　18
年齢階級別労働力率　134
脳・心臓疾患　65
ノーリフティングポリシー　139

ハ 行

パートタイム／パートタイマー／パートタイム労働者　8, 16, 39, 52
パート法　52
バイオエシックス　172
ばく露限界値　190
曝露量評価　84
働く過剰　56
働く母子家庭　1
8時間労働　25
発がん性　84
パブリック・オピニオン　277
バブル崩壊　16
＊原田正純　100
パワーハラスメント　120, 230
阪神淡路大震災　97
ハンター・ラッセル症候群　99
非災害性腰痛　64, 65
ビジネスと人権指導原則　243
批准　237, 241
非正規化　260
非正規雇用　1, 7, 48, 120
病像　98
貧困削減率　263
貧困の罠　270
貧困率　259
ファイブステップス　158
不安定雇用　131

319

フィンランド　272, 274
負傷に起因する疾病　64
負傷による腰痛　64
吹付石綿禁止　95
物理・化学的要因　137
物理的因子による疾病　64
プライバシー　172
プライマリヘルスケア機関（フィンランド）　160
ブラック企業　2, 29
フルタイム労働者　16
プロセスの標準　156
粉じん　71
米国放射線防護委員会（NCRP）　89
保育所入所待機児童数　135
包括的多重リスク管理　160
法規準拠　199
防護体系　86
放射線　84
放射線からの保護に関する条約（ILO条約第115号）　238, 240
保健衛生業　71
母子家庭　254
ポジティブな心の健康　123
母性機能　136
＊細川一　99
ホワイトカラー・エグゼンプション　22

マ　行

＊マルクス，K.　12
水俣病　98
　——の認定基準　100
ミネソタホイールモデル　184
メラトニン仮説　138
メンタルヘルス　140, 152
メンタルヘルス不調の休業者の復帰支援のための産業医ガイドライン　123
元請—下請関係　198
元方事業者　212

ヤ　行

夜勤・交代制勤務　136
＊山本茂美　13

有害性同定　84
有期　261
有期雇用　49, 261
有機水銀　98
腰痛　71, 138
ヨーロッパ労働安全衛生機構（EU-OSHA）　160
予知・予見　198
四日市裁判判決　100
予防対策　198
予防文化　61
4大公害　98

ラ　行

ライン（主管部門）の長　199
リーチ（REACH）方式　158
履行確保　247
リスク　186
リスクアセスメント　115, 186, 192
リスク管理　84
リスクコミュニケーション　85
リスクマネジメント教育　223
良好実践　160
量反応性評価　84
リワークプログラム　121
倫理　171
零細企業　217
労災保険　69, 93, 168
労災補償　14
労使関係　277
労使参加型の活動　154
労使同格　275
労働CSR　243
労働安全衛生活動　233
労働安全衛生基本調査　219
労働安全衛生コンサルタント　214
労働安全衛生世界デー　60
労働安全衛生統計　60
労働安全衛生法　6, 46, 160, 167, 230
労働安全衛生法体系　152
労働安全衛生マネジメントシステム　64, 81, 153, 187, 215
労働衛生コンサルタント　194

索　引

労働衛生の格差　222
労働衛生のしおり　61
労働科学　5
労働科学研究所　164
労働環境　69
労働関連疾患　102, 103
労働基準監督署　210, 228
労働基準法　1, 5, 24, 140, 165
労働基準法施行規則　64
労働組合　25, 277
労働契約法　160, 230
労働災害　60, 76
　――事例　224
労働災害防止計画　62
労働災害保険法　→労働者災害補償保険法
労働災害補償請求　119
労働者健康状況調査　119
労働者健康センター（韓国）　160
労働者健康福祉機構　211

労働者災害補償保険法　61, 230
労働者死傷病報告　61, 217
労働者の権利　117
労働者派遣　53
労働者派遣法　53
労働適応能力　→ワークアビリティ
労働保険　54
労働保護　275
労働力参加率　251
ローベンス委員会報告　90

ワ　行

ワイズ（WISE）方式　158, 222
ワーキングプア　1, 271
ワークアビリティ　146, 272
　――インデックス（WAI）　148
ワーク・エンゲイジメント　127
ワークライフバランス　2, 21, 36, 108, 128, 263, 269

執筆者紹介（執筆順，執筆担当）

岸-金堂玲子（きし・こんどう・れいこ，編者，北海道大学環境健康科学研究教育センター）序章・第Ⅲ部第1章，5章・終章

森岡　孝二（もりおか・こうじ，編者，関西大学名誉教授）第Ⅰ部第1章，2章・第Ⅴ部第1章1～3

今野　晴貴（こんの・はるき，NPO法人POSSE代表）第Ⅰ部第3章

矢野　栄二（やの・えいじ，帝京大学大学院公衆衛生学研究科）第Ⅰ部第4章

和田　　肇（わだ・はじめ，名古屋大学大学院法学研究科）第Ⅰ部第5章

小木　和孝（おぎ・かずたか，労働科学研究所）第Ⅱ部第1章・第Ⅳ部第1章

久永　直見（ひさなが・なおみ，愛知学泉大学家政学部）第Ⅱ部第2章・第Ⅴ部第1章4

草柳　俊二（くさやなぎ・しゅんじ，高知工科大学）第Ⅱ部第3章

武林　　亨（たけばやし・とおる，慶応義塾大学医学部）第Ⅱ部第4章

宮本　憲一（みやもと・けんいち，大阪市立大学名誉教授，滋賀大学名誉教授）第Ⅱ部第5章

吉岡　英治（よしおか・えいじ，旭川医科大学健康科学講座）第Ⅲ部第1章

西條　泰明（さいじょう・やすあき，旭川医科大学健康科学講座）第Ⅲ部第1章

熊谷　信二（くまがい・しんじ，産業医科大学産業保健学部）第Ⅲ部第2章

川上　憲人（かわかみ・のりと，東京大学大学院医学系研究科）第Ⅲ部第3章，4章

北原　照代（きたはら・てるよ，滋賀医科大学社会医学講座）第Ⅲ部第5章

神代　雅晴（くまみしろ・まさはる，産業医科大学名誉教授）第Ⅲ部第6章

堀江　正知（ほりえ・せいち，産業医科大学産業生態科学研究所）第Ⅳ部第2章

五十嵐千代（いがらし・ちよ，東京工科大学医療保健学部）第Ⅳ部第3章

橋本　晴男（はしもと・はるお，東京工業大学大学マネジメントセンター）第Ⅳ部第4章

酒井　一博（さかい・かずひろ，労働科学研究所）第Ⅳ部第5章

柴田　英治（しばた・えいじ，愛知医科大学医学部衛生学講座）第Ⅳ部第6章

宮下　和久（みやした・かずひさ，和歌山県立医科大学医学部）第Ⅳ部第7章

吾郷　眞一（あごう・しんいち，立命館大学法学部）第Ⅴ部第2章，3章

小林　章雄（こばやし・ふみお，愛知医科大学医学部衛生学講座）第Ⅴ部第4章

大沢　真理（おおさわ・まり，東京大学大学院社会科学研究所）第Ⅴ部第5章

編著者紹介

岸－金堂　玲子（きし・こんどう・れいこ）

1971年北海道大学医学部卒業・医学博士。1990年米国ハーバード大学でMPH取得。北海道大学医学研究科公衆衛生学分野教授を経て，2010年同大・環境健康科学研究教育センター長。現在は同・特別招へい教授でWHO協力機関（環境化学物質による健康障害の予防）のdirector，日本学術会議会員（第20―21期）。2005年には日本公衆衛生学会長および2008年日本産業衛生学会長を務め，2015年から日本医学会副会長。

森岡　孝二（もりおか・こうじ）

1944年生まれ。1966年香川大学経済学部卒業。1969年京都大学大学院経済学研究科博士課程退学。1983年関西大学教授。現在，関西大学名誉教授。経済学博士。専門は企業社会論。大阪過労死問題連絡会会長，NPO法人働き方ASU-NET代表理事。過労死防止学会代表幹事。著書に『働きすぎの時代』『就職とは何か』『過労死は何を告発しているか』『雇用身分社会』（以上，岩波書店）などがある。

　　　　　　　健康・安全で働き甲斐のある職場をつくる
　　　　　　　――日本学術会議の提言を実効あるものに――

2016年3月20日　初版第1刷発行　　〈検印省略〉

定価はカバーに表示しています

編著者	岸－金堂　玲　子
	森　岡　孝　二
発行者	杉　田　啓　三
印刷者	中　村　勝　弘

発行所　株式会社　ミネルヴァ書房
607-8494 京都市山科区日ノ岡堤谷町1
電話(075)-581-5191／振替01020-0-8076

© 岸-金堂・森岡ほか，2016　　中村印刷・清水製本

ISBN978-4-623-07515-7
Printed in Japan

経済社会学キーワード集
―――― 経済社会学会編，富永健一監修　A5判　336頁　本体3500円

● 「経済社会学」の重要概念を網羅する，初学者にとって格好の手引きとなるキーワード集。充実した執筆陣が「ソーシャルキャピタル」，「文化資本」，「社会的経済」，「顕示的消費」など経済と社会の領域を横断する多彩な用語を解説。ハンディな事典として使用するにも，あるいは通読して経済社会学の全貌をつかむにも最適な一冊。

ピグー　知識と実践の厚生経済学
―――― アーサー・セシル・ピグー著，高見典和訳　四六判　312頁　本体4000円

● 「厚生経済学」を創始し，後世の経済学に多大な影響を及ぼしながらも失業問題をめぐるケインズとの論争に「敗れた」経済学者として長らく評価されてこなかったアーサー・セシル・ピグー。常に現実社会と向き合い，経済学に何ができるかを真摯に問い続けた彼の「実践の経済学」とは――近年再評価の機運高まるピグーの全貌を厳選された邦訳論文と詳細な解説によって明らかにする。

イギリス社会政策講義　政治的・制度的分析
―――― マイケル・ヒル／ゾーイ・アービング著
埋橋孝文・矢野裕俊監訳　A5判　392頁　本体4000円

● 社会政策の歴史を概観した上で，所得保障政策，保健医療，ソーシャルケア，労働，教育，住宅問題など社会政策の全体を網羅したテキスト。イギリスで35年にわたって読み継がれているロングセラー，待望の邦訳。（原書：Michael Hill & Zoë Irving, *Understanding Social Policy*, 2009, 8ed. Wiley-Blackwell.）

――――ミネルヴァ書房――――
http://www.minervashobo.co.jp/